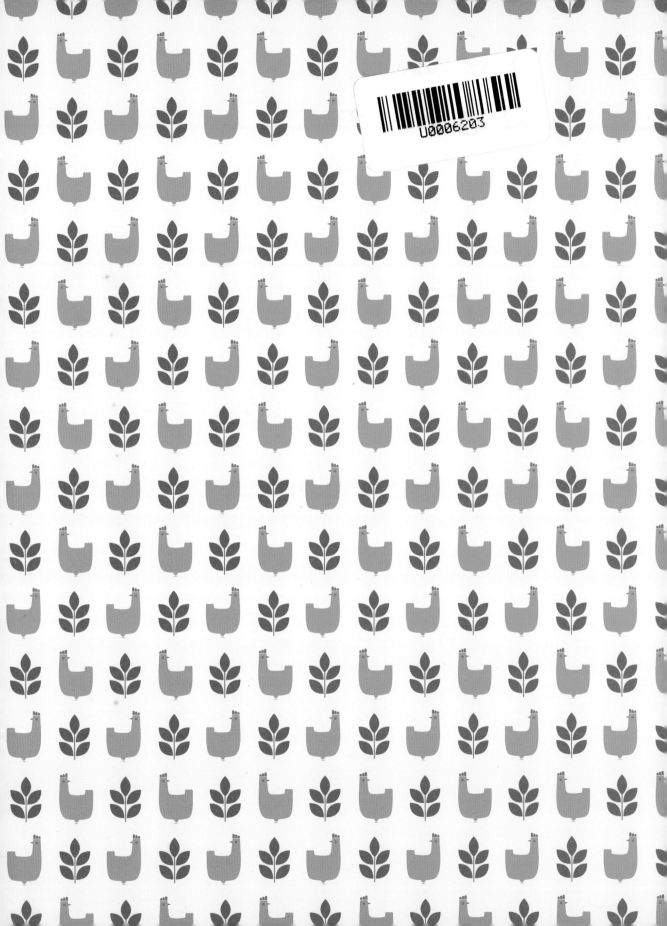

INFOGRAPHIC！

看得見的滋味

世界最受歡迎美食的故事、數據與視覺資訊圖表

——老饕必懂的食材與美食歷史、文化、食譜、料理技巧、最新潮流——

TASTE: THE INFOGRAPHIC BOOK OF FOOD

蘿拉・洛威（LAURA ROWE）著／鄭百雅譯

INFOGRAPHIC！

看得見的滋味

世界最受歡迎美食的故事、數據與視覺資訊圖表

──老饕必懂的食材與美食歷史、文化、食譜、料理技巧、最新潮流──

TASTE: THE INFOGRAPHIC BOOK OF FOOD

蘿拉‧洛威（LAURA ROWE）著／鄭百雅譯

azoth books

漫遊者

看得見的滋味：INFOGRAPHIC！世界最受歡迎美食的故事、數據與視覺資訊圖表
——老饕必懂的食材與美食歷史、文化、食譜、料理技巧、最新潮流——
Taste: The Infographic Book of Food

作　者	蘿拉・洛威(Laura Rowe)
譯　者	鄭百雅
封面設計	莊謹銘
內頁排版	高巧怡
行銷企劃	林芳如
行銷統籌	駱漢琦
業務發行	邱紹溢
業務統籌	郭其彬
主　編	林淑雅
副總編輯	何維民
總編輯	李亞南
發行人	蘇拾平
出　版	漫遊者文化事業股份有限公司
地　址	台北市松山區復興北路331號4樓
電　話	(02) 2715 2022
傳　真	(02) 2715 2021

讀者服務信箱　service@azothbooks.com
漫遊者臉書　www.facebook.com/azothbooks.read
發行或營運統籌　：大雁文化事業股份有限公司
地址：台北市105松山區復興北路333號11樓之4
劃撥帳號　50022001
戶　名　漫遊者文化事業股份有限公司
初版一刷　2016 年 10 月
定　價　台幣699元
ISBN　978-986-93104-4-4

國家圖書館出版品預行編目(CIP)資料

看得見的滋味：INFOGRAPHIC！世界最受歡迎美食的故事、數據與視覺資訊圖表 /
蘿拉.洛威(Laura Rowe)著 ; 鄭百雅譯. — 初版. — 臺北市 : 漫遊者文化出版 :
大雁文化發行, 2016.10 ; 224面 ; 24.6 x 18.9公分
譯自 : Taste : The infographic book of food
ISBN 978-986-93104-4-4(精裝)
1.食物 2.飲食風俗
411.3　　105006827

致 謝

—

身為文字工作者，我早已經習慣每日固定寫作，但寫書的感覺格外不同。在這個網路無所不能的時代，當資訊的產出、閱讀與被遺忘都可能發生在一瞬間，寫出一本存在於真實世界的實體書，能被人拾起、觸摸、嗅聞，或充當咖啡杯墊、用來積灰塵，甚至實際翻開來讀，本身就是一件很驚人的事。能有這樣的機緣，我將永遠心懷感激。

因此，首先我要感謝梅麗莎提出這個絕佳的出書構想，感謝她給我信任、支持和讚美。我還要在此對插畫家維琪致歉：抱歉給妳這麼大的壓力！感謝她用精美的插圖為我的文字賦予生命，也謝謝她的個性永遠那麼開朗活潑。謝謝凱倫與羅勃一直到最後都督促著我們，使本書得以順利完成。強、潔絲與班：感謝你們提供專業的意見。

接下來我要感謝過去一年耐著性子忍受我的朋友。我的室友、工作夥伴兼好姊妹凱特，謝謝妳總是照顧著我，還為我做晚餐，包括那些肉類料理。感謝我那一票最佳好友為我打氣、給我支持，你們送來的食物補給品是我源源不絕的寫作動力：梅格、羅西、山姆、瑪莉，你們是最棒的！在此未能提及的朋友，也請多包涵。

感謝我的父母，希望我讓你們感到驕傲，我愛你們。還有路基，謝謝你一如既往地對這些事一點興趣也沒有。感謝熊與蜂鳥，你們對我來說是非常特別的存在。

目次

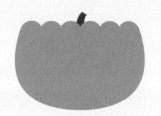

來自大地

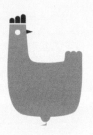

來自農場

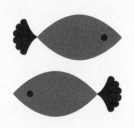

來自海洋

蘋果：一口咬下就知道　　　　　12
核果類：水果中的佼佼者　　　　14
檸檬：妝點料理的造型師　　　　16
蕃茄：水果？蔬菜？　　　　　　18
酪梨：披著鱷魚皮的梨形水果　　20
辣椒：火辣的小東西！　　　　　22
櫛瓜：園丁的麻吉　　　　　　　24
茄子：海綿般的吸收質地　　　　26
甘藍菜（捲心菜）：　　　　　　28
　　　　最基本常見的芸苔屬蔬菜
豆類：粒粒皆飽滿　　　　　　　30
南瓜：糕點或餐點兩相宜　　　　32
甜菜根：放膽吃吃看吧！　　　　34
蘆筍：英國人最愛的嫩莖蔬菜　　36
大蒜：全能的蔥屬植物　　　　　38
馬鈴薯：討人喜歡的小傢伙　　　40
黃瓜：最佳沙拉候選人　　　　　42
洋蔥：可以刺激，可以溫潤　　　44
蕈類：好吃的真菌　　　　　　　46
香草：自己動手種　　　　　　　48
堅果：欲罷不能的好滋味　　　　50

牛肉：大口吃肉！　　　　　　　54
雞肉：禽肉中的人氣王　　　　　56
羊肉：柔軟多汁的美味　　　　　58
肉腸：香腸大宇宙　　　　　　　60
熟食肉品：醃製的魔法　　　　　62
血：最被忽略的食材　　　　　　64
昆蟲：這輩子至少要嘗試一次　　66
牛奶：雪白的恩賜　　　　　　　68
奶油：攪拌出頭天　　　　　　　70
起司：一路到底　　　　　　　　72
雞蛋：醬汁的基本材料　　　　　74
蜂蜜：嗡嗡嗡，在忙什麼？　　　78

魚排：如何下刀、去皮去骨　　　82
帶殼與軟體海鮮：大海的味道　　86
鮭魚：魚中之王　　　　　　　　88
海藻：超級食物！　　　　　　　90
此魚換彼魚：替換著吃更環保　　92
海洋永續：確認漁獲來源　　　　94

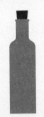

來自儲藏櫃

餐桌上的食物

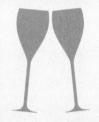

吧台上的飲料

鹽：大地的禮物　100
糖：甜滋滋，喜滋滋　102
麵粉：麵製品的魔力　104
橄欖油：地中海珍寶　106
醬油：亞洲特色醬料　108
番紅花：　110
　　世界上最昂貴的頂級香料
松露：炙手可熱的珍寶　112
稻米：餵飽全世界的糧食　114
麵條：從烏龍麵到冬粉　116
義大利麵：從千層麵到細扁麵　118
豆腐：肉類替代品　120
扁豆：搞清楚就上手　122
酸麵團：來養老麵種　124
麵包：乾麵包大變身　126
焙果：麵包圈的真相　128
酥皮點心：變胖也不足惜　130
巧克力：可可豆大變身　132
冰淇淋：沁涼好滋味　134
果醬：小心燙！　136
鷹嘴豆泥醬：　138
　　跨越地域和國界的風味沾醬
油醋汁：關鍵在於味道的平衡　140
青醬：羅勒的藝術　142

廣式點心：入口之前先沾醬　146
三明治：一手搞定　148
中東豆丸子法拉費：　150
　　勝過肉丸的美味
日式拉麵：麵條的搖滾樂　152
漢堡：速食界元老　154
沙拉：像蓋房子一樣　156
披薩：圓圓扁扁的小宇宙　158
泰式綠咖哩：辣得夠味　160
酥皮餃：一手掌握的美食　162
壽司：動手捲起來　164
燉菜：美味大雜燴　166
派餅：瘋狂的晚餐　168
聖誕大餐：豐盛的饗宴　170
煎餅：高高疊起來　172
馬卡龍：經典的法式風情　174
帕芙洛娃蛋糕：南半球的驕傲　176
提拉米蘇：一層一層鋪上去　178
甜甜圈：美食界的反派　180
餅乾：怪物級的美味　182
維多利亞海綿蛋糕：就是要放縱！　184

濃縮飲料：讓水變好喝　188
茶：神通廣大的飲料　190
咖啡：每日現磨的幸福　192
苦精：雞尾酒的好夥伴　194
啤酒：苦澀的清爽　196
蘋果酒：獨特的酸甜　198
香檳：歡慶的氣泡　200
葡萄酒：風土佳釀　202
雞尾酒：戲劇性的感官享受　204
琴酒：重生與新意　206
威士忌：琥珀色瓊漿　208
伏特加：烈火冰液　210

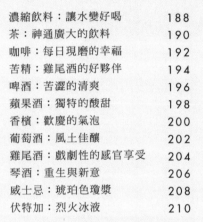

其他飲食須知

單位換算表：　214
　　廚房裡的終極小抄
請慢用！——餐桌禮儀　216
吃對當季食材　218
認識刀具　220
五感味覺體驗　222

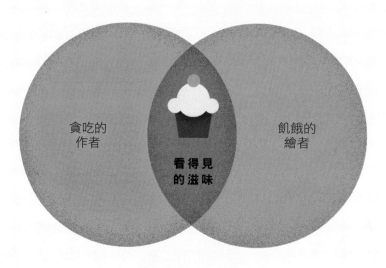

貪吃的
作者

飢餓的
繪者

看得見
的滋味

看得見的滋味

——蘿拉·洛威——

幾年前我無意間看到一則視覺資訊圖表（infographic），它說每個人每天光是使用社交媒體，就需要消化285則內容。我想這可能是真的。每天我起床做的第一件事，就是查看twitter；走路上班時，我會一邊閱讀電子郵件；甚至在我還沒泡好今天第一杯茶之前，我就已經把新聞頭條大致都看過了。我的生活與消化資訊息息相關，當然，還包括消化食物，而且是一大堆食物。

我是個美食文字工作者，但更重要的是，我一直都對知識有強烈的渴望——這一點可以從我堅持做出完美的焗烤吐司片（cheese toastie）看出來——所以用圖像方式濃縮大量訊息的視覺資訊圖表一直很吸引我。視覺資訊圖表讓我們能用快速、簡單（而且通常更有趣）的方式去消化數據和事實，以及用其他方式可能得花上好幾小時研究的主題。這就像是，原本龐大的資訊突然變成了一口大小。

視覺資訊圖表究竟是什麼？當我向親朋好友解釋我這一年究竟躲到哪裡去，也就是跟他們介紹這本書的時候，這是我最常被問到的問題。視覺資訊圖表就像它的名稱一

樣簡單：用圖表來呈現資訊。現代人沒有時間為自己感興趣的主題去消化大部頭的書籍。我們想要有全面性了解，又想要馬上辦到；我們追求快，追求效率。視覺資訊圖表就是讓以上美夢得以成真的工具。它將龐大的主題拆解成不同面向，使知識變得簡單易懂。鑽研一門知識需要耗費的苦功，有人幫你全做好了。

你可以找到專門介紹各種鬍鬚造型的視覺資訊圖表，也有人用視覺資訊圖表整理了但丁《神曲：地獄篇》（*Inferno*）的地獄指南，甚至還有人用視覺資訊圖表來說明視覺資訊圖表。本書集結了一系列能幫助讀者提升廚藝或晉身內行美食家的視覺資訊圖表。它畢竟是一本食物圖文百科，內容收錄世界各地形形色色的食物：從料理運用的食材到餐桌上的餐點，一應俱全。

本書的每個食物主題都根據它的國際化程度進行挑選，包括從流行文化的角度（漢堡）、文化傳統的角度（聖誕大餐），或是對人類社會的重要性（鹽）來思考。我也用一目了然的方式為書中食物進行分類，從「來自大地」——從土裡或

植物枝條上收穫的食材——開始，到「來自農場」與「來自海洋」。

其他還有「來自儲藏櫃」蒐羅了你最愛的儲藏櫃必備食物，「餐桌上的食物」則集結了你應該一試的各色佳餚。在「吧台上的飲料」中，我用簡短的篇幅稍微介紹了幾種全世界最重要的飲品，包括啤酒、蘋果酒、紅酒、茶、咖啡與濃縮飲料（cordial），以及最經典的琴酒等。除此之外，還有一些料理家與美食家不可不懂的知識，收錄在最後的「其他飲食須知」中。你是否曾經為了食譜上的單位而苦惱，不知道一磅到底是幾公克？你是否曾經疑惑蘆筍究竟在每年的什麼候當季盛產？或是不知道應該購買什麼樣的廚房刀具？這個篇章將為你解答以上疑問。

本書裡有流程圖、圓餅圖、文氏圖[1]，以及食譜、步驟教學與歷史演進表、蜘蛛圖[2]和真正的蜘蛛（對某些人來說它們也是食物喔！），甚至還畫出肉腸的太陽系！你可以找個地方坐下來好好閱讀、細細品味；或者，你也可以隨意翻閱、和朋友分享，就像一起享用擺滿桌的西班牙小點（tapas）與品質上乘的

雪莉酒那樣。

《看得見的滋味》是一本入門書，是讓初學者變成老饕的指南。你可以把它想成是法式料理中的開胃小點，讓這一口美味珍饈刺激你的食欲與求知欲，讓你吃得更多、學得更多。這是一本適合晚上睡不著時閱讀的床邊書籍（畢竟，吃羊肉可比數羊有趣多了），也是一本你可以放在咖啡桌上、隨時拿來考考朋友的書。它可以用來查閱，也可以用來玩遊戲。它也是適合送給任何人的禮物，畢竟每個人的生活都離不開食物。

對我個人來說，寫這本書的過程就像上了一堂飲食速成班，雖然我原以為自己對這個主題已經懂得不少。不過，這就是食物的奧妙之處。你永遠能發現新的訣竅、學到不同技巧或一段以前不知道的歷史。食物的世界充滿新意、創意和色彩。

我平時的工作是在英格蘭西南地區一份得獎美食雜誌裡擔任編輯，寫這本書不僅讓我的專業功力大增，對相關知識也變得前所未有的飢渴。我在網路上鋪天蓋地搜索，翻查家裡大量的相關藏書，還不斷進出圖書館，比大學時代跑得還勤。就像以往我寫專欄或部落格時一樣，我希望盡可能確保這本書有可靠的知識專業性，也希望讀者

閱讀時可以感受到我的某些個性色彩。飲食不是非得嚴肅對待或用價值來衡量，而應該是一件有趣、讓人享受的事。

祝大家閱讀愉快！希望你們在閱讀這本資訊豐富的食物百科時，能像我在寫作時一樣享受。

那麼，如果沒什麼事的話，恕我就此告退。我得去煮晚餐了……

---

1 Venn diagram：以不同圓圈說明交集關係的圖形。
2 spider diagram：從中心概念延伸的放射狀圖形。

花一年時間寫一本書的終極指南

這一年間，你會吃掉喝掉……

1,148片奶油餅乾

1,095杯茶

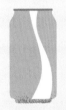

372罐健怡可樂

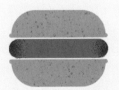

79個馬卡龍
（當中有12個完美極了，剩下的就別提了）

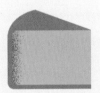

41塊切達起司

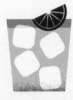

200杯琴湯尼酒[3]

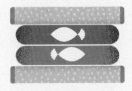

6個炸魚柳三明治

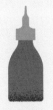

3瓶「是拉差」辣椒醬（Sriracha）

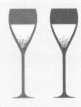

1瓶香檳

3 作者注：好啦，被你抓到了，其實是298杯。

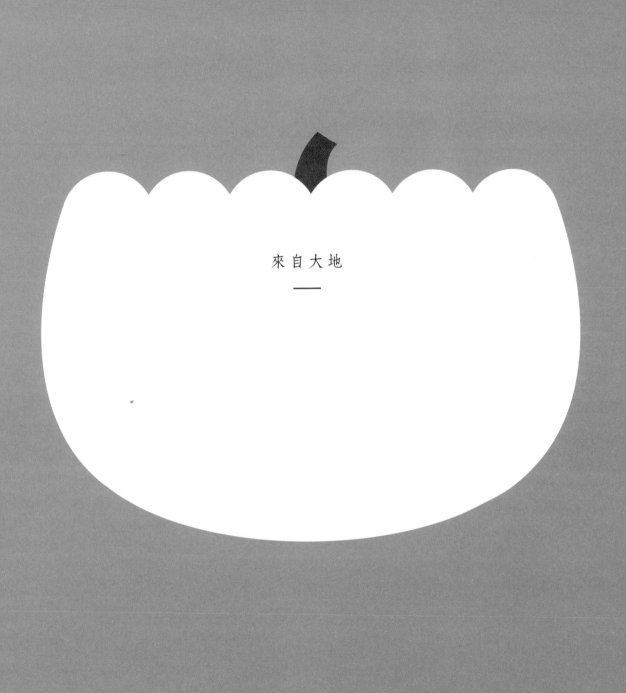

來自大地

—

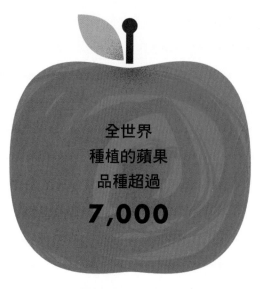

全世界
種植的蘋果
品種超過
7,000

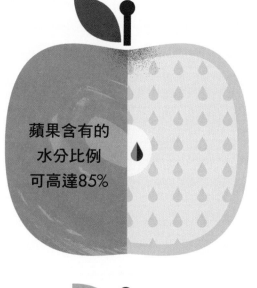

蘋果含有的
水分比例
可高達85%

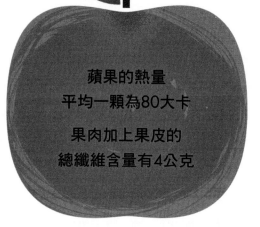

蘋果的熱量
平均一顆為80大卡

果肉加上果皮的
總纖維含量有4公克

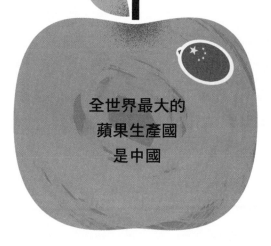

全世界最大的
蘋果生產國
是中國

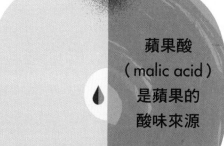

蘋果酸
（malic acid）
是蘋果的
酸味來源

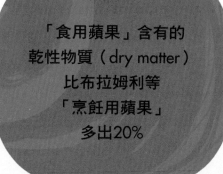

「食用蘋果」含有的
乾性物質（dry matter）
比布拉姆利等
「烹飪用蘋果」
多出20%

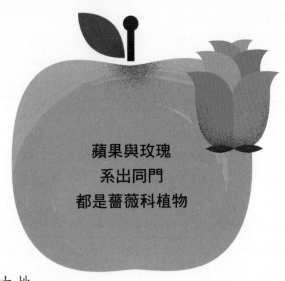

蘋果釋放的乙烯[4]
能讓一顆爛蘋果
毀了整桶好蘋果

蘋果與玫瑰
系出同門
都是薔薇科植物

來自大地
——

蘋果：一口咬下就知道

蘋果，這個平凡無奇的常見水果，是家家戶戶水果籃中常備的主要班底，還有「一天一蘋果，醫生遠離我」的健康保證，也在人類歷史中扮演著重要的角色。蘋果是伊甸園中誘惑了夏娃的禁果，在希臘與北歐神話中象徵愛、豐饒與青春，科學家牛頓更因為樹上掉下的一顆蘋果意外發現了地心引力的概念。

蘋果最適合在溫帶的氣候環境下生長，根據品種的不同，外皮呈現深淺不一的紅色、黃色與綠色。幾種最受歡迎的食用蘋果主要產於澳洲，包括生長期長、果味甘甜的「紅粉佳人」（Pink Lady，又稱Cripps Pink），以及外皮青綠、口感酸脆的青蘋果「史密斯奶奶」（Granny Smith）等。

英國是唯一為了料理而特地培育烹飪用蘋果的國家，「布拉姆利蘋果」（Bramley）就是其中一種。它的蘋果酸濃度高於糖份，因此它的蘋果香氣與酸度格外強勁鮮明，烹煮後也不易消散。

蘋果的形狀可能是圓形、扁形、橢圓或圓錐形，果肉通常是乳白色，但也有例外，例如德國在近代培育出來的品種「芭亞瑪莉莎」（Baya Marisa，又稱「粉開心」〔Tickled Pink〕），果肉就是鮮明的紅色。

對了，別把蘋果與最近出現的「梨蘋果」（papple）搞混了。它是紐西蘭研發出來的新興水果品種，2012年才開始出現在市場上。梨蘋果其實是歐洲梨與亞洲梨雜交出來的水果，跟蘋果沒有關係。

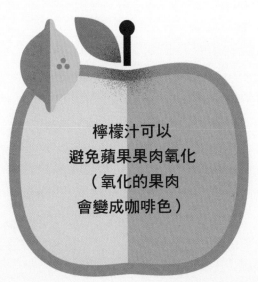

檸檬汁可以
避免蘋果果肉氧化
（氧化的果肉
會變成咖啡色）

可以怎麼吃：

烤蘋果、蘋果醬、
蘋果烤酥餅碎（crumble）、
蘋果燕麥餅（crisp）、蘋果蛋糕、
烤蘋果奶酥（cobbler）、蘋果乾、
蘋果酒、法式蘋果塔（galette）、
蘋果果凍、蘋果汁、蘋果派、蘋果泥、
燉蘋果、太妃蘋果糖[5]、蘋果醋

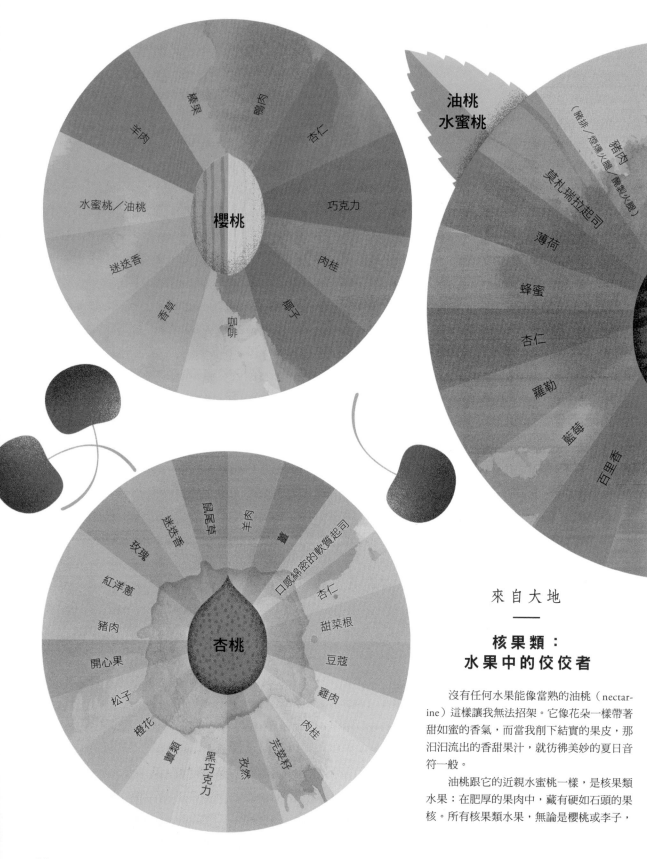

櫻桃

油桃
水蜜桃

杏桃

來 自 大 地

核 果 類：
水 果 中 的 佼 佼 者

　　沒有任何水果能像當熟的油桃（nectar-ine）這樣讓我無法招架。它像花朵一樣帶著甜如蜜的香氣，而當我削下結實的果皮，那汩汩流出的香甜果汁，就彷彿美妙的夏日音符一般。

　　油桃跟它的近親水蜜桃一樣，是核果類水果：在肥厚的果肉中，藏有硬如石頭的果核。所有核果類水果，無論是櫻桃或李子，

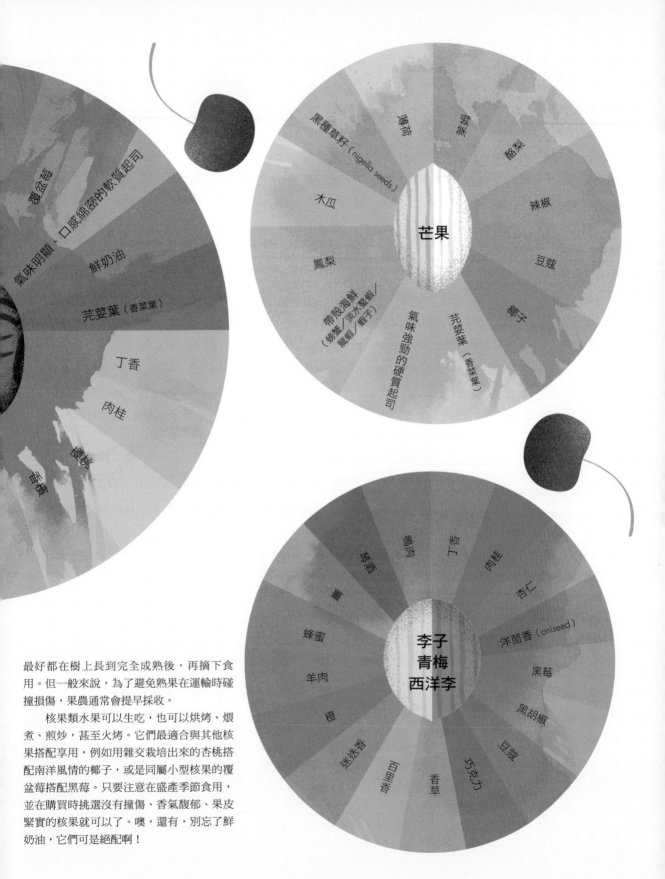

芒果

薄荷
萊姆
酪梨
辣椒
豆蔻
椰子
芫荽葉（香菜葉）
氣味強勁的硬質起司
帶殼海鮮（螃蟹／淡水螯蝦／龍蝦／蝦子）
鳳梨
木瓜
黑種草籽（nigella seeds）

覆盆莓
氣味明顯、口感綿密的軟質起司
鮮奶油
芫荽葉（香菜葉）
丁香
肉桂
櫻桃
香檳

李子
青梅
西洋李

黑肉
丁香
肉桂
杏仁
洋茴香（aniseed）
黑莓
黑胡椒
豆蔻
巧克力
香草
百里香
迷迭香
橙
羊肉
蜂蜜
薑
茉莉

最好都在樹上長到完全成熟後，再摘下食用。但一般來說，為了避免熟果在運輸時碰撞損傷，果農通常會提早採收。

　　核果類水果可以生吃，也可以烘烤、燜煮、煎炒，甚至火烤。它們最適合與其他核果搭配享用，例如用雜交栽培出來的杏桃搭配南洋風情的椰子，或是同屬小型核果的覆盆莓搭配黑莓。只要注意在盛產季節食用，並在購買時挑選沒有撞傷、香氣馥郁、果皮緊實的核果就可以了。噢，還有，別忘了鮮奶油，它們可是絕配啊！

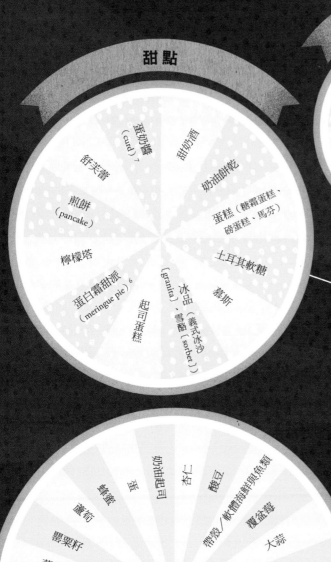

中式檸檬雞

希臘檸檬雞湯（avgolemono）：
用希臘檸檬、雞肉、米
與雞蛋烹製的湯

蛋奶醬
（curd）7
甜奶酒
奶油餅乾
蛋糕（糖霜蛋糕、
磅蛋糕、馬芬）
土耳其軟糖
慕斯
冰品（義式冰沙
[granita]、雪酪 [sorbet]）
起司蛋糕
蛋白霜甜派
（meringue pie）6
檸檬塔
煎餅
（pancake）
舒芙蕾

明星
菜色

適合
搭配

奶油起司
蛋
杏仁
酸豆
帶殼/軟體海鮮與魚類
覆盆莓
大蒜
薑
辣椒
細軟的木本香草植物
雞肉
馬鈴薯
藍莓
鮮蝦
鮮奶油
米與穀物
番紅花
橄欖
奶油
朝鮮薊
義大利麵
茴香
薰衣草
罌粟籽
蘆筍
蜂蜜

來自大地

檸檬：妝點料理的造型師

對於一個本質上無法直接食用的食物來說——那味道可以讓你酸到整張臉皺起來、眼睛睜不開——檸檬能在廚房扮演如此重要的地位，實在是很了不起的事。檸檬可以用在甜點、開胃菜等多種食物上，芬芳的果皮就像它酸透的果汁一樣，也有各式各樣的用途，但務必避開苦澀的白色襯皮。

切一片檸檬加進琴酒與湯尼水，這杯調酒能讓你彷彿瞬間置身陽光滿溢的度假勝地，釋放掉所有壓力；在微波爐中把

1顆檸檬
＝
檸檬酸與果膠
＋
2-3大匙的檸檬汁
＋
維生素C

用來清潔

- 為冰箱與微波爐除臭
- 擦拭砧板
- 打亮鋁製鍋具

用來調味

- 像用鹽或胡椒一樣以檸檬汁調味
- 油醋汁
- 鹽醃檸檬
- 醃肉的醬汁
- 義式三味醬（檸檬皮、大蒜與巴西里）

檸檬水加熱到滾燙，就能將裡面不雅的食物氣味消除得一乾二淨。不過，更重要的是，檸檬是除了鹽與胡椒之外，下廚高手巧妙運用的第三種調味料。它不但能增添香氣，還能讓料理的味道更加平衡。以後買水果時，可別忘了帶幾顆檸檬回家！

6 頂部鋪上蛋白霜烘烤的派。
7 又稱凝乳，是牛奶加入檸檬（或其他酸性物質）形成的凝固物。
8 南美洲常見的國民小吃，將新鮮魚肉切塊浸泡於檸檬汁或萊姆汁中1到2小時使魚肉「變熟」。
9 英國傳統飲料，小火烹煮檸檬皮與大麥約半小時，濾出湯汁，拌入蜂蜜與檸檬汁，待涼飲用。

科學作用

- 減緩氧化速度（防止變色）
- 使肉變嫩
- 把魚「醃熟」（南美洲的檸檬醃魚〔ceviche〕[8]）

製成飲料

- 檸檬大麥茶（lemon barley water）[9]
- 檸檬水
- 檸檬甜酒（lemoncello）
- 檸檬薑茶（檸檬、薑、熱水、蜂蜜）

用來裝飾

- 切成檸檬瓣搭配魚料理
- 糖漬檸檬皮
- 將果皮混在冰塊中製成飲料
- 切成片狀加入飲料

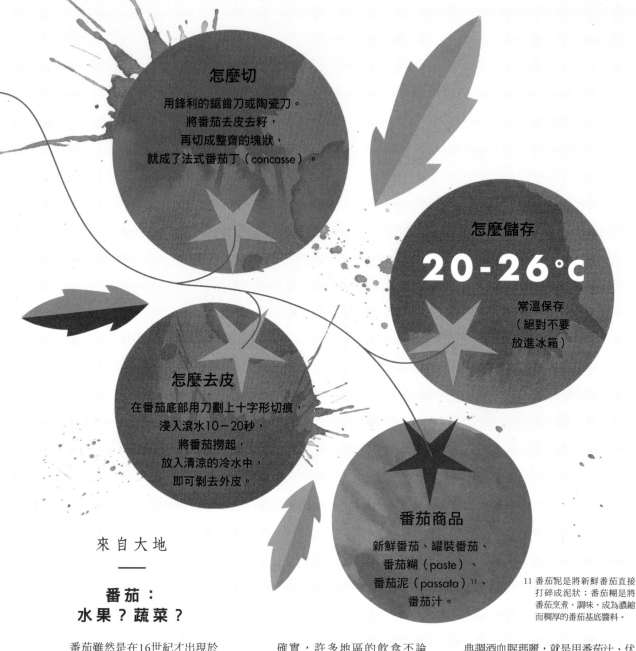

怎麼切

用鋒利的鋸齒刀或陶瓷刀。
將番茄去皮去籽，
再切成整齊的塊狀，
就成了法式番茄丁（concasse）。

怎麼儲存

20-26°C

常溫保存
（絕對不要
放進冰箱）

怎麼去皮

在番茄底部用刀劃上十字形切痕，
浸入滾水10－20秒，
將番茄撈起，
放入清涼的冷水中，
即可剝去外皮。

番茄商品

新鮮番茄、罐裝番茄、
番茄糊（paste）、
番茄泥（passata）[11]、
番茄汁。

11 番茄呢是將新鮮番茄直接
打碎成泥狀；番茄糊是將
番茄烹煮、調味，成為濃縮
而稠厚的番茄基底醬料。

來 自 大 地
——

番茄：
水果？蔬菜？

　　番茄雖然是在16世紀才出現於地中海沿岸的料理界新成員，但從它在當代義大利料理中的重要性可以看出，它不僅滋味美妙，應用方式也很廣泛。

　　很多人都以為番茄是蔬菜，事實上它是一種水果。這個廣受眾人喜愛的果實原生於美洲，後來才由西班牙人傳入歐洲。番茄與茄子、甜椒、馬鈴薯一樣，都是茄科植物（nightshades）。目前番茄占全球蔬果產量將近15%，是一種相當重要的作物。

　　確實，許多地區的飲食不論在一天的開始或結束，都有番茄相伴。例如西班牙北部的加泰隆尼亞人（Catalonians）習慣把大蒜、番茄與橄欖油塗抹在烤吐司上當作早餐。其他地區，從墨西哥的番茄煎蛋（huevos rancheros）到以色列的番茄燉蛋（shakshuka），都是把雞蛋放在番茄醬汁裡煎烤。番茄也是一種炙手可熱的湯料，做成溫暖的番茄奶油濃湯或冰涼的西班牙番茄冷湯（gazpacho）。番茄還可以用來調酒，例如在1920年代風靡巴黎的經

典調酒血腥瑪麗，就是用番茄汁、伏特加，加上鹽、胡椒與伍斯特醬[10]。（也可嘗試用現磨的山葵與萊姆汁來調一杯現代版的血腥瑪莉）

　　但說到番茄，最具代表性的還是經典、最基本的義式番茄醬汁：將番茄、大蒜與香草束一起燉煮，直到汁水收乾、質地濃稠為止，用來拌義大利麵，或塗在披薩餅皮上當基底醬料。

10 Worcestershire sauce：源自英國伍斯特郡的特色醬料，味道酸甜帶辣，常用在漢堡或肉類料理。

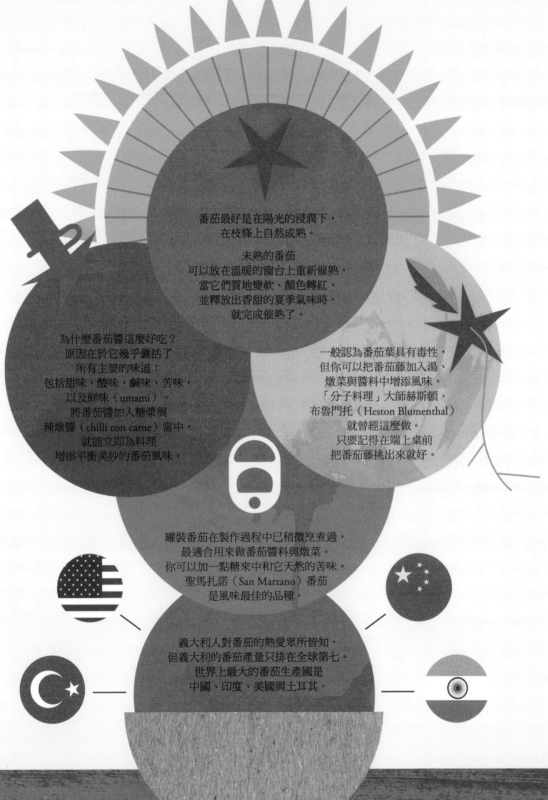

番茄最好是在陽光的浸潤下，
在枝條上自然成熟。

未熟的番茄
可以放在溫暖的窗台上重新催熟，
當它們質地變軟、顏色轉紅，
並釋放出香甜的夏季氣味時，
就完成催熟了。

為什麼番茄醬這麼好吃？
原因在於它幾乎囊括了
所有主要的味道：
包括甜味、酸味、鹹味、苦味，
以及鮮味（umami）。
將番茄醬加入糖漿與
辣燉醬（chilli con carne）當中，
就能立即為料理
增添平衡美妙的番茄風味。

一般認為番茄葉具有毒性，
但你可以把番茄藤加入湯、
燉菜與醬料中增添風味。
「分子料理」大師赫斯頓·
布魯門托（Heston Blumenthal）
就曾經這麼做。
只要記得在端上桌前
把番茄藤挑出來就好。

罐裝番茄在製作過程中已稍微烹煮過，
最適合用來做番茄醬料與燉菜。
你可以加一點糖來中和它天然的苦味。
聖馬扎諾（San Marzano）番茄
是風味最佳的品種。

義大利人對番茄的熱愛眾所皆知，
但義大利的番茄產量只排在全球第七。
世界上最大的番茄生產國是
中國、印度、美國與土耳其。

酪梨葉帶著
八角（anise）的氣味
經常使用在墨西哥料理中

墨西哥是全球最大
酪梨生產國與出口國

每公克酪梨的
鉀含量
比香蕉多出
12.5%

19
K

墨西哥
酪梨

油質含量最高，
葉片有八角氣味，
最適合用來
製作醬汁
或沾料

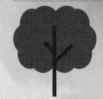

一顆酪梨樹
可以長出多達

500
顆酪梨（每年）

粗糙的墨綠色果皮
使酪梨又名「鱷梨」；
格外柔滑的果肉
使酪梨也有「牛油果」之名

完全成熟的酪梨
按壓時會微微陷下；
除此之外，
不應出現其他凹陷或瑕疵

瓜地馬拉
酪梨

果實呈圓形
果皮粗而厚

其他品種

80%
的全球栽培酪梨品種，
目前都是哈斯酪梨；
它是用墨西哥與瓜地馬拉酪梨
雜交出來的現代品種

哈斯
（HASS）

西印度
酪梨

三者當中
個頭最大
味道微甜
油質含量較少
最適合用來做沙拉

來自大地

酪梨：披著鱷魚皮的梨形水果

若有機會到哥倫比亞街頭逛逛，你會發現每一百人左右就有五人是推著一車成熟酪梨的水果販。這種水果在當地飲食簡直無所不在（是的，酪梨是水果，一種樟科植物的果實，因此是肉桂與月桂的近親喔），從米飯、肉類料理，到玉米片、沙拉，當地人甚至還把酪梨切片夾進三明治裡。

酪梨的原生品種有三種，雜交品種則已經過百，有各式各樣的形狀（從像蘋果一樣胖胖圓圓的，到像梨子一樣細瘦的鐘形）、大小（小到像李子，大到像人頭）與顏色（從黃綠色到紫色、黑色等）。

酪梨的味道柔潤溫和，最適合用簡單的方式享用（萊姆、鹽與辣椒是它的最佳拍檔），而且最好生吃，因為煮過的酪梨有可能變苦。在眾多酪梨料理中，最知名的是墨西哥酪梨沾醬。

除此之外，酪梨也是早午餐的救星──我個人現在最愛的早午餐就是在英式馬芬麵包上烤一片起司，再擺上煎好的西班牙辣腸（chorizo）、柔軟的哈斯酪梨、水波蛋，最後擠上滿滿的「是拉差」辣椒醬（Sriracha）──用在午餐料理中也很出色。

酪梨果肉富含纖維（比大多數水果多出許多）、鉀、維生素C、E與K，而且當中所含的「好脂肪」，也就是單元不飽和脂肪，幾乎是新鮮鮭魚的兩倍。

基本上，酪梨就是個集各種優點於一身的好傢伙。

一刀切下

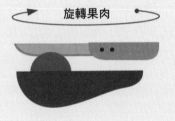
旋轉果肉

切片或
用湯匙挖

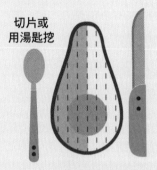

酪梨美食！

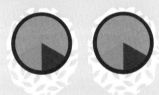

加州捲
米飯在外、海苔在內的壽司捲，
通常加入蟹肉、小黃瓜與酪梨

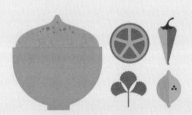

墨西哥酪梨沾醬 guacamole
適合搭配辣椒、芫荽、
萊姆與蕃茄的沾醬

酪梨冷湯
最適合加上小黃瓜、氣味強烈的優格，
或酪乳（buttermilk，又稱白脫牛奶）和蒔蘿

酪梨甜點！

酪梨奶昔 jus alpukat
來自印尼的清涼甜飲。
用酪梨搭配牛奶，
也可以加入咖啡或巧克力糖漿

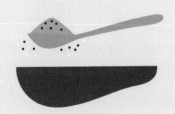

在上面撒糖
巴西人最喜歡這樣吃！

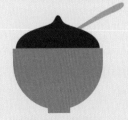

酪梨巧克力慕斯
很受擁戴粗食（raw food）的族群歡迎。
以酪梨取代乳製品，
拌入可可粉食用

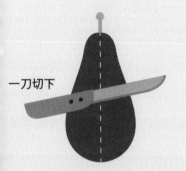

辣椒的種類	史高維爾辣度單位
純辣椒素	16,000,000
警用辣椒噴霧	5,300,000
卡羅萊納死神椒 Carolina Reaper	1,569,300
千里達毒蠍椒 Trinidad Scorpion	1,463,700
印度鬼椒 Bhut Jolokia	1,041,427
納迦毒蛇椒 Dorset Naga	923,000
哈瓦納紅辣椒 Red Savina Habanero	250,000-577,000
哈瓦納巧克力椒 Chocolate Habanero	200,000-385,000
蘇格蘭圓帽椒 Scotch Bonnet	150,000-325,000
哈瓦納橙椒 Orange Habanero	150,000-325,000
黃魔王辣椒 Fatalii	125,000-325,000
惡魔之舌 Devil's Tongue	125,000-325,000
日本熊鷹椒 Kumataka	125,000-150,000
美國達蒂爾辣椒 Datil	100,000-300,000
鳥眼辣椒 Bird's Eye	100,000-225,000
牙買加辣椒 Jamaican Hot	100,000-200,000
巴哈馬辣椒 Bahamian	95,000-115,000
塔比徹辣椒（Tabiche	85,000-115,000
特品辣椒 Tepin	80,000-240,000
中國海門椒 Haimen	70,000-80,000
奇特品辣椒 Chiltepin	60,000-85,000
泰國辣椒 Thai	50,000-100,000
日本八房椒 Yatsufusa	50,000-75,000
皮奎辣椒 Pequin	40,000-58,000
猛辣紅椒 Super Chili Pepper	40,000-50,000
日本三鷹唐辛子 Santaka	40,000-50,000
卡宴辣椒 Cayenne	30,000-50,000
塔巴斯科辣椒 Tabasco	30,000-50,000
祕魯辣椒 Aji	30,000-50,000
哈洛羅辣椒 Jaloro	30,000-50,000
迪阿波辣椒 De Arbol	15,000-30,000
曼扎諾辣椒 Manzano	12,000-30,000
伊達爾戈辣椒 Hidalgo	6,000-10,000
普亞辣椒 Puya	5,000-10,000
熱蠟辣椒 Hot Wax	5,000-10,000
墨西哥煙燻辣椒 Chipotle	5,000-8,000
哈拉貝紐辣椒 Jalapeño	2,500-8,000
瓜希柳辣椒 Guajillo	2,500-5,000
祕魯朝天椒 Mirasol	2,500-5,000
若可蒂洛辣椒 Rocotillo	1,500-2,500
帕席拉辣椒 Pacilla	1,000-2,000
莫拉多辣椒 Mulato	1,000-2,000
安秋辣椒 Ancho	1,000-2,000
波布拉諾辣椒 Poblano	1,000-2,000
西班牙辣椒 Espanola	1,000-2,000
埔亞辣椒 Pulla	700-3,000
科羅納多辣椒 Coronado	700-1,000
大吉姆辣椒 Numex Big Jim	500-2,500
桑格利亞辣椒 Sangria	500-2,500
安納海辣椒 Anaheim	500-2,500
聖達菲辣椒 Santa fe Grande	500-750
艾爾帕索椒 El Paso	500-700
希臘金椒 Pepperoncini	100-500
櫻桃朝天椒 Cherry	0-500
甘椒 Pimento pepper	0
彩椒 Bell pepper	0

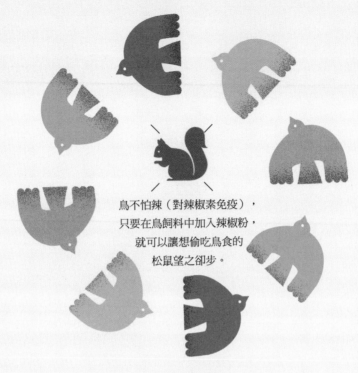

鳥不怕辣（對辣椒素免疫），
只要在鳥飼料中加入辣椒粉，
就可以讓想偷吃鳥食的
松鼠望之卻步。

來自大地

——

辣椒：火辣的小東西！

　　沒有多少食物能像辣椒這樣，既強烈刺激味覺，又只有微乎其微的熱量。它在被哥倫布帶入歐洲之前，就已經有數千年的栽種歷史。

　　辣椒是完成許多菜餚的必備材料，也是許多民族生活中不可缺少的必需品：想想牙買加香辣雞（jerk chicken）那帶著果香的辣、墨西哥巧克力辣椒醬（mole poblano）那股灼燃味蕾的辣，還有西班牙辣腸那種鮮明圓潤的紅椒味。

　　但辣椒可不是只有一種，它的形狀有各式各樣，從鐘形椒、圓帽椒，到長得像女巫手指、教士頭上的兜帽都有，外觀質地也有平面或皺面的差異，顏色從紅色、黃色、綠色到紫色、黑色與棕色都有，更明顯的是辣度也不同：溫和的哈拉貝紐辣椒只會讓嘴唇微微刺痛，凶猛的納迦毒蛇椒卻能讓整張嘴像要噴出火來。

　　辣椒主要可以分成五種。常見辣椒（annuum）是最普遍種植的辣椒類別，包括許多耳熟能詳的辣椒品種，例如卡宴辣椒、甜椒、哈拉貝紐、甘椒與紅椒（paprika）。這些辣椒會在莖幹上長出單瓣的花朵，多半是白色，或白中帶紫。中華辣椒（chinense，或稱黃色燈籠椒）這個種類包含好幾種辣度極高的辣椒，例如蘇格蘭圓帽椒與哈瓦納紅辣椒等，但也有像千里達香水椒（Trinidad perfume）這種溫和又奇特的椒種。不論辣度如何，這類辣椒都有明顯的果

香，幾乎像杏桃一樣的香氣，而且外型通常小而圓，長得就像燈籠一樣。

　　風鈴辣椒（baccatum）的特色是花瓣上有棕色或綠色區塊，還有自己獨樹一格的形狀，表面通常皺巴巴的。小米椒（frutescens，或稱朝天椒、小辣椒）是非洲料理常用的椒種，椒身小而筆直，最有名的是塔巴斯科辣椒、霹靂霹靂椒（piri piri）和鳥眼辣椒。絨毛辣椒（pubescens）是最少被人工栽培的辣椒，特色是黑色的種籽、毛茸茸的葉子和特別厚的辣椒皮，而且只要生長條件適當，可以長到像蘋果一樣大。

　　話說回來，無論哪一種辣椒，都含有辣椒素，也就是它的辣味來源。1912年，美國藥劑師威伯・史高維爾（Wilbur Scoville）發明了一種指標，用史高維爾辣度單位（Scoville Heat Unit）來表示辣度。他的測量方式是將辣椒素稀釋於糖漿中，再透過專業人員品嘗進行評斷[12]。現在我們已經可以用高效液相層析儀（HPLC）來更精準測量辣椒的辣度。

---

12 史高維爾的測量方式是將各種辣椒的辣椒素溶於糖水中，並不斷進行稀釋，直到品嘗員感覺不辣為止。辣椒愈辣，需要的稀釋量就愈高，辣度單位的數值也愈高。

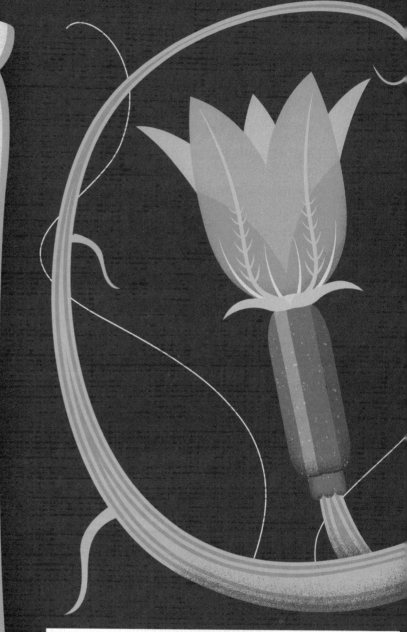

來自大地

櫛瓜：
園丁的麻吉

　　如果說種在廚房窗台的香草植物是都市農夫的嬰兒學步，那麼櫛瓜就相當於是腳踏車上的輔助輪。櫛瓜在種植之初需要費點心思，但只要柔嫩的幼芽冒出土壤表面，接下來它就能自己長得很好了。而且一旦它開始生長，簡直就是欲罷不能，想停也停不下來。

　　櫛瓜是小黃瓜的近親，家族成員還包括南瓜與甜瓜。現在我們餐桌上常見的櫛瓜，最可能的發源地是義大利，但它真正被當成食物享用卻是在義大利之外的其他國家，尤其是英國與美國，而且是上個世紀才發生的事。

　　櫛瓜的表皮可能是黃色、綠色或帶有條紋，嫩果期就可以摘下享用，例如長到8公分左右時，但最理想的大小是20公分左右。如果任其繼續生長，果實裡的水份會增加，果肉變得淡而無味。

　　櫛瓜不僅與地中海料理風味（番茄、大蒜、洋蔥與檸檬）是絕配，也適合搭配香草植物（羅勒、牛至與百里香），更是超會吸收醬汁與香氣的海綿型蔬菜，是任何料理都適用的基本食材。櫛瓜可以用來燉煮咖哩、切片清炒，或用大蒜與奶油香煎。絕對不要只用水清燙，料理時也要小心別把它煮爛了。記得留下清脆的口感！

　　櫛瓜的金黃色花朵也可以食用。如果你希望讓小櫛瓜繼續長大，就選用連著枝條的雄花，別摘長著果實的雌花。首先準備餡料，將以下材料混合在一起，填進櫛瓜花裡：250公克的瑞可達起司、75公克削成碎末的硬質起司、一顆檸檬的皮屑、一大匙檸檬汁、一大匙辣椒粉與一把新鮮的巴西里、薄荷碎末。接著準備麵糊，將150公克的自發麵粉[13]與50公克的玉米粉、250毫升的冰蘇打水混合在一起，濃稠度大約像濃鮮奶油（double cream）一樣。把填好餡料的櫛瓜花沾上麵糊，用180°C的植物油炸到顏色金黃、形狀飽滿。瀝去多餘的油，然後趁熱食用。

---

13 self-rising flour：已預先混合膨鬆劑（例如泡打粉、小蘇打粉）的麵粉，因此不需額外添加酵母也能發酵。

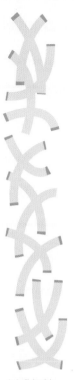
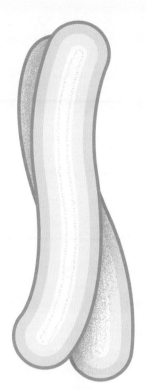
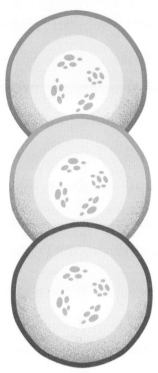
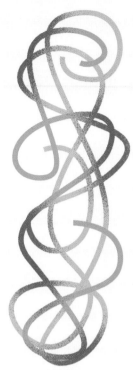

刨成細絲

準備一份濃稠的鹹煎餅麵糊，放入刨成細絲的櫛瓜、切碎的新鮮薄荷、搗碎原產自希臘的菲達起司（Feta），用橄欖油或芥花籽油煎熟，搭配希臘優格[14]食用。

削成薄片

用削皮刀把新鮮櫛瓜刨成像緞帶的薄長片，撒上磨碎的帕達諾起司（Grana Padano），再與切半的小番茄、撕碎的羅勒葉、切小片的辣椒、檸檬汁，以及浸泡著芫荽葉的橄欖油或芥花籽油混合食用。

切片

把櫛瓜、番茄、紅洋蔥切成圓片，加上大蒜、橄欖油、新鮮百里香與磨碎的切達起司，鋪滿烤盤。用烤箱烘烤，直到蔬菜熟軟、顏色呈金黃。

切成長絲

用螺旋切菜器（spirali-zer）或親手用刀子把新鮮櫛瓜切成像義大利麵一樣的長絲。用新鮮羅勒青醬或羅美斯扣紅椒醬（Romesco）[15] 沾著吃。

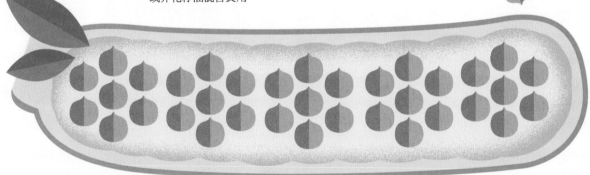

填入餡料

選一顆長得過大或體型較大的櫛瓜，挖去中間帶籽的部位，填入預先煮熟並以北非綜合香料（ras el hanout）[16] 調味的豬絞肉（素食者可用鷹嘴豆代替）。用中火在烤箱中烘烤，直到櫛瓜變軟。

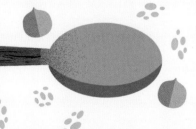

14 希臘優格比一般優格濾除了更多水份，因此質地更乾稠、氣味更濃厚。

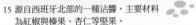

15 源自西班牙北部的一種沾醬，主要材料為紅椒與榛果、杏仁等堅果。

16 基本材料包括孜然、豆蔻、丁香、肉桂、薑、辣椒、肉豆蔻、多香果等。

如果你不想吃到
油膩膩的茄子料理，
就別用油炸。
可以在切好的茄子片上
刷一層油來燒烤，
或放進烤箱裡烘烤。

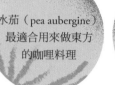

水茄（pea aubergine）
最適合用來做東方
的咖哩料理

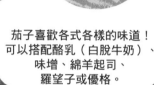

茄子喜歡各式各樣的味道！
可以搭配酪乳（白脫牛奶）、
味增、綿羊起司、
羅望子或優格。

橄欖油與茄子最要好！

茄子的果肉就像海綿一樣，烹煮後會自然
變得柔軟滑順，因此很適合做成沾醬。
素食者特別喜歡這麼做，因為茄子沾醬
不需要用到任何動物性脂肪！「茄子醬」
（aubergine caviar）[17] 有各種作法，最有名的
還是來自東地中海地區的中東茄子醬（baba
ganoush）：將完整的茄子放在炭火烤架上，
或利用瓦斯爐的明火烤出煙燻風味，接著
將茄肉挖出來，與蒜末一起搗碎，再以檸
檬汁、鹽與胡椒調味。你還可以加入中東
芝麻醬（tahini）、希臘優格、中東優格
（labneh）[18] 與橄欖油，或是像哥倫比亞人那
樣將茄子與大蕉（plantain）一起搗碎，做成
大蕉茄子泥（boronia barranquillera）。西伯利
亞人則是將茄子泥與烤紅椒泥混合，做成甜
椒茄子醬（ajvar）。

---

17 caviar也可用來指稱與魚子醬相似的植物抹醬，例
　　如用茄子、番茄或甜椒搗碎製成的醬料。
18 與希臘優格一樣，但比一般優格多了濾除乳清的步
　　驟，成品質地介於優格與起司之間。

日本茄子與
中國茄子
通常細而瘦長，
果籽較少，
苦味遠不如
球狀的大圓茄子
來得明顯。
這種茄子最適合
用來快炒。

義大利人喜歡用烘烤
的方式料理茄子，
以濃郁的番茄醬加上
會拉絲的莫札瑞拉起司、
風味濃郁的帕瑪森起司，
做成焗烤千層茄子
（melanzane Parmigiana）。
西班牙人則喜歡
將茄子切片油炸，
做成西班牙小點。

希臘人喜歡把茄子切片，
一層一層地與絞肉、
肉桂和加了蛋後質地
更濃郁的貝夏美白醬
（béchamel）疊起來焗烤。
這就是所謂
希臘千層烤茄子
（moussaka，或譯穆薩卡）

茄子是土耳其料理
中的重要角色，最著名
的一道為名叫 imam bayildi 的烤鑲
茄子料理，菜名的意思是「伊瑪目昏倒
了」（伊瑪目是伊斯蘭宗教領袖的尊稱）。
菜名的由來說法不一，有人說是料理好吃到
讓伊瑪目昏倒，也有人說是這道菜用的橄欖
油太多，奢侈到讓伊瑪目昏倒了。不管真
相為何，這道菜確實相當美味，鑲茄子的
餡料包括炒到呈焦糖色的洋蔥，以及大
蒜、番茄、巴西里、橄欖油，放涼
後常溫享用。

燉茄子的作法也有許多種；茄子就像
海綿一樣，無論與什麼樣的材料搭配，
都能吸收各種風味。著名的茄子燉菜
包括普羅旺斯燉菜（ratatouille）、西
班牙燉菜（pisto）、北印度的茄子咖哩
（bharta）、酸酸甜甜的西西里燉茄子
（caponata），以及加入豬絞肉燉炒的
四川菜：魚香茄子。

來自大地

茄子：海綿般的吸收質地

茄子雖然與番茄、甜椒和馬鈴薯一樣屬於
茄科植物，但擁有紫色、白色與綠色等不同品
種的它，其實是一種莓果（berry），不是蔬菜。

茄子就像人一樣，上了年紀後不但味道
會變苦澀，表皮也會皺巴巴，所以最好選擇年
輕的果實趁鮮食用。購買茄子時，要挑重一點
的，以及表皮緊實有光澤、沒有瑕疵的。快下
鍋前再切開茄子，否則乳白色的果肉放久了會
變色。

傳統的料理食譜會建議先用「出水濾汁」
（degorging）的步驟來處理茄子，也就是用鹽
醃到茄子出水，然後沖洗並濾除所有湯汁。這
是為了去除茄子本身的苦味，但是對現代培育
的茄子品種來說，這是多此一舉。也有人說，
鹽醃過的茄子在烹煮時比較不吃油。我個人則
認為，只要挑對茄子，就不會有這種困擾。

耐心是對待茄子的不二法門，不論烹煮或
食用皆是如此。一定要將茄子充份煮熟，而且
在溫熱時（不是滾燙時）食用，如此一來，才
能嘗到茄子的最佳風味。

● 如果要把完整的茄子
● 放進烤箱烘烤，
● 務必記得在表面刺幾個洞，
● 以免茄子在烘烤過程中爆開

來自大地

甘藍菜（捲心菜）[20]：最基本常見的芸苔屬蔬菜

　　甘藍菜受到全世界許多民族的喜愛：美國人會切絲做成甘藍菜沙拉，德國人用鹽醃製成德國酸菜，或是像羅馬尼亞人一樣，用甘藍菜葉包著豬絞肉做成甘藍菜捲。但也有許多人痛恨甘藍菜的味道，因為當中含有某種名為二甲基二硫的物質。

　　二甲基二硫是一種帶有臭味的化合物（那味道可能會讓很多人聯想到英國的學生餐廳），甘藍菜煮得愈久，這味道就愈濃，所以料理這個芸苔屬元老級植物（並且盡可能減少臭味）的祕訣無他，就是速戰速決！盡量別長時間燉煮甘藍菜，可以用清蒸或蒸炒（steam-fry，在平底鍋或中式炒鍋中用少量的水翻炒）的方式取代，或甚至加入食用油快炒。炒過的甘藍菜會因為褐變反應而增添一股堅果般的香氣。

　　最原始的野生甘藍菜品種比較接近羽衣甘藍（kale），從古埃及與希臘羅馬時代起就被認為是珍貴的食材，當時的人不僅認為甘藍菜的營養有益健康，還相信它能預防酒醉。現在，甘藍菜在全球各地都是常見的蔬菜，也有各式各樣的雜交品種：有紅色（或更深的深紫色）、白色與各式各樣的綠色；有些是圓形，有些是尖尖的錐形；有些結成球狀，有些是帶梗的葉片。無論哪一種甘藍菜，備菜與烹煮的方式都很簡單：只要把外面粗老或垂軟的葉子剝除，照你想要的方式切絲、刨成細絲或做成菜捲，然後下鍋，上菜！

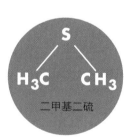

二甲基二硫

蘆筍、甜菜根、松露與海鮮也都含有這個化學化合物，但在久煮的甘藍菜中氣味最為明顯。

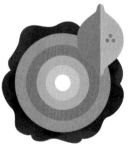

烹煮紫甘藍菜時加入一點酸，例如柑橘類水果的果汁或是醋，可以讓菜葉維持原有的紫紅色彩，否則顏色會變藍。

---

20 台灣常見的高麗菜即是甘藍菜的一種。同樣屬於芸苔屬甘藍種（Brassica oleracea）的變種植物還有花椰菜、芥藍菜與孢子甘藍。另外，大白菜、小白菜、油菜、芥菜等也都是芸苔屬植物。

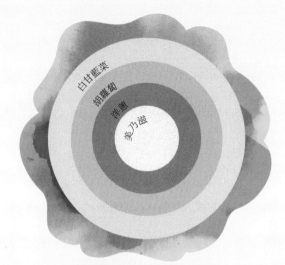

甘藍菜沙拉 COLESLAW

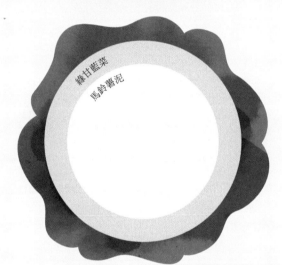

愛爾蘭式薯泥捲心菜 COLCANNON

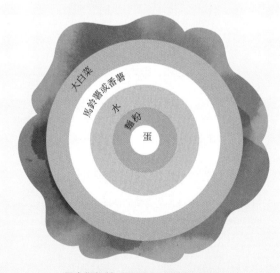

日本御好燒 OKONOMIYAKI

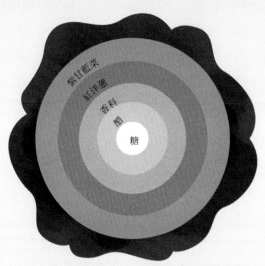

燜紫甘藍菜 BRAISED RED CABBAGE

紫甘藍菜
紅洋蔥
香料
醋
糖

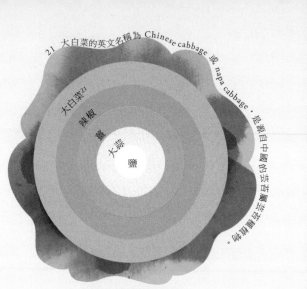

韓國泡菜 KIMCHI

大白菜[21]
辣椒
蜜
大蒜
鹽

21 大白菜的英文名種為 Chinese cabbage 或 napa cabbage，是源自中國的芸苔屬芸苔屬芸苔取種。

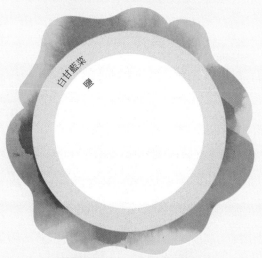

德國酸菜 SAUERKRAUT

白甘藍菜
鹽

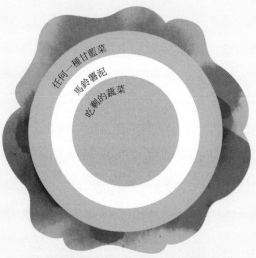

英式剩菜薯泥派 BUBBLE & SQUEAK

任何一種甘藍菜
馬鈴薯泥
吃剩的蔬菜

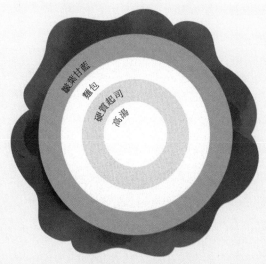

義式麵包丁甘藍菜湯
I TALIAN BREAD & CABBAGE SOUP

皺葉甘藍
麵包
硬質起司
高湯

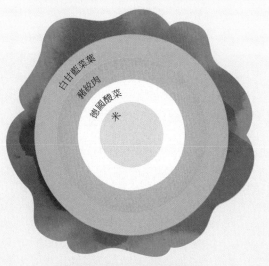

羅馬尼亞甘藍菜捲 SARMALE
（一種包餡料的甘藍菜捲）

白甘藍菜葉
豬絞肉
德國酸菜
米

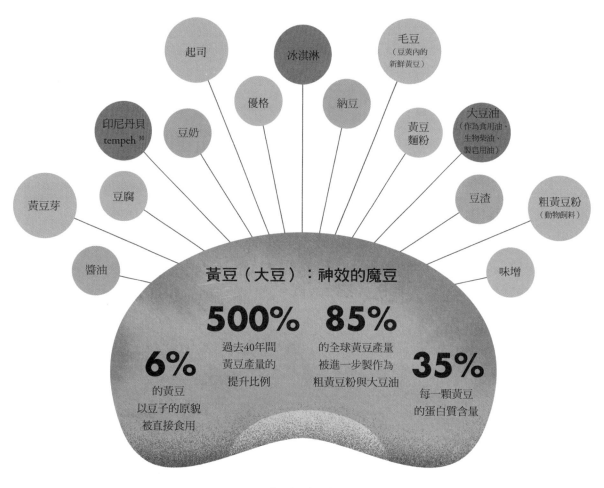

起司

冰淇淋

毛豆
（豆莢內的
新鮮黃豆）

優格

納豆

印尼丹貝
tempeh 30

豆奶

黃豆
麵粉

大豆油
（作為食用油、
生物柴油、
製皂用油）

黃豆芽

豆腐

豆渣

粗黃豆粉
（動物飼料）

醬油

黃豆（大豆）：神效的魔豆

味增

6%
的黃豆
以豆子的原貌
被直接食用

500%
過去40年間
黃豆產量的
提升比例

85%
的全球黃豆產量
被進一步製作為
粗黃豆粉與大豆油

35%
每一顆黃豆
的蛋白質含量

來自大地
———

豆類：粒粒皆飽滿

　　無論你喜歡將燉得軟爛的罐頭白色豆子直接倒出來拌著番茄醬吃，或是從豆莢中取出新鮮的綠色豆子，稍微燙一下後與鮪魚、橄欖油和切片的水煮蛋拌成尼斯沙拉（Niçoise salad）——任何豆子都是人類的最佳食物之一，而且不只是因為好吃而已。

　　雖然大部份豆子都源自美洲，但產於中國的黃豆在全球具有格外重要的地位。黃豆是一種「完全」蛋白質（含有8項維持人體健康所需的必需胺基酸），有豐富的營養價值，也是現在全球種植量最大的豆

類。黃豆可以在尚未全熟時就從豆莢中取出食用，日本人將這種帶著豆莢摘下的豆子稱為枝豆（edamame），台灣稱為毛豆。你也可以直接取黃豆食用、讓它發出黃豆芽，或甚至製成豆腐來吃。但黃豆並非味道最好的豆子。要找最好吃的豆子，你得往美洲找。

　　蠶豆一直是歐洲人，甚至是西方人最喜歡的豆子（雖然畢達哥拉斯——那個發現畢氏定理的數學家——是出了名的不喜歡蠶豆[22]）。蠶豆仁的外皮是一層像睡袋一樣、具保護作用的空心豆殼，豆仁在幼

嫩時可以直接生吃，也可以汆燙後拌入沙拉，還可以烘乾製成鹹鹹的零嘴，甚至與香料一起燉煮再搗成泥，做成埃及人的經典國民早餐：富爾梅達梅斯（ful medames）。

　　吃新鮮蠶豆之前，記得除了從豆莢中取出豆子之外，還要剝除豆仁外那層像蠟一樣的硬殼。

---

22 據說畢達哥拉斯認為蠶豆中藏有亡者的靈魂，因此他本人與其追隨者均不食蠶豆。
23 又稱天貝，一種印尼傳統豆製品，使大豆發酵後製成的白色餅狀物。

白豆（海軍豆）Haricot (navy) beans

個頭小、口感綿密，是罐裝焗豆的寵兒。
像海綿一樣吸收湯汁的味道，非常適合煮湯或做燉菜。

蠶豆 Broad (fava) beans

大小中等，顏色青綠，最好剝兩次殼後取出豆仁食用。
生吃、汆燙或烘乾吃都非常美味。可將幼嫩的蠶豆仁
與綿密的山羊起司、藏茴香籽、薄荷葉拌著一起吃。

黑眼豆 Black-eyed peas

牙買加人吃的豆飯（rice and peas）中，一半是黑眼豆。
它也是美國經典南方菜「跳跳約翰」（hoppin' John）的重要材料，
搭配油脂豐富的豬肉與白飯。

四季豆 French (snap) beans

鮮綠色的豆子，通常連豆莢一起吃。簡單汆燙一下或在滾水中
煮一會兒就可食用。拌在冷沙拉、暖沙拉或熱沙拉裡最美味。

白鳳豆 Butter beans

一種顆粒較大的豆子，口感柔軟綿密，
適合搭配大蒜與木本的香草植物。
食用時可搗成豆泥取代馬鈴薯泥，或當素食者的沾醬。

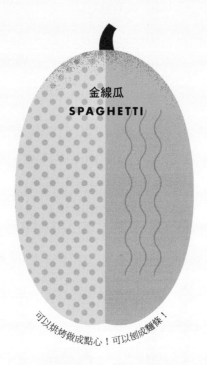

金線瓜
SPAGHETTI

可以烘烤做成點心！可以刨成麵條！

來自大地

——

南瓜：糕點或餐點兩相宜

南瓜是季節變換的象徵。它是萬聖節時驅趕鬼怪的工具，也是童話故事裡常用的素材。各式各樣的冬南瓜（winter squash）中，最出名的大概是黃皮南瓜（pumpkin），但它是最好吃的嗎？

南瓜與小黃瓜、櫛瓜和甜瓜都是屬於葫蘆科的近親植物，而且，南瓜嚴格來說是一種水果。南瓜屬的各種南瓜都有堅硬的外皮，但形狀、大小、顏色都有不同程度的差異。它的外皮從灰藍色、粉黃色，到蛋黃般的鮮橘色、像苔癬一樣的深綠色都有。其中，源自美國的黃皮南瓜因為在當地感恩節的傳統地位而格外出名——這個節慶的經典菜色之一就是將黃皮南瓜打成泥後，與暖身的冬季香料混合製成的甜點南瓜派——萬聖節時則會把南瓜挖空刻成南瓜燈籠。南瓜可以釀啤酒，可以刨成細絲烤蛋糕，或簡單壓碎拌奶油吃，連南瓜葉與南瓜籽都可以食用。但每一種南瓜最適合怎麼吃，你知道嗎？

將南瓜籽、鹽或醬油，
以及其他香料一起烘烤，
就能做出美味的零嘴！

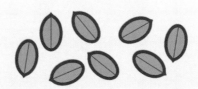

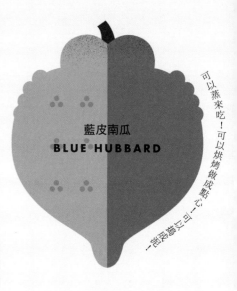

藍皮南瓜
BLUE HUBBARD

可以蒸來吃！可以烘烤做成點心！

可以燉煮來吃！

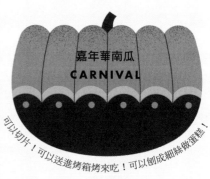

嘉年華南瓜
CARNIVAL

可以切片！可以送進烤箱烤來吃！可以刨成細絲做蛋糕！

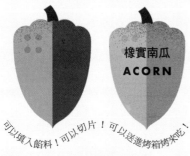

橡實南瓜
ACORN

可以填入餡料！可以切片！可以送進烤箱烤來吃！

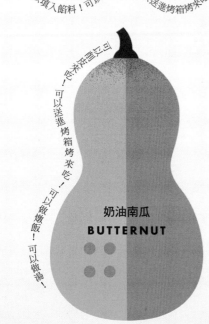

可以蒸來吃！

可以送進烤箱烤來吃！可以做燉飯！可以做湯！

奶油南瓜
BUTTERNUT

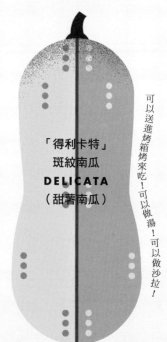

「得利卡特」
斑紋南瓜
DELICATA
（甜薯南瓜）

可以送進烤箱烤來吃！可以燉湯！可以做沙拉！

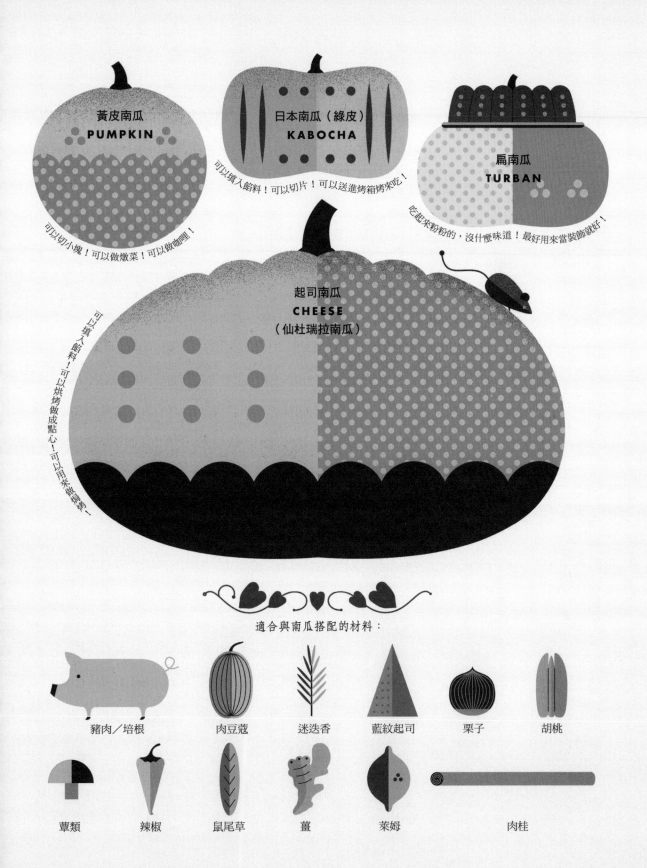

黄皮南瓜
PUMPKIN

日本南瓜（綠皮）
KABOCHA

可以填入餡料！可以切片！可以送進烤箱烤來吃！

扁南瓜
TURBAN

吃起來粉粉的，沒什麼味道！最好用來當裝飾就好！

可以切小塊！可以做燉菜！可以做咖哩！

起司南瓜
CHEESE
（仙杜瑞拉南瓜）

可以填入餡料！可以烘烤做成點心！可以用來做裝飾！

適合與南瓜搭配的材料：

| 豬肉／培根 | 肉豆蔻 | 迷迭香 | 藍紋起司 | 栗子 | 胡桃 |

| 蕈類 | 辣椒 | 鼠尾草 | 薑 | 萊姆 | 肉桂 |

甜菜根：放膽吃吃看吧！

在所有引人注目的蔬菜中，甜菜根確實是比較令人卻步的一種。現代常見的甜菜根是野生海甜菜（sea beet）的後代，目前在歐亞大陸的海岸邊都還能看到它的蹤影。經過變種的現代甜菜根從根部到頂部的葉片都能入菜，外皮也有不同顏色，從驚人的深紅色到金黃色都有，甚至也有白色或帶粉紅條紋的。

東歐人特別喜歡這種紅色的球根，會拿甜菜根做當地正宗的羅宋湯，可以熱熱地喝，也能放涼後品嘗；可以是清湯，也能做成奶油濃湯。醃甜菜根也是很出名的作法，黎巴嫩人會把甜菜根與蕪菁一起醃，讓蕪菁染上淡淡的紅。英國傳統的醃法則是將煮過的甜菜根切片後丟進酸到不行的麥芽醋裡浸泡。

但甜菜根真正的過人之處，不是它鮮豔的顏色，也不是土味中帶著清甜的獨特滋味。事實上，它相當有益健康，其藥用價值早在古羅馬時代就被發現，一直到現代，仍因其豐富的抗氧化物與維生素含量而被列入「超級食物」之一。

甜菜根可以用來水煮、做成甜點、刨絲、用烤箱烤、油炸或削成薄片吃。它會讓每道菜的顏色都像玫瑰一樣豔麗動人。

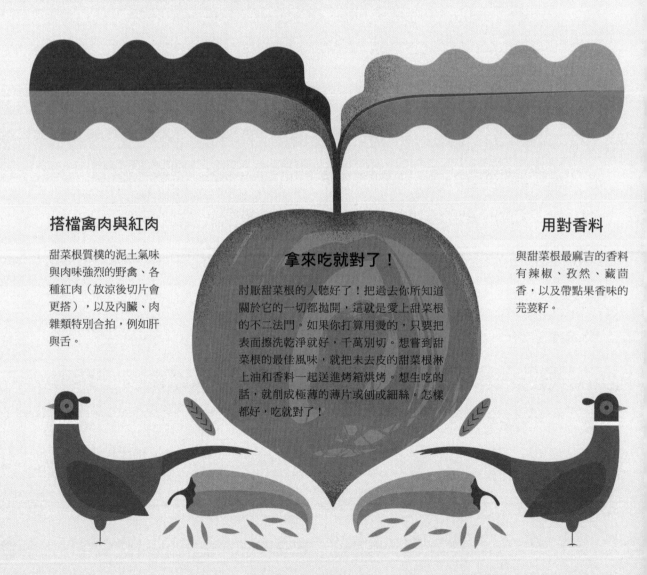

搭檔禽肉與紅肉

甜菜根質樸的泥土氣味與肉味強烈的野禽、各種紅肉（放涼後切片會更搭），以及內臟、肉雜類特別合拍，例如肝與舌。

拿來吃就對了！

討厭甜菜根的人聽好了！把過去你所知道關於它的一切都拋開，這就是愛上甜菜根的不二法門。如果你打算用燙的，只要把表面擦洗乾淨就好，千萬別切。想嘗到甜菜根的最佳風味，就把未去皮的甜菜根淋上油和香料一起送進烤箱烘烤。想生吃的話，就削成極薄的薄片或刨成細絲。怎樣都好，吃就對了！

用對香料

與甜菜根最麻吉的香料有辣椒、孜然、藏茴香，以及帶點果香味的芫荽籽。

搭配各種
氣味強烈的材料

現代人吃的甜菜根沙拉幾乎少不了山羊
起司，但事實上，甜菜根與任何氣味強
烈的材料都很搭，例如中東優格、酸奶
油（sour cream）、法式酸奶油（crème
fraîche）、酪乳、醃黃瓜、柳橙片，
甚至是新鮮蘋果。甜菜根也很適合與
醋搭配，但與其用麥芽醋，不如用適
量的雪莉酒醋、紅酒醋或巴薩米克醋
（balsamic）會更適合。

嫩芽與葉片
也能吃

新鮮摘採的甜菜根葉也可以吃，料
理方式與波菜類似：洗過的嫩葉可
以加進沙拉，較熟的葉片最好快速
煎炒食用。

加入甜點烘烤，
你會愛上它！

誰不愛吃胡蘿蔔蛋糕？那麼，與胡蘿
蔔類似的甜菜根，應該也可以用來烤
蛋糕吧？許多烘焙好手都同意這樣的
說法。甜菜根可以加入巧克力口味的
蛋糕、布朗尼或馬芬，只不過完成品
會帶有一點泥土味。至於我，比較喜
歡鹹味的甜菜根馬芬啦。

根與根搭配準沒錯

許多蔬菜都適合搭配同類的植物，甜
菜根也是。你可以用各種香甜的根莖
類來搭配甜菜根，例如胡蘿蔔與歐防
風（parsnip），也可以加上木本香草調
味，例如迷迭香，百里香，或是柔軟的
蒔蘿。甜菜根也適合搭配味道強勁的辣
根（西洋山葵），做成開胃菜、
沙拉和湯。

適合各種魚類料理

北歐與波羅的海各國喜歡用甜菜
根搭配各種油脂豐富的魚類，例
如鯡魚、鯖魚與鮭魚。你可以在
醃魚時加入甜菜根。事實上，各
種料理都可以加入它，從義式麵
疙瘩（gnocchi）到義大利麵或麵
包，料理也會因此染上它美麗的
紫紅色澤。

來自大地

蘆筍：
英國人最愛的嫩莖蔬菜

古希臘人是第一個發現蘆筍有多厲害的民族。蘆筍料理起來既快又容易，本身還含有大量的優質營養，包括維生素A、C、E，以及膳食纖維與葉酸等，難怪全球各地都有專為蘆筍舉辦的蘆筍節。

中國是最大的蘆筍生產國，也是最大宗的消費國，產量約是第二大生產國祕魯的20倍左右，但它在歐洲的地位可能更高一些。

蘆筍必須在沙地中、從「花冠」（crown）種起，然後可能需要三年時間才能迎來第一次收成，而且當它達到滋味可口的熟成度時，只能徒手摘採。可見這美味的嫩莖蔬菜有多麼的珍貴！

蘆筍的滋味是展示謎樣的「鮮味」（umami）之極佳範例。各種蘆筍都有獨特風味，所以最好用簡單的方式來品嘗。吃蘆筍要當季（盛產期通常在春夏交接之際），並且趁鮮享用（採收後的蘆筍沒辦法存放太久），而且最適合搭配滋味香醇的油脂，例如帶著濃濃奶油味的荷蘭醬、清香的橄欖油沾醬、氣味強烈的陳年硬質起司，或是用奶香濃郁的義大利麵醬搭配醃燻培根，再加上一點烘成金黃色的麵包丁。

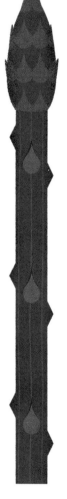

紫蘆筍

聰明的義大利人發明了這個品種。它的莖部纖維更少、味道更甜。將食用部位折下，用削皮器削成像緞帶一樣的長薄片拌成沙拉享用。

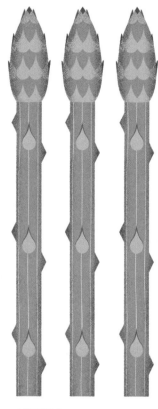

綠蘆筍

很受英國人歡迎的品種，在其他國家也是常見食物，包括美國、南半球的紐澳等國與中國。它的莖粗而長，筍尖應該是緊密的。處理時，只需輕折一下就能找到自然的斷點，並棄除底部過老的部份。可以蒸、煮、汆燙、燒烤，也能放上烤肉架炭烤、送進烤箱烘烤、用中式炒鍋快速拌炒，或用高溫煎炒。不論用什麼方式料理，都要速戰速決，否則會失去蘆筍本身的甜味。

蘆筍和哪些食材最搭？

榛果

起司

醬油

鯷魚

蛋

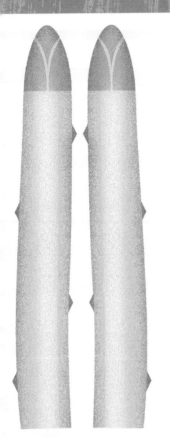

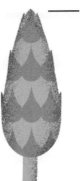

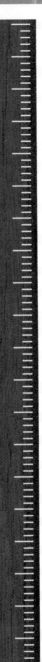

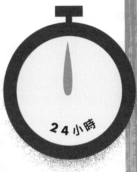

— 25公分

可以長多大？

在適當的環境條件
下，蘆筍莖在24小
時之內可以長高25
公分。

白蘆筍

在德國與大多數中歐國家被
視若珍寶的食材。與綠蘆筍
是一樣的植物，但在種植過
程中不接受光照（埋在土
裡，或種在現代的溫室暗房
中）。白蘆筍就像是蘆筍家
族中的問題兒童，它的口感
粗硬，所以在烹煮之前需要
仔細折取嫩端，或乾脆削去
外皮。另外，它吃起來也淡
而無味，所以通常會用醃製
的方式處理。

野生蘆筍

哪裡長著野生蘆筍，是老
饕圈中嚴禁外流的祕密。
野生蘆筍個頭細瘦、滋味
可口，最適合直接生吃或
簡單汆燙。

紅蔥頭

豌豆

煙燻鮭魚

檸檬

蠶豆

蠔油

大蒜：全能的蔥屬植物

市面上可以買到新鮮大蒜或乾燥的蒜片，還可以買到濕蒜、野生蒜，或是大蒜粉、蒜泥。

不論你喜不喜歡大蒜，它在蔥屬植物中的重要地位是無庸置疑的。生吃大蒜時，強勁的辛辣氣味會猛然竄上腦門，烤過的大蒜卻變得香甜柔和，滿足味蕾的同時也能撫慰食客的心。大蒜在全世界被普遍使用，很少食材像它這樣在如此眾多的美食中都扮演著如此重要的角色。

不過，戰無不勝的大蒜也有它攻不下的城池：甜食。焦糖加鹽？很讚。胡蘿蔔蛋糕？絕配。培根布朗尼？好吧，是有點怪怪的。那麼大蒜卡士達呢？天哪，別鬧了！請參考這裡的大蒜速學指南，確保你知道該選擇哪種大蒜，以及該在何時、以何種方式使用它。

分辨方式

世界上的大蒜有好幾百種，但可以簡單分為兩類：一是軟梗蒜（softnecks），這種蒜頭很容易栽種，所以最常見；另一種是硬梗蒜（hardnecks），這種蒜頭的風味最佳。

儲存方式

維持蒜頭形狀的完整（把蒜瓣剝開會乾得太快）。在陰涼乾燥的環境下，可以存放2至3星期。

冰箱冰冷而潮濕的環境與土壤類似，因此存放在冰箱裡會使蒜頭更容易發芽。

濕蒜或野生蒜，應該存放在冰箱裡，並在1星期內使用完畢。

拒絕吃苦！

發了綠芽的大蒜吃起來會苦，尤其還有一股辣味。務必把綠芽拿掉！

野地尋寶

如果你希望蒜頭的味道溫和一點，不論生吃或煮熟再吃，可以選擇幼嫩新鮮的蒜頭，也就是濕蒜（wet garlic），或它的近親「熊蒜」（bear garlic，又稱熊蔥），後者屬於野生蒜，可以在森林的陰涼處找到。將它們的葉子打碎製成青醬，或切成細絲加入燉飯、歐姆蛋中。

烹調方式

想知道怎麼讓氣味強烈又辛辣的大蒜，變得軟糯又香甜嗎？首先，取來整顆完整的蒜頭，切掉上半部，再淋上橄欖油，然後用錫箔紙包好，送進烤箱，用200°C烤30至40分鐘就搞定啦。

處理方式

如果你希望蒜味不要太明顯，就將蒜頭切片或切塊就好。細碎的蒜泥會帶來較強烈的蒜香。可以用平放的刀身在蒜加上一點鹽一起壓碎，或是用研缽搗成泥。

去皮方式

幫蒜頭去皮不一定要使用花俏的器具，就用你廚房裡最厲害的工具吧：你的雙手。只需用手掌根壓著整顆蒜頭，就能使蒜瓣分離，接著再次運用同樣的方法，就能使一片片蒜瓣褪去表面薄薄的外皮。

食材金三角

在全世界的「食材金三角組合」榜單中大蒜名列當中好幾組

大蒜
辣椒
薑

大蒜
蛋黃
橄欖油

大蒜
羅勒
番茄

大蒜
奶油
麵包

大蒜
洋蔥
芹菜

大蒜
迷迭香
羊肉

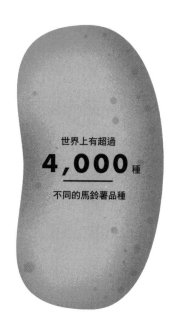

世界上有超過
4,000種
不同的馬鈴薯品種

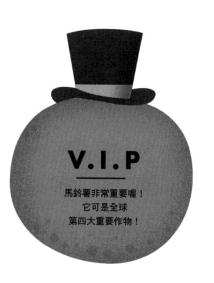

V.I.P

馬鈴薯非常重要喔！
它可是全球
第四大重要作物！

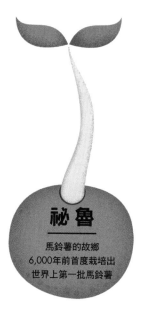

祕魯

馬鈴薯的故鄉
6,000年前首度栽培出
世界上第一批馬鈴薯

來自大地

———

馬鈴薯：討人喜歡的小傢伙

馬鈴薯是全球第四大重要作物（前三大分別是玉米、小麥和稻米）。這個低調的塊莖植物被我們隨口稱為spud（西方對馬鈴薯的俗稱），實在是失敬了。馬鈴薯在全世界有上千個不同品種，而大部份品種都可以在它的故鄉祕魯找到。世界上第一批馬鈴薯就是大約在6,000年前，由祕魯的印加人種出來的。各種馬鈴薯的形狀、大小、顏色與質地都不一樣，必須根據料理的需求來選擇。

早收（early）與次早收（second early）的馬鈴薯品種，都算所謂的嫩馬鈴薯（new potatoes，或稱新馬鈴薯、小馬鈴薯），通常表皮顏色較淡、個頭較小，適合清煮或蒸熟做成沙拉，或完整帶皮地放進烤箱烤（馬鈴薯大部份的營養和纖維都在表皮），只要撒上橄欖油、海鹽，再加一點煙燻紅椒粉（paprika）就可以啦。

春末夏初上市的安雅（Anya）、馬里斯皮爾（Maris Peer）、粉杉蘋果（Pink Fir Apple）與夏洛特（Charlotte）是特別受歡迎的品種。尤其夏洛特最適合刨成極薄的片狀，與鮮奶油、大蒜一起進烤箱烘烤，上面再鋪一層味道強烈的硬質起司，滋味棒極了。在英國，老饕們會眼巴巴等待皇家澤西（Jersey Royal）馬鈴薯的產期到來。這種生長在英國澤西島南岸的小馬鈴薯，生長期是每年的三到七月，吃起來格外香甜，是夏天的味道。

主要收成（maincrop）的馬鈴薯品種要到秋天才採收，個頭較大，吃起來乾而粉，所以特別適合跟著肉一起烤、帶皮烘烤，或油炸成金黃色厚切薯片、細瘦薯條。

馬里斯派柏（Maris Piper）大概是主要收成品種中最知名的，也是歐洲人買得最多的品種。單是在英國，2012年就有19,000公頃的農地種植馬里斯派柏。這個品種的馬鈴薯外皮金黃、薯肉乳白，不論是切成楔形用烤箱做烤薯塊，或是壓碎做成奶油馬鈴薯泥，鬆軟的口感不管怎麼做都好吃。

如果你想找最容易壓成薯泥的品種，就得用口感滑順的品種，例如質地堅實的紅皮馬鈴薯迪賽瑞（Desiree）。先將迪賽瑞去皮、在水中煮軟，瀝乾水份後放在架子上風乾，最後再壓成泥。最重要的關鍵在於加入奶油、全脂牛奶，還有大量的鹽和胡椒均勻混拌。馬鈴薯泥是主餐的最佳配菜，也可以鋪在肉派或魚肉派上一起烘烤；將薯泥拌入麵粉與雞蛋，就能做成義式麵疙瘩；與吃剩的蔬菜一起煎，就成了英式剩菜薯泥派（bubble 'n' squeak）。當然你也可以再加碼，把今天剛釣到的魚加進去，就成了炸魚餅（fishcake）囉。

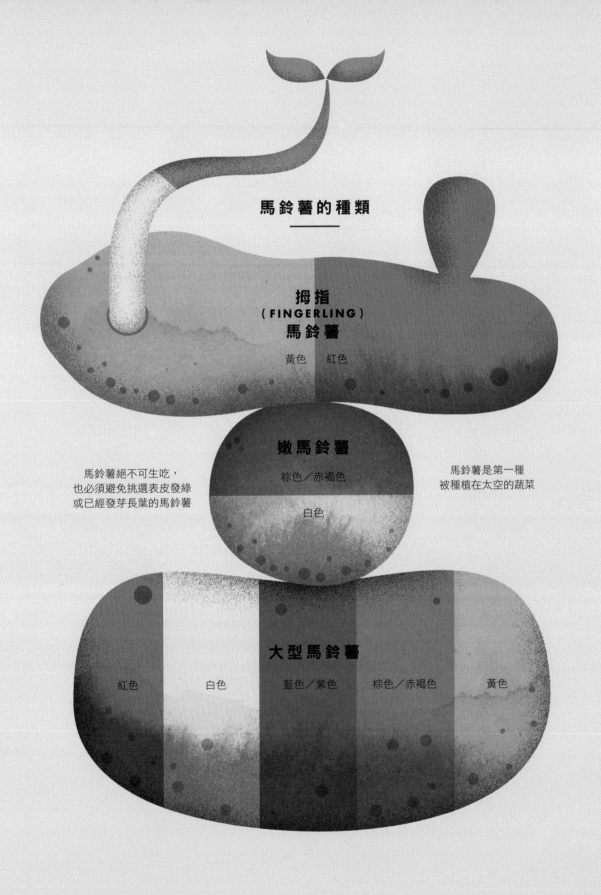

馬鈴薯的種類

拇指
（FINGERLING）
馬鈴薯

黃色　紅色

嫩馬鈴薯

棕色／赤褐色

白色

馬鈴薯絕不可生吃，
也必須避免挑選表皮發綠
或已經發芽長葉的馬鈴薯

馬鈴薯是第一種
被種植在太空的蔬菜

大型馬鈴薯

紅色　　　白色　　　藍色／紫色　　棕色／赤褐色　　黃色

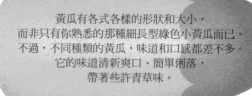

黃瓜有各式各樣的形狀和大小，
而非只有你熟悉的那種細長型綠色小黃瓜而已。
不過，不同種類的黃瓜，味道和口感都差不多。
它的味道清新爽口、簡單俐落，
帶著些許青草味。

來自大地

——

黃瓜：最佳沙拉候選人

著名的英國字典編纂家塞繆爾‧強生（Samuel Johnson）曾說：「黃瓜的吃法是好好切片，撒上胡椒與醋——然後整個扔掉，因為一點用也沒有。」黃瓜確實不是滋味最豐富的食物，但我認為強生先生並未看到黃瓜的全部。

在西方人眼中，這個葫蘆科植物（與南瓜、西瓜同科）是常出現在沙拉中的蔬菜，是主要的醃菜材料，生黃瓜甚至還有美容功效。但恆常冰涼的黃瓜還有許多不為人知的用途。黃瓜天生清涼爽口，所以希臘人喜歡用黃瓜、鹹鹹的菲達起司與在陽光下自然成熟的番茄來做沙拉；英國人則會把柔軟的吐司片切去吐司邊，抹上一層奶油起司，再放入切成薄片的黃瓜，做成傳統的下午茶三明治。

把小黃瓜切成細絲，用鹽醃一下，瀝去多餘水份後加上優格，就是許多冷醬／沾醬的基本作法，有些醬料還會用小黃瓜搭配大蒜與薄荷或蒔蘿。印度的raita、希臘的tzatziki、土耳其的cacik，都是類似的黃瓜優格醬。黃瓜也天生適合加進亞洲料理中，只需要將黃瓜切碎，然後與椰子絲、芫荽葉和花生粒一起浸在酸酸甜甜又帶點鹹的醬汁中；或是像中國人那樣，把黃瓜與大蒜一起搗碎（照理說要用擀麵棍，這樣它可以吸收更多風味）。

黃瓜也是加入冷湯的熱門選擇，例如西班牙番茄冷湯。不過，如果你今年想改變作風，嘗試新吃法，就試著煮煮看吧！小黃瓜可以和薑、芝麻油、醬油一起快炒，或是用奶油慢慢煎炒，還可以用烤箱烤，或是刷上橄欖油放在烤肉架上炙烤。小黃瓜熱熱吃相當可口，不論質地、口感都會呈現全新的風貌！

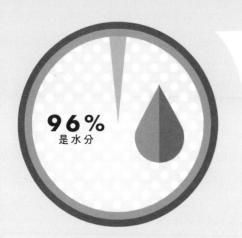

96%
是水分

誰在冒充小黃瓜！

琉璃苣的葉片和紫色花朵帶有細緻的小黃瓜風味，可以將其葉片與花朵凍在冰塊中，或美美地撒在沙拉上當作裝飾。此外還有一種生物叫做海參，英文名稱是 sea cucumber，也就是海黃瓜，但牠跟黃瓜明明八竿子也打不著關係！東南亞的某些國家將牠視為珍饈等級的食材。

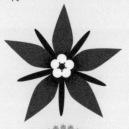

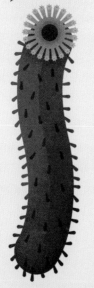

清涼如黃瓜

據說，黃瓜內部的溫度會比環境溫度低上攝氏6度左右，難怪黃瓜片可以有效舒緩哭腫的眼睛。

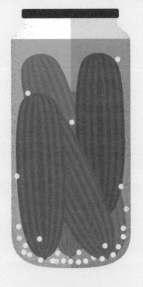

醃黃瓜

用來裝罐醃製的通常是個頭較小的黃瓜，例如嫩黃瓜（gherkin）與小青瓜（cornichon），但你也可以將體型較大的黃瓜用削皮器削成薄片，做成酸甜可口、適合搭配「麵包與奶油」的那種酸黃瓜，或快速醃一下後加進新鮮沙拉中。

夏天就是要來杯清涼的檸檬汁才能消暑嗎？試試削成薄片的小黃瓜加上薄荷吧！（如果你想嘗試不同口味，粉紅葡萄柚加上壓碎的長胡椒或黑胡椒也是不錯的選擇）何不把它加入你最愛的調酒中？不論是簡單的琴湯尼、經典的「皮姆之杯」（Pimms Cup）加草莓，甚至是薄荷口味的莫吉托（Mojito）、龍舌蘭酒加萊姆調成的瑪格麗特，都值得拿來一試！

古埃及人認為洋蔥是永恆不朽的象徵，甚至會將洋蔥與法老合葬。

害你淚眼婆娑的揮發性油質大部份藏在洋蔥的根部。如果想避免在切洋蔥時流淚，切之前先冰一下，降低洋蔥溫度，然後把根部留到最後再切。

將洋蔥、胡蘿蔔、芹菜切小丁混合，就是所謂的調味蔬菜（mirepoix），是製作高湯、燉菜、醬汁與湯品的基底材料。

切洋蔥的訣竅

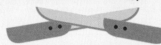

不流淚也能切出洋蔥絲與洋蔥丁

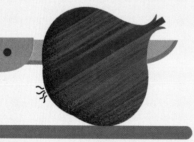

1 準備一顆棕洋蔥、一把大而鋒利的刀子，以及一塊塑膠砧板。先沿著根部與頂部垂直下刀，將洋蔥切半。

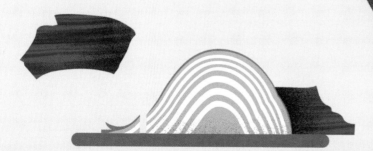

2 把洋蔥的頂部切除，然後剝去外皮，維持根部完整。

來 自 大 地

———

洋蔥：
可以刺激，可以溫潤

　　準備加進熱狗堡裡的洋蔥，在鍋裡被炒成焦糖色時飄出的陣陣香氣，是許多人都無法抗拒的美味。雖然洋蔥很少成為料理的主角，但這個低調的蔥屬植物卻是盡心盡力的最佳配角：洋蔥能為各種世界料理增添味道的層次感、料理的顏色，以及無人能敵的濃厚滋味。

　　洋蔥是目前全球最熱門的作物之一，雖然也有許多不同品種，但

未剝皮的洋蔥
應該放在室溫下儲存。
剝皮的洋蔥
或切好的洋蔥絲、洋蔥丁，
則要放在密封盒中
冷藏或冷凍保存。

別被褐變反應的迷思騙了！
想把洋蔥炒到濕軟
並呈現漂亮的深棕色，
只能淋上食用油與奶油，
用小火慢慢炒。
所需時間至少
半小時起跳。

料理法國綠扁豆
（puy lentils）時，
可以用丁香和月桂葉插滿
整顆洋蔥來增添香氣，
同時可以提升
白醬的味道層次。

外皮乾燥的棕／黃洋蔥、
白洋蔥與紅洋蔥，只要儲存
方式得當，可以放置好幾個
月不壞，但已長出綠芽或
有撞傷的洋蔥就
沒辦法了。

在日常生活中最常用到的還是外皮乾燥的棕／黃洋蔥、味道較甜的紅洋蔥，以及氣味溫和的大蔥（青蔥）。不管是哪種洋蔥，生吃時都有各自獨特的澀味和微微的刺激感，但如果願意花點心力烹煮，它就會變成清甜圓潤的可口滋味。你可以將帶皮的洋蔥整顆送進烤箱，烤到外皮變得柔軟；也可以把洋蔥切絲，耐心炒成焦糖色，做出超便宜卻有著奢華滋味的法式洋蔥湯；又或者，將幼嫩的青蔥切成蔥末，拌入壓碎的馬鈴薯泥中，就能做成愛爾蘭特有的青蔥薯泥（champ）。

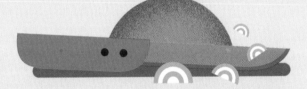

3 切洋蔥絲：將半顆洋蔥的剖面朝下，平放在砧板上。一手扶住洋蔥的根部，注意手指收攏，另一手從洋蔥頂部開始下刀，依序切到根部。

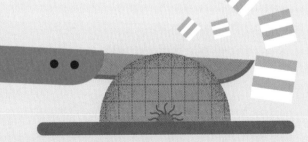

4 切洋蔥丁：將半顆洋蔥的剖面朝下，平放在砧板上。一手扶住洋蔥根部，將洋蔥轉向，沿著根部到頂部的方向，以間隔幾公釐的寬度縱切數刀，注意維持根部完整，不切斷。接著再改變刀子方向，用與砧板平行的方向橫切約三刀，根部依舊維持完整。最後，就像切絲一樣，從洋蔥頂部下刀。這樣就能切出洋蔥丁了。

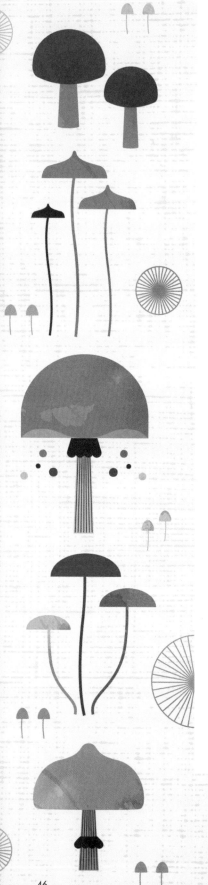

來自大地

蕈類：好吃的真菌

蕈類既不是植物，也不是動物，它是一種自然界中友善的生物。更明確地說，它是一種真菌生物。蕈類會與它生長的自然環境發展出完美的共生關係（它們可能長在林地的陰暗處、明亮的草地上，甚至我曾在法國盧亞爾地區一間開在洞穴中的夜店兼蝸牛養殖場裡看到蕈類的蹤影），是一種在世界各地都能生長、也備受喜愛的生物。古埃及人認為蕈類是長生不老的象徵，在中藥界也有重要的地位。現代人則因為它的脂肪含量低，又含有大量蛋白質與維生素，將它視為有益健康的食材。最重要的是，它確實也非常美味。

蕈類的大小不一，顏色也很多樣化，從白色、褐色，到黃色、橘色、紅色、紫色都有，甚至還有藍色的。大部份蕈類都有標誌性的蕈傘與蕈柄（從最常見的白色小蘑菇，到備受尊崇的美味牛肝蕈都一樣），其他則有像穿著晚禮服般的長裙竹蓀（veiled lady）、全株長著長絲的北美球形猴頭菇。除了外觀，各種蕈類的氣味也有很大差異，有些聞起來像洋茴香或杏桃，有些還有胡蘿蔔或椰子的氣味。

說到食用蕈類──最常見的就是白色小蘑菇、大蘑菇（portobello）、黃色的雞油菇、牛肝蕈、羊肚菌、平菇、香菇與金針菇──料理的祕訣就是趁鮮處理。絕對不要清洗（菇類非常容易吸水），只要輕輕抹去表面的泥沙就好。除非你打算生吃（例如切薄片，與蒔蘿、橄欖油和檸檬汁混拌成沙拉），否則蕈類的最佳烹調方式非煎炒莫屬。炒蕈類時，平底鍋一定要夠熱，並且加入足量的奶油（添加風味），再加入一些食用油（以免奶油燒焦），接著放入切成四半或兩半的蕈類（可別切片啊），然後就等著看它在鍋中滋滋作響、翩然起舞。等到蕈類本身的水份逐漸蒸發、表面開始出現焦糖色的褐變反應，這表示它誘人的鮮味已經在蠢蠢欲動，這時候才可以進行調味。蕈類也很適合風乾保存，也可用在高湯或燉飯上，或醃起來拌沙拉。

那麼，醇厚質樸的蕈類最適合與誰搭檔呢？當然是大蒜！話又說回來，大蒜跟誰會不合拍呢？我看大概只有吸血鬼吧！

蕈類小常識

蕈類曾是天然的染色劑，
現在也仍可以用來染色。

蕈類的水份
高達90%。

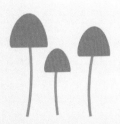

超愛吃菇的狂熱份子
叫做「菇菇控」（mycophile）。

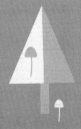

蕈類可以
長在地上、樹上，
甚至可以從
咖啡渣裡長出來。

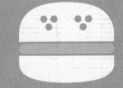

蕈類因為含有濃郁的「鮮味」，
因此常在漢堡或俄羅斯的
經典酸奶牛肉（stroganoff）中
用來當肉的替代品。
甚至有一種蕈類叫做
牛排菇（beefsteak fungus），
外型長得像肝一樣，切開還會流血！

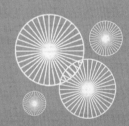

一朵成熟的蕈類
可以產出多達
160億個孢子！

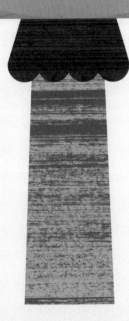

大約有70種蕈類具有生物發光
（bioluminescent）的特性，也就是
能在夜間發光，但大部份會發光的蕈
類都不可食用。它們發出的是一種「
冷」光——通常稱為「狐火」（fox
fire）或「精靈火」（fairy fire）——
因為在發光的同時，不像燈泡那樣散
發大量熱能。

蕈類的種類有上千種，但只有極小部
份安全可食。在可以吃的蕈類當中，
真正好吃的又只有更小一部份。有些
蕈類在食用後會讓人產生幻覺，有些
則含有劇毒，吃下可能喪命。如果你
想在野外採菇，記得找一位菇菇專家
同行！

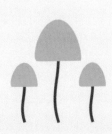

來自大地

香草：自己動手種

香草最好趁新鮮使用，
但乾燥的香草
也有它不可取代的作用。
以下是寫給新手的
12項入門香草介紹。

蒔蘿 Dill

顏色呈苔癬般的深綠色，如羽毛的葉片嘗起來有苦味，卻是北歐人的心頭好（醃鮭魚豈可少了漂亮的蒔蘿綠色點綴！），東歐人也常用蒔蘿入菜。它像草一樣的酸味，能美妙地平衡馬鈴薯沙拉、濃湯與其他奶油料理的味道。將蒔蘿與蠶豆仁、天然優格、橄欖油與檸檬汁一起烹調，最後再調味就可以了。

細香蔥 Chives

葉片中空而柔軟，料理時直接用剪刀剪到鍋子裡就可以了。細香蔥可以加入起司歐姆蛋、放了很多酸奶油的夾克馬鈴薯（jacket potato）[25]，或是加進鮮魚巧達濃湯（chowder）中。細香蔥用在烹調上的作用不大，最適合用來裝飾。記得好好利用它開在頂部的紫紅色花朵，它吃起來也有淡淡的蔥味喔。

[25] 英國傳統小吃，將整顆帶皮的烤馬鈴薯剖開，再放入各種餡料就完成了。

羅勒 Basil

嬌弱的香草，一不小心就容易碰傷或發黑，最好趁鮮食用，輕柔地從羅勒枝上摘下葉片，直接撕碎或用鋒利的刀子將葉片切碎。料理起鍋的前一刻再將葉片下鍋，或直接放上生葉片。

薄荷 Mint

非常好種植的香草，最好種在固定的容器裡。它也是飲料界的香草王：連枝帶葉搗碎綠薄荷（spearmint），加入蘭姆酒，就是常見的調酒莫吉托；也可以將胡椒薄荷（peppermint）浸入熱水，做成薄荷茶。切碎薄荷葉、加入中東的塔伯勒沙拉（tabbouleh）中，再拌入菲達起司一起享用；或加進燉好的白鳳豆、搭配義式培根（pancetta）一起吃。

牛至 Oregano

少數在風乾後還能發揮極佳效果的軟香草[28]。可以將牛至束倒掛風乾，然後捏碎一些乾葉，加入義大利肉醬中，或是將新鮮牛至葉撒在鋪了山羊起司、烤松子的烤茄子上。使用乾葉時，在料理之初就加入；使用新鮮葉片時，在料理中段或最後再加入。

[28] 香草分為軟香草與硬香草。前者指嬌弱的草本香草，如羅勒、牛至等，後者指多年生的木本香草，如迷迭香、鼠尾草等。

百里香 Thyme

包括百里香在內的木本香草，天生就具備適合乾燥保存的濃郁香氣。百里香的氣味很百搭，不僅可以用在義大利麵和烤雞上，連甜點也可以使用。百里香的香氣藏著淡淡的花香，加在蛋糕中的效果很好，尤其是檸檬杏仁口味的蛋糕，但要確定你用的是氣味芬芳的檸檬百里香。

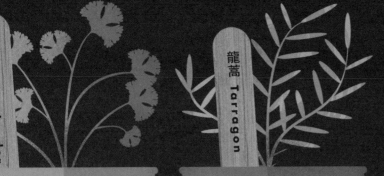
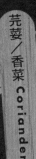

芫荽／香菜 Coriander

有些人覺得它帶著一股肥皂味，有些人則覺得它有獨特的濃郁香氣。儘管褒貶不一，芫荽仍被認為是全球使用最廣泛的一種香草。芫荽的根是製作泰式綠咖哩的香料之一，芬芳的新鮮葉片則可以切碎或切成細絲，直接撒在盤中點綴，或拌入各式料理中。芫荽也是製作墨西哥酪梨沾醬不可少的重要食材。

龍蒿 Tarragon

雞肉的好麻吉，更是製作法式蛋黃醬（Béarnaise sauce）[26] 的祕密武器。它細長的葉片柔軟油亮（法國的品種更是如此），帶有非常濃厚的洋茴香氣味。龍蒿就像羅勒、薄荷一樣嬌弱，所以摘下新鮮的龍蒿葉後，別用不夠鋒利的鈍刀粗魯對待它。

---

26 源自法國貝恩地區（Béarn）的一種蛋黃醬，特點在於使用龍蒿與各種香料調味。

巴西里 Parsley

一種傘型科植物，葉片氣味清新、有草一般的香氣，與多種食物都能完美搭配，並且在許多料理中有畫龍點睛之效，例如義式青醬（salsa verde）、生食佐餐的義式三味醬（gremolata）、阿根廷燒烤醬（chimichurri）[27]、英國的巴西里奶油醬。平葉比捲葉的更佳。

---

27 義式三味醬是將新鮮生大蒜、巴西里葉與檸檬皮搗碎混合製成的醬料，尤其適合加在熱熱的燉菜上提味。阿根廷燒烤醬是以巴西里碎末加上蒜末、牛至、醋與橄欖油製成的一種青醬，尤其適合搭配燒烤肉類食用。

鼠尾草 Sage

鼠尾草的毛絨絨葉片和些微的苦味，使它不適合直接生吃。最好加在需要久煮的料理中，例如包捲著餡料慢烤的豬肉（pork stuffing）。也可以用奶油將鼠尾草煎成香脆可口的點心。鼠尾草與小牛肉、豬肉與培根等肉類最搭，也可以搭配內臟（例如肝臟）或質地堅實的蔬菜，例如南瓜或甜菜根。

迷迭香 Rosemary

植株健壯的迷迭香能為料理帶來豐富的香氣，但最好早點下鍋。使用迷迭香時，不是將葉片切成碎末，就是連枝帶葉一起下鍋，然後在上菜前整枝撈除。迷迭香可以用來熬高湯、醬料與燉菜，或是當作天然的串肉工具，你可以用迷迭香枝串起醃過的雞肉塊與印度起司（paneer）一起炭烤。

月桂葉 Bay

所有香草中質地最堅硬的一種，但它與生俱來的香氣也非常濃郁，絕對是櫥櫃中必備的香料之一。新鮮或乾燥的月桂葉差別不大，只要記得在料理之初就將完整的葉片放入鍋中，它將在烹煮過程中釋放出微妙的芳香氣味，上菜前記得撈起即可。加在乳脂類布丁中也有意想不到的效果。

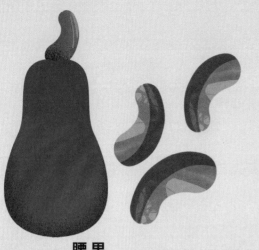

腰果

為何腰果的價格不斐？原因在於腰果生長時是附在腰果蘋果（cashew apple，一種苦味水果，榨出來的汁卻是甜的）下方，而腰果蘋果不耐久存。收集腰果時，通常會將完整的堅果帶殼烘烤，然後再壓碎果殼，取出當中濃郁香甜的腰果仁。

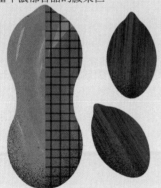

花生

花生其實是一種豆類，它的植株就像一般豆類一樣，是長在地上的植物，不像其他的堅果是從果樹上取得。

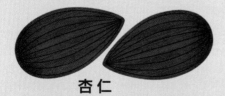

杏仁

杏仁是美國外銷量最大的特產，也是美國人的最愛，在美國的喜好度排名遠超過花生、核桃、胡桃與開心果。

堅果抹醬

將堅果用調理機打到滑順、可以塗抹的質地就完成了，也可加入其他材料，例如榛果加入巧克力，或是花生加入辣椒。

堅果起司

天生富含油脂的堅果（例如巴西堅果、夏威夷果、腰果）都可做成軟質或中等硬度的「起司」，只要用調理機攪拌即可（通常會另外加上增添「起司味」的營養酵母），有時需要擠乾水份。

堅果奶

將浸泡過的堅果瀝乾，與兩倍的水一起攪碎後再過濾，就能製成堅果奶。它是牛奶的替代品，也可以做成奶昔，加在麥片粥裡更是美味。

堅果麵粉

栗子麵粉（chestnut flour）的氣味濃郁香甜，很適合用來製作無麩質點心。

粗堅果粉

從蛋糕到咖哩，怎麼用都合適。

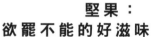

來自大地

——

堅果：
欲罷不能的好滋味

堅果是大自然餽贈給我們的天然零嘴，它可不只是酒吧裡千篇一律的鹹花生而已。堅果在生吃時是最純粹的能量補給品，富含大量有益於心血管的植物性油脂、能幫助肌肉生長與修復的蛋白質、以及皮膚最需要的維生素E。每一種堅果都有各自不同的營養成份、口味、質地與形狀，但總體來說，堅果是喜歡

咔拉咔拉
點心時間！

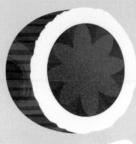

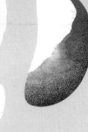

新鮮堅果仁

是大自然的禮物，
也是最完美的零食，
不僅容易攜帶，
而且營養滿分。

巴西堅果

巴西堅果藏在有如刺蝟般的硬殼中，
果殼大小有椰子這麼大，當中盛滿好
幾個果仁，就像一瓣一瓣的橘子片。
巴西堅果富含硒，是維持人體健康的
必需礦物質之一，有激勵免疫系統等
多種益處。

料理的人櫥櫃中的必備食材。來自
澳洲的夏威夷果富含天然油脂，產
於北美的胡桃氣味香甜，略帶苦味
的核桃與香脆的花生則不只甜鹹皆
宜，還能為料理增添獨特的質地與
風味。

完整的堅果最好在室溫下密封
儲存，所以如果你需要堅果碎粒或
堅果粉，最好少量多次購買。如果
你想購買富含澱粉的栗子（比起其
他香脆的堅果伙伴，它的油脂含量
低得多），除非選購當季盛產的新
鮮栗子，否則最好選擇真空包
裝或已經過處理的栗子泥。

烤過的堅果仁

可以用乾燥的平底鍋乾炒，
或放進烤箱中烤到顏色金黃。
烤過的堅果風味獨特，
口感更酥脆。

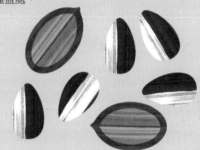

種籽類

松子、葵花籽、南瓜籽等種籽不僅是
極佳的營養攝取來源，也能為你的料
理增添獨特風味。將完整的種籽用烤
箱烘烤，或是研磨成粉，加進奶油、
抹醬與青醬中。

堅果薄片

杏仁片很適合與椰子搭配
用來烘焙點心。

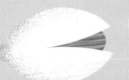

堅果碎粒

可以用在沙拉、醬汁，
或餅乾與麵包中。
不僅能增加口感，
還能提升風味。

開心果

因為含有葉綠素，所以開心果有著獨
樹一格的綠色外衣。它的綠色愈深，
表示果仁的品質愈好。伊朗產的開心
果品質尤佳。

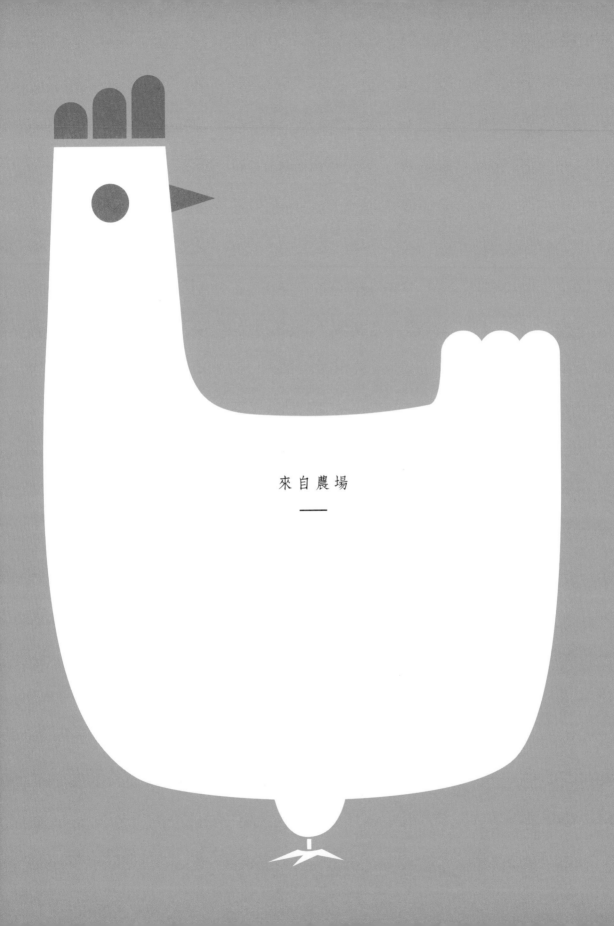

來自農場
—

草飼牛肉比穀飼牛
肉風味更佳。

想煎（或烤）出超完美牛排，應
該把油抹在肉片上，而不是倒進
鍋子（或烤盤）裡。在正式下鍋
前，必須確保平底鍋（或烤盤）
已經熱到冒煙的程度。

牛肉下鍋前，先用
調味料醃一下。

熟成（ageing）能為牛
肉增添風味，並使肉質
變柔軟。熟成方式分為
「乾式熟成」與較常使
用的「濕式熟成」，熟
成天數至少21天[29]。

來自農場

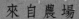

牛肉：大口吃肉！

牛肉的顏色最好是暗
紅色，顏色深而均勻。

如果你喜歡肉味濃
郁、口感軟嫩的牛
肉，最好選擇有雪
花分布的牛肉。

　　我們平常說的牛肉，大部份是指在一歲半到兩歲之間被宰殺
的公閹牛。閹牛在英文中也叫做steers或bullocks。所謂的小牛肉，
是一歲以下的年輕小公牛，母牛則會成為乳牛，為我們供應源源不
絕的牛奶、奶油、鮮奶油和起司。不過，這些了不起的動物，是如何
成為我們盤中的美食呢？

　　每個國家都有自己獨特的肉隻處理方式。法國的無痕分切法（seam
butchery）相當著名，這是一種沿著肉隻的天然肌理進行下刀分切的方
法。英國人的傳統則與美國人一樣以簡單為原則，他們會直接下刀，所以肉
塊可能帶著脂肪與骨頭，可以整塊帶骨烘烤或燒烤。

　　一般來說，牛隻常運動到的部位（例如前段或前半部）肉質會比較硬，
最好用長時間的慢煮法，例如燜煮或燉。不過，我們可以在既非前段、也非
下肢的中段部位找到許多寶貝，包括沙朗、菲力與臀肉牛排，都是來自這個區
域，只需要簡單煎一下就是美味的牛排大餐。

　　當然，別忘了除了牛肉以外，牛身上還有許多「其他」好料：牛骨可以用來
熬高湯，烤好的骨髓加鹽之後抹在吐司上更是相當美味。燜煮過的牛尾與牛頰肉
軟嫩多汁、風味獨特；而把快速煎過的牛肝放在奶油薯泥上，一口吃下，簡直是
人間美味；就連牛睪丸都是珍饈等級，因此它還有個美稱叫做「洛磯山鮮蠔」
（Rocky Mountain oysters）。

牛肉要先回復到常
溫再下鍋烹煮。

29 指將肉隻或肉塊吊掛在恆溫的環境中熟成，時間可達四星期之久。
30 在肉塊的一面深切幾刀，幾乎到底但不切斷，同樣手法在背面未切過的地方下刀，就能將肉
塊展開為厚薄均勻的片狀。
31 觀察肉的天然紋理，以切斷肉紋的方式下刀。

不同部位的牛排有各自適合
的烹煮方式。但不論哪種牛
排，煎好後都應該先靜置在
溫暖的環境中「放鬆一下」
（relax），肉質會因此更美
味多汁。

牛肉的油脂應該是乳白色
而非黃色，摸起來必須有
緊實的感覺。

褐變反應（caramelisation）＝肉的風味。不論
是牛排、整塊待烤的帶骨牛肉，或是燉菜用的
牛肉，只要先煎到微焦（browning），就能使
美味大大升級。

牛排部位怎麼選、怎麼吃？

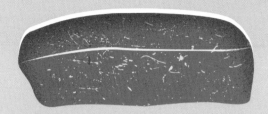

羽毛牛排 Feather blade/Flat iron

來自牛前肩，價格實惠。1分熟（rare）最佳，或以小火慢慢燜煮。

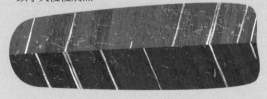

膈肌牛排 Hanger

來自牛胸腹，有接近內臟的濃郁肉香。烹煮前最好用蝶式對切法（butterfly）[30] 將肉攤平。3分熟（medium-rare）最佳，切薄片品嘗。

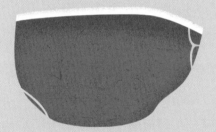

臀肉牛排 Rump

來自牛後腿，風味極佳，但口感不如菲力軟嫩，所以最好煎3到5分熟（medium）享用。

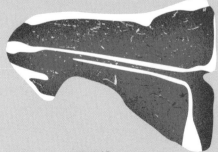

丁骨牛排 T-bone

兩種美味，一次擁有！丁骨的兩側分別是菲力與沙朗牛肉。最好以3分熟享用。

菲力牛排 Fillet

來自背部中段，是油脂較少的瘦肉（所以肉味較淡），但質地軟嫩，1分熟最佳。

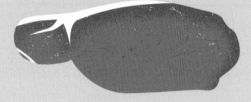

沙朗牛排 Sirloin

來自背部中段，料理時注意牛排外圍的油脂要與肉一起煎到3分熟。

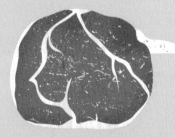

肋眼牛排 Rib-eye

來自牛肋的前段，這個部位的雪花分布非常理想，最好煎3分熟享用。

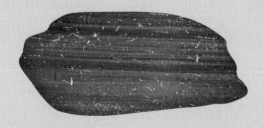

腹橫肌牛排 Skirt

來自膈膜部位，由結實的肌肉組成。料理時吃1到3分熟，以逆紋[31] 的方式切片享用，口感更軟嫩。

熱騰騰的
雞肉料理

料理前記得先讓雞肉
回復到常溫喔！

烤雞

將雞肉抹上油、鹽與胡椒後放進烤箱，先用220˚C烤20分鐘，再用180˚C烤40-60分鐘，或當雞肉流出清澈的肉汁，就表示烤好了。

怎麼切烤雞

雞肉烤好後，先沿著脊椎骨切下雞胸肉，然後把雞胸肉切成容易食用的塊狀大小。接著，再沿著骨關節取下雞腿、雞翅和雞大腿。

雞高湯

在鍋中用油炒香胡蘿蔔、洋蔥、芹菜和月桂葉。接著加入烤過的雞骨架與內臟（雞肝除外）、胡椒和清水。湯煮滾後撈去浮沫，用小火煨燉至少2小時，最後把湯汁濾出。

燉全雞

將整隻雞和胡蘿蔔、芹菜、茴香、洋蔥、巴西里、鹽與胡椒一起放進鍋裡，注入冷水煮至湯滾。小火煨燉1小時，或直到材料熟透。

來自農場

雞肉：禽肉中的人氣王

　　雞肉在全球肉類的消耗量中，排名第二（第一名是豬肉），當然也是許多熱門佳餚的主角。雞肉不具侵略性、清淡討喜的滋味，無論用來燒烤、烘烤、煎炸或清煮都很適合；不論是單吃原味，或是加上各種香料，也能各具風味。此外，對於不喜歡浪費食物的人來說，應用方式廣泛的雞肉更是個好選擇。

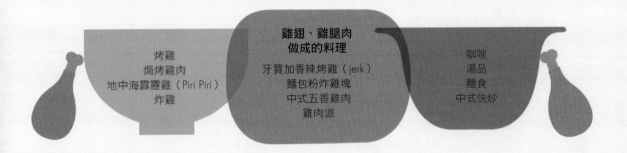

烤雞
焗烤雞肉
地中海霹靂雞（Piri Piri）
炸雞

**雞翅、雞腿肉
做成的料理**
牙買加香辣烤雞（jerk）
麵包粉炸雞塊
中式五香雞肉
雞肉派

咖哩
湯品
麵食
中式快炒

全球人口食用的肉類比例

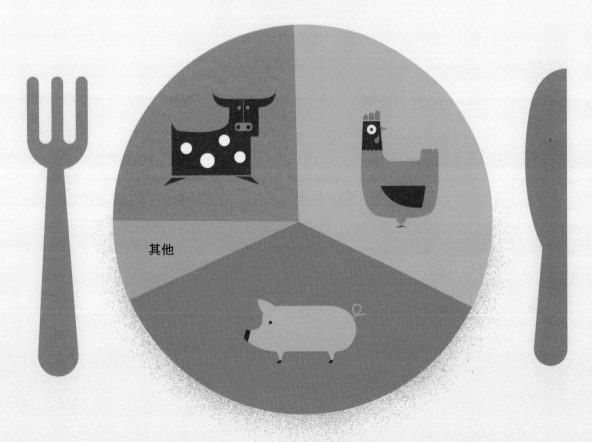

其他

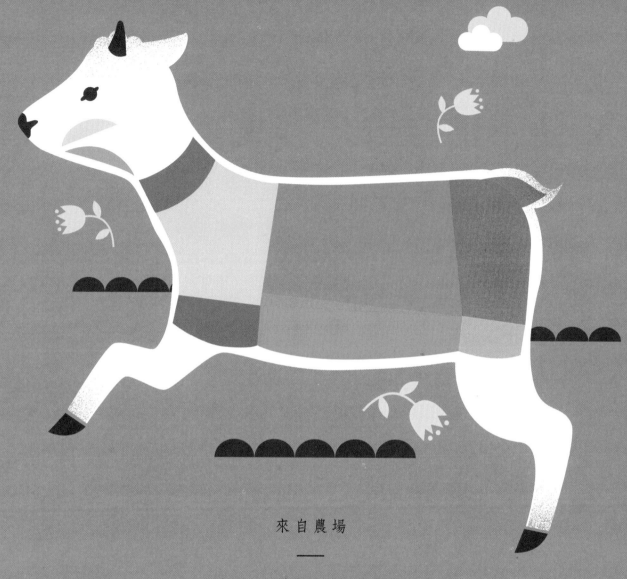

來自農場

———

羊肉：柔軟多汁的美味

　　無論是把羊肉切得細碎，用肉桂稍微調味後，跟茄子與濃濃的貝夏美白醬一層一層疊起來焗烤做成希臘千層烤茄子，或是在星期天中午，將整塊羊肉烤到嫩紅，切片後沾薄荷醬汁享用⋯⋯羊肉料理的萬種風情就像喜愛它的人一樣多。

　　羔羊肉以獨特的氣味與香甜的油脂而廣受喜愛。它是生長不滿12個月的小羊肉，全球最大生產國

是中國、澳洲與紐西蘭，印度和英國緊追其後。羔羊肉在歐洲很受歡迎，各地的羔羊料理也有不同樣貌。

　　每年的復活節，義大利人會吃嫩羊肉（abbacchio）慶祝，一種出生未滿一個月、只喝牛奶長大的小羊，肉質柔軟、顏色粉嫩，就像小牛肉一樣。這種小羊在西班牙北部叫做lechazo，當地人會整隻架起來烤著吃。土耳其人則喜歡把羊肉絞

碎，以香料醃過後做成烤肉串（kofta kebab）享用，中東其他地區的吃法也大致雷同。

　　羊肉本身強烈的香氣，與濃重的香料搭配起來毫不遜色，與水果乾也很搭，適合用塔吉鍋慢慢蒸煮。年紀愈大的羊，肉味愈濃厚，若宰殺後吊起來慢慢熟成，風味會更出色，就像牛肉一樣。羊肉的風味也受生長環境影響。草飼羊比穀飼羊好吃，

主要烹調方式

羊頰肉
小火燜煮

羊舌
水煮、沾麵包粉炸或烤、切片、加入沙拉

羊頸肉
燉煮、小火燜煮、焗烤、火鍋、用塔吉鍋蒸煮

羊肩肉
整塊料理、慢烤、製成絞肉

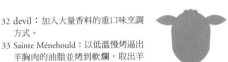
羊肋排
快速嫩烤、法式羊排（特殊切法）

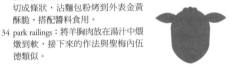
前腿腱
慢烤、小火燜煮

羊內臟
魔鬼料理法[32]、沾麵包粉炸或烤、蘇格蘭哈吉斯羊雜（Haggis）

羊胸肉
做成肉捲、小火慢烤、填入餡料、沾麵包粉炸或烤、聖梅內伍德羊胸[33]、柵欄羊胸[34]

羊腰肉
切成羊排、快速嫩烤、整塊帶骨料理（羊鞍肉）、用烤箱烘烤

羊腿肉
整塊料理、慢烤、切成羊排、快速嫩煎、蝶式對切、燒烤

後腿腱
慢烤、小火燜煮

羊尾
燉煮

32 devil：加入大量香料的重口味烹調方式。

33 Sainte Ménehould：以低溫慢烤逼出羊胸肉的油脂並烤到軟爛，取出羊肋骨後以重物壓肉塊，冷藏一天後切成條狀，沾麵包粉烤到外表金黃酥脆，搭配醬料食用。

34 park railings：將羊胸肉放在湯汁中煨燉到軟，接下來的作法與聖梅內伍德類似。

羊的一生

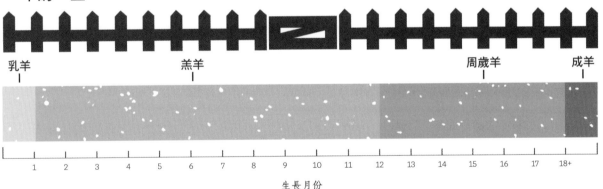

乳羊　　羔羊　　周歲羊　　成羊

生長月份

除此之外，也推薦大家試試生長在鹹水溼地、以珊瑚草（samphire，或稱海蘆筍）和酸模草（sorrel）、補血草（sea lavender）等為食的英國羔羊。另外還有來自澳洲的鹽生灌木羊（saltbush lamb），這種小羊最愛的食物是耐鹽的大洋洲濱藜（old man saltbush，或稱老爺濱藜）。

　　你可能會在某些國家看到周歲羊肉（12至18個月大時宰殺的羊），

但真正厲害的是所謂的成羊肉。當羊長到超過18個月大，牠的肉色會變深，氣味也會更加濃烈。當然，肉質會變得硬一些，但如果花長時間慢慢燉煮，口感就不是問題。英國的查爾斯王子就是成羊肉的愛好者，還在2004年發起了「成羊肉復興運動」（mutton renaissance），並且一直持續至今。確實，成羊肉才是製作許多經典料理的傳統材料，

儘管它已漸漸被生產成本更低的羔羊肉所取代，例如香辣飽滿的北非香腸（merguez sausage）、愛爾蘭燉肉、威爾斯燉湯（Welsh cawl）、冰島的煙燻肉冷盤（hangikjöt）——這是當地的聖誕節慶食物，搭配貝夏美白醬食用——以及把羊肉、羊腰子和牡蠣一起舖上奶油馬鈴薯片烘烤的英國蘭開夏火鍋（Lancashire hotpot）。

59

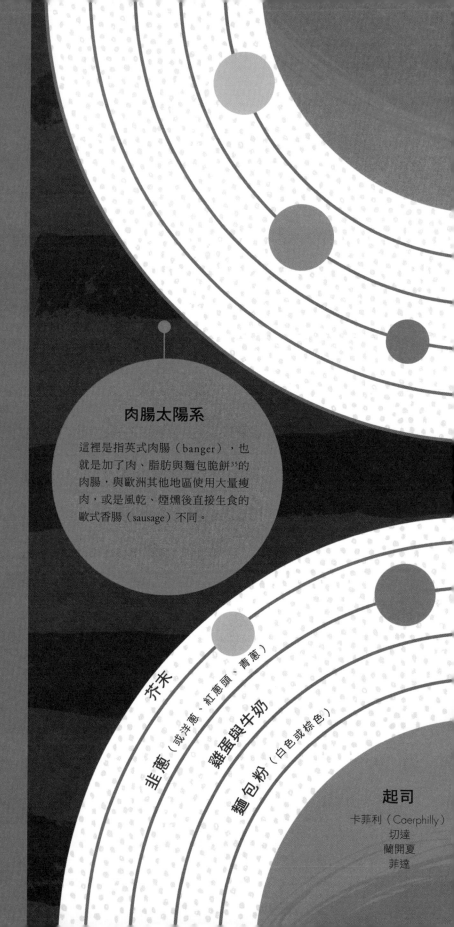

來自農場

肉腸：香腸大宇宙

　　肉腸的世界既多采多姿，又各具特色。它有新鮮的也有風乾的，有煙燻也有清煮的原味；有一般肉腸、魚肉腸、還有素肉腸。它可以混合各種香草與香料來製作，甚至還有用血灌裝的血腸。不論哪一種，都在這個星球上自有一席之地。大多數肉腸是為了保存打獵肉品演變而來的加工方式，例如蘇格蘭的哈吉斯與義大利的薩拉米腸。這裡討論的肉腸是指新鮮的生香腸。新鮮香腸是夏天烤肉的好夥伴，也是星期六早上經典英式早餐（English fry-up）不可少的一員。它還可以鋪在約克夏布丁糊上一起放進烤箱，做成「洞中蟾蜍」（toad-in-the-hole）這道傳統的英國菜。

　　新鮮香腸通常是用絞肉（最常用的是豬肉，但也可能用牛肉、羊肉與禽肉）、脂肪（英國的香腸尤其注重脂肪含量，理想的比例大約是肉占75%、脂肪占25%）、香料與香草植物（因應各地風情的不同）、鹽（調味並延長保存期限），以及腸衣（天然腸衣是使用動物的腸子，現代的香腸則多半使用人工腸衣）。肉隻在分切出主要的食用部位後，剩下的碎塊或殘餘部位，就會拿來製成香腸。英國最厲害的屠宰師傅福德列克（Marc Frederic，又名「香腸博士」）曾對我說過這麼一句話：「屠宰界沒有失手這回事，不過是多點香腸而已！」

35 rusk：將麵包用低溫烤到金黃酥脆，口感類似餅乾，可作為零食或佐餐食用。

肉腸太陽系

　　這裡是指英式肉腸（banger），也就是加了肉、脂肪與麵包脆餅[35]的肉腸，與歐洲其他地區使用大量瘦肉，或是風乾、煙燻後直接生食的歐式香腸（sausage）不同。

芥末

韭蔥（或洋蔥、紅蔥頭、青蔥）

雞蛋與牛奶

麵包粉（白色或棕色）

起司
卡菲利（Caerphilly）
切達
蘭開夏
菲達

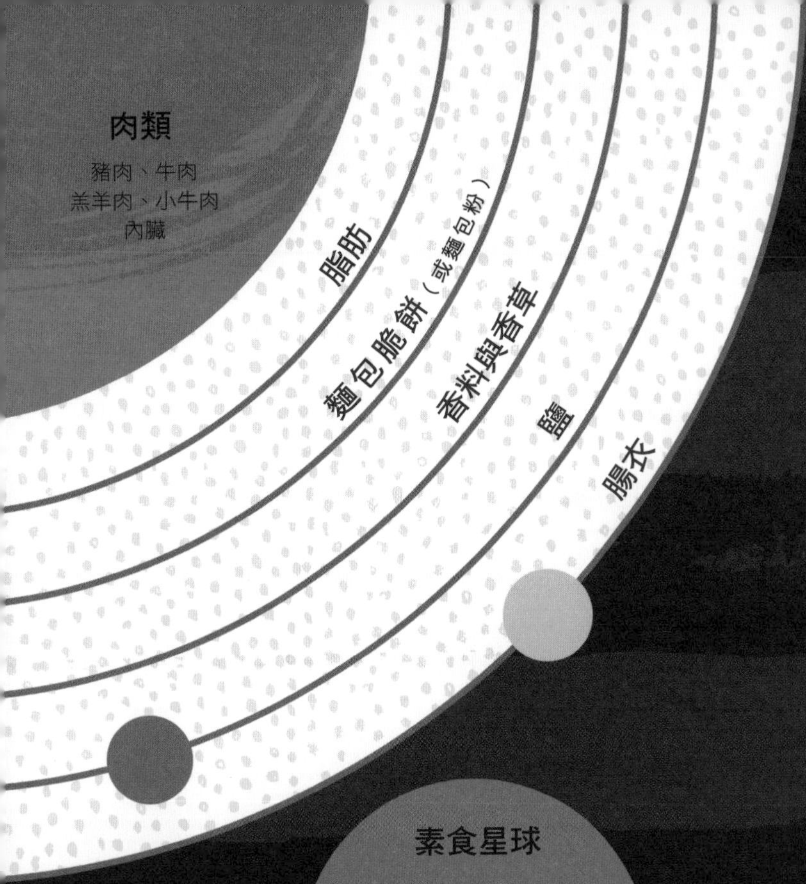

肉類

豬肉、牛肉
羔羊肉、小牛肉
內臟

脂肪

麵包脆餅（或麵包粉）

香料與香草

鹽

腸衣

素食星球

不怎麼喜歡肉嗎？試試看威
爾斯傳統的格拉摩根素香腸
（Glamorgan sausages）吧！
韭蔥加上起司的好滋味，
讓美味更加乘。

大爆炸

料理香腸時到底要不
要戳破腸衣？這是個
值得思考的問題。我
個人是投反對票。用
天然腸衣製作的香腸
不應該有裂口。只要
注意用平底鍋小火慢
煎，直到香腸呈現均
勻的金黃色並且完全
熟透就可以了。

來自農場

熟食肉品：醃製的魔法

　　就像松鼠會將果仁儲存起來為寒冷的冬天做準備一樣，自古以來人類也一直在想方設法保存自己的獵物。

　　我們發現，只要將肉類（以及魚類和蔬菜）用鹽醃製，或是經過煙燻的程序，就能存放更久，甚至還更好吃。的確，醃製過的食物是如此美味，就算現代家庭中早備有冰箱和冷凍庫，我們仍然會用如此傳統的方式來料理食物。

　　我們現在熟悉的熟肉鋪（charcuterie）最初是在15世紀的法國開始興盛起來。雖然人類祖先早就熟諳醃製的方式，卻是在熟肉鋪出現後，大批的豬肉屠宰師傅——或說「肉品師傅」（charcutier）——才逐漸發明出我們熟悉的乾醃肉腸、火腿與肉醬（pâté）等產品。

　　當然，好的醃肉除了要有優良的食材，還需要巧妙的化學作用。氯化鈉（鹽）是醃製保存的必備原料，它不僅能在醃製過程中驅走壞菌、留住好菌（透過滲透與脫水作用），還能增添或加強醃製品的風味（透過一定程度的發酵作用），並且讓肉的質地更柔軟（透過分解蛋白質）。大部份的肉在醃製時，需要加入2%到5%的鹽，再多的話口味會太鹹。你也可以在醃製過程中添加熱燻或冷燻的程序，或是使用糖（糖與燻製都同樣能滅菌）、香料或脂肪，這些都是決定醃肉風味和質地的重要元素。

---

36 源於匈牙利的豬隻品種，由肉豬與野豬雜交而來，特色是脂肪含量高，主要用來製作肉腸。

37 以不額外添加水份的方式，直接抹上鹽與香料醃製。

請抽號碼牌

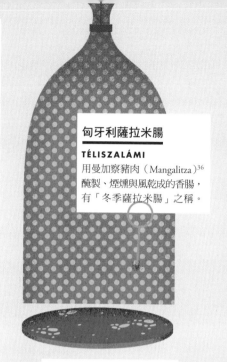

匈牙利薩拉米腸
TÉLISZALÁMI
用曼加察豬肉（Mangalitza）[36]醃製、煙燻與風乾成的香腸，有「冬季薩拉米腸」之稱。

法式乾醃肉腸
SAUCISSON
混入少許香料後用乾醃法[37]製成的薩拉米腸。法國各地均有當地獨特的醃製配方。

非洲生肉乾
BILTONG
加入香料醃製後風乾的生肉乾（一般用鹽、糖、醋與芫荽醃製），通常使用獵物的肉，例如跳羚，或使用牛里脊肉。

格陵蘭醃海雀
KIVIAQ
這道因紐特人（Inuit）的傳統美食，是在海豹皮中塞入多達500隻名為海雀（auks）的北極海鳥，然後將開口縫合，再以海豹脂密封，埋在石堆下，放置3到18個月左右的時間發酵，完成後將海雀取出，整隻生食。但醃海雀的氣味濃重，千萬別在室內食用！

義式醃豬頰
GUANCIALE
將豬頰肉與大蒜、香草植物和各種香料一同醃製而成，也叫做「豬頰培根」（face bacon）。

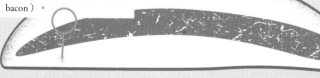

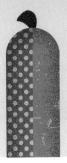

美式辣肉腸
PEPPERONI
美式薩拉米腸。將肉絞碎，稍微煙燻後與香料一起製成。通常以豬肉混合牛肉，最適合當披薩配料。

西班牙辣腸
CHORIZO
風乾製成的西班牙香腸，特色是使用大量紅椒粉（甜味、辣味或煙燻味）、卡宴辣椒與大蒜。

波蘭香腸
KABANOSY
經過煙燻、風乾而成的豬肉香腸，特色是用肉豆蔻與藏茴香調味。

帕瑪火腿
PROSCIUTTO DI PARMA
源自義大利中北部的火腿，使用約克夏大白豬（Large White）、蘭德瑞斯長白豬（Landrace）或杜洛克豬（Duroc）的後腿，並只用海鹽醃製後風乾。

伊比利亞火腿
JAMÓN IBÉRICO
來自西班牙與葡萄牙的火腿，使用只以橡實為食的伊比利亞黑蹄豬（Pata Negra），取整隻後腿醃製風乾而成。

日本柴魚（鰹節）
KATSUOBUSHI
將鰹魚肉煙燻、發酵，再風乾製成的日式魚乾。有豐富飽滿的鮮味，一般削成薄片當提香的調味料使用。

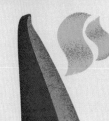

義式培根
PANCETTA
一種醃製的豬腹肉（培根肉），分為煙燻或原味兩種作法，一般切塊後煮食。英國也有類似的培根，稱為五花培根（streaky bacon），通常切成薄片食用。

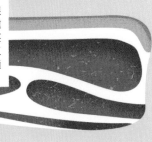

血：最被低估的食材

雖然所有食材都有獨一無二的特性，但總是被視作肉業副產品的血，絕對是一項被低估的美味食材。血擁有豐富的蛋白質與鐵，在世界各地通常灌成血腸食用，例如經典英式早餐中辣辣的「黑布丁」、柔軟的西班牙「摩西拉血腸」，以及愛沙尼亞人的聖誕節慶香腸「維利沃斯特」。血腸有突出的金屬氣味，因此能與重口味的香料和香草植物相得益彰。

居住在非洲東部、靠近坦尚尼亞的馬賽族人（maasai）喜歡直接從牛頸取出牛血，混著牛奶飲用；北極圈的因努特人則喜歡飲用海

豹血。亞洲人通常會使用鴨血或豬血，例如在中國，會將血凝固後切成像豆腐一樣的血塊；或是在血中混入米，蒸熟後淋上調味料，就是台灣的街頭小吃豬血糕；在越南北部則會將血放涼凝固製成冷湯。

在歐洲，波蘭人會用鴨血與鳥肉、香料、水果乾和醋，做成溫熱的「查尼娜鴨血湯」（czarnina）；義大利人則會把血加進甜甜的巧克力布丁，再以橙或肉桂調味，做成「聖古那奇歐巧克力糊」（sanguinaccio）。血也是製作醬料或燉菜時的天然增稠劑，傳統派的法國人會在製作法式紅酒燉雞（coq au vin）時使用。

芬蘭人吃血腸時喜歡搭配越橘醬（lingonberry sauce），而北歐地區常見的血煎餅（blood pancake）更是當地的特色餐點之一。用血做煎餅不奇怪，事實上，在2014年，北歐食物實驗室（Nordic Food Lab）的一項研究就指出，大多數使用雞蛋的料理都可以用血來替代。這是因為雞蛋與血都富含清蛋白（albumin）這種蛋白質，因此在接觸高溫與快速攪打時，會出現相同的反應。也就是說，蛋白霜、馬卡龍、義大利麵、卡士達醬、冰淇淋，甚至是蛋糕，都可以做成詭異的血紅色版本……

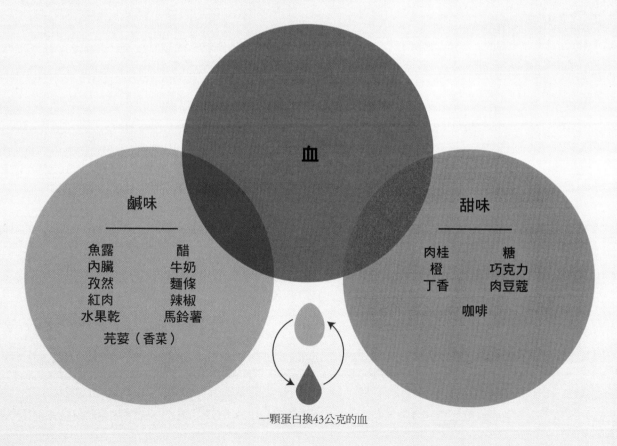

血

鹹味

———

魚露　　　醋
內臟　　　牛奶
孜然　　　麵條
紅肉　　　辣椒
水果乾　　馬鈴薯
芫荽（香菜）

甜味

———

肉桂　　　糖
橙　　　　巧克力
丁香　　　肉豆蔻
咖啡

一顆蛋白換43公克的血

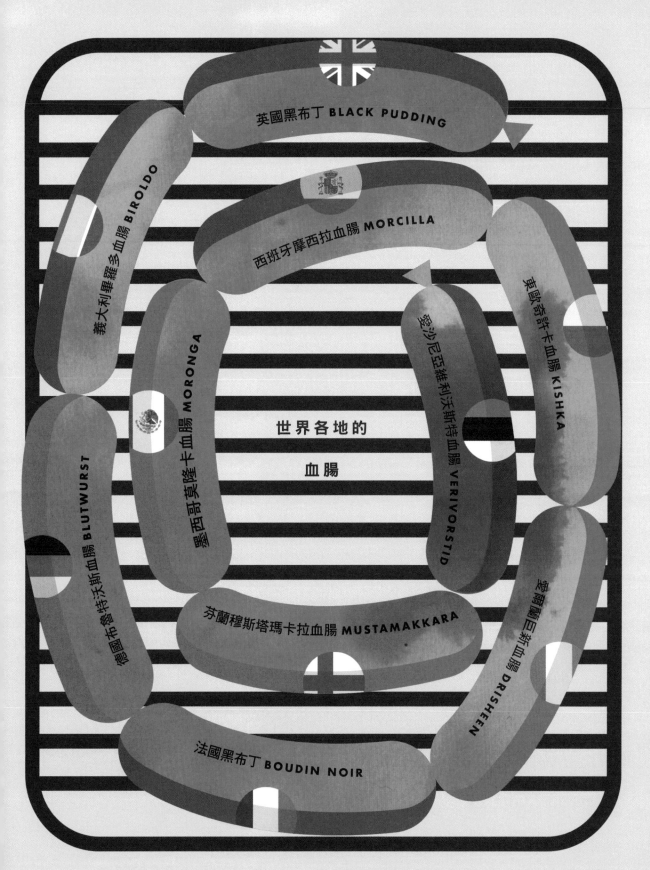

英國黑布丁 BLACK PUDDING

西班牙摩西拉血腸 MORCILLA

義大利畢羅多血腸 BIROLDO

東歐喬許卡血腸 KISHKA

墨西哥莫隆卡血腸 MORONGA

世界各地的

血腸

愛沙尼亞維利沃斯特血腸 VERIVORSTID

德國布魯特沃斯血腸 BLUTWURST

芬蘭穆斯塔瑪卡拉血腸 MUSTAMAKKARA

愛爾蘭巨新血腸 DRISHEEN

法國黑布丁 BOUDIN NOIR

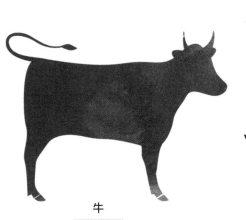

來自農場

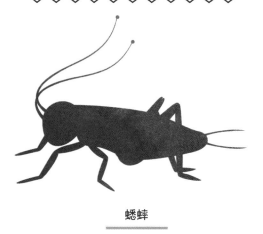

Vs

牛　　　　　　　　　　　　　　　　　蟋蟀

蟋蟀的食量是牛的12分之1。

蟋蟀全身上下有80%可供食用，牛只有40%。

每100克的蟋蟀含有8到25公克的蛋白質，每100公克的生牛肉有19到26公克蛋白質。

飼養蟋蟀比飼養牛所需要的水、飼料、土地與殺蟲劑都來得少。

昆蟲：這輩子至少嘗試一次

　　西方文化中最令人毛骨悚然的恐怖之物，莫過於那些在沒人注意的小角落出沒，會飛、會跳，甚至會咬人的可怕小昆蟲。它們當然不像我們習慣在超市裡看到的肉品那樣，不但已經預先處理好，還用保鮮膜包裝得乾淨整齊。不過，人類以昆蟲為食可不是什麼新鮮事。

　　聯合國糧食及農業組織（FAO）在2013年發表的報告中已證實，全球有28%的人口以各種生長階段的各類昆蟲為食（包括甲蟲、蜜蜂、蟋蟀、毛毛蟲、

蜻蜓等），當中有些是「飢荒食物」（famine foods），也就是在糧食短缺或雨季時食用，作為蛋白質、鐵與鋅的攝取來源。

　　不過，許多時候，昆蟲是人類樂於享受的美食，而且根據昆蟲種類的不同，能品嘗到的滋味與質地也不同。

　　澳洲原住民對木蠹蛾幼蟲的熱愛舉世皆知，這種白白胖胖的蟲子可以生吃，也可以煮來吃。泰國人則喜歡吃香脆的紅螞蟻與紅螞蟻卵，你可以在當地的沙拉與歐姆蛋中看到它們的蹤跡。

　　吃昆蟲也是一種相當環保的行為，而且還出乎意料地合乎營養。雖然多數昆蟲都是自然野生的，但就算以人工飼養昆蟲，釋放的溫室氣體也比飼養一般牲畜少得多，不僅可用有機廢料餵食昆蟲，所需要的飼養面積也小得多了。

　　無論如何，在還沒有人吃過龍蝦的時候，誰知道牠是如此美味呢？而蝗蟲不正有個別名叫做「陸地上的蝦子」嗎？

可食用的
昆蟲種類.....................1900

傳統飲食中
會以昆蟲類為食
的人口數量.................20 億

全球每人平均
分得的食用
昆蟲量.................40 公噸

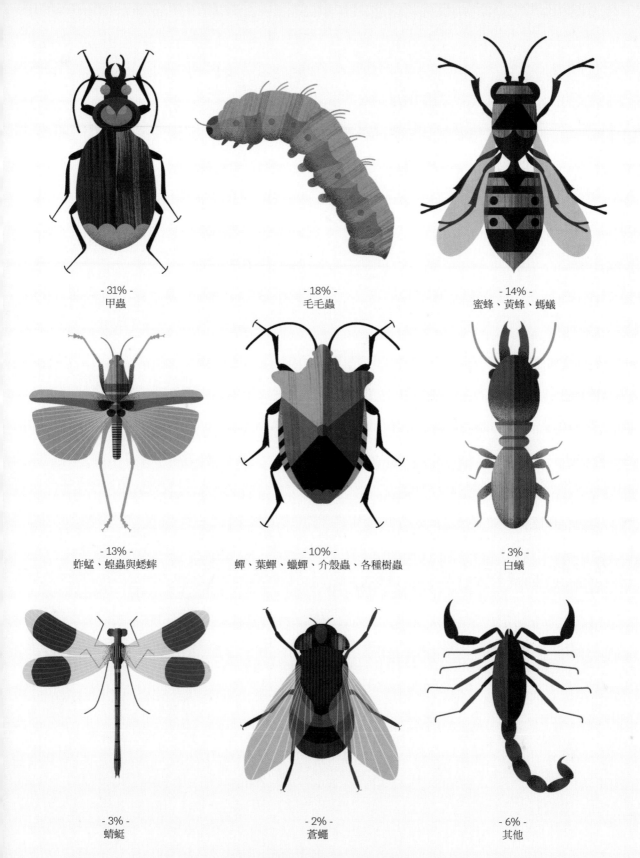

- 31% -
甲蟲

- 18% -
毛毛蟲

- 14% -
蜜蜂、黃蜂、螞蟻

- 13% -
蚱蜢、蝗蟲與蟋蟀

- 10% -
蟬、葉蟬、蠟蟬、介殼蟲、各種樹蟲

- 3% -
白蟻

- 3% -
蜻蜓

- 2% -
蒼蠅

- 6% -
其他

全球食用的昆蟲比例（估計值）

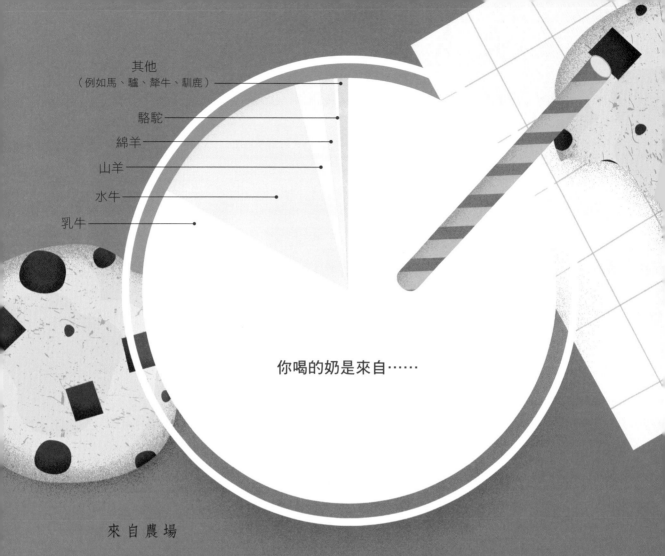

其他
（例如馬、驢、犛牛、馴鹿）————

駱駝————

綿羊————

山羊————

水牛————

乳牛————

你喝的奶是來自……

來 自 農 場

乳品：雪白的恩賜

　　全球有超過60億人口在享用著白色的乳製品，無論是最單純的鮮奶，或是鮮奶經過加工後變成的鮮奶油、奶油、起司或優格。乳品業是個規模龐大的產業。

　　現代人飲用的乳品多數是牛奶，但還有許多其他動物也能產乳，包括大家熟知的綿羊與山羊，以及（可能讓你意想不到的）馬與駱駝。

　　雖然不同動物的奶水營養成份有所不同，但不論哪一種奶，都能為我們的飲食增添許多營養。其中，牛奶尤其含有大量的蛋白質、鈣質，以及眾多維生素。

一隻乳牛
平均一天的產乳量
可以裝滿一台車的後車箱。

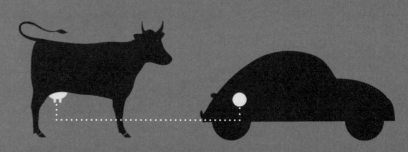

堅果漿

（杏仁、椰子、
葵花籽等）

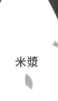

燕麥漿

豆漿

米漿

這些詞
是什麼意思？

生乳 RAW

完全未經過處理和加溫殺菌的鮮奶，例如剛擠出來
的牛奶！在某些國家，生乳的流通販賣是受到限制
或完全禁止的，因為直接飲用可能對健康造成危險。

均質化 HOMOGENIZATION

在高壓下讓乳品穿過細小的孔洞，以破壞天然的脂
肪球。經過均質化處理的乳品會成為均勻的液體，
不會有乳油層浮在表面。

巴氏殺菌 PASTEURIZED

巴氏殺菌是最常見的乳品殺菌法，將鮮乳加熱到高
溫之後再迅速冷卻、裝瓶，這麼做能消滅乳品中可
能存在的細菌，並延長保存期限。透過巴氏殺菌法
處理的鮮乳，風味與營養成份都不會受到太大影響。

超高溫殺菌 UHT

UHT代表經過超高溫殺菌法處理的乳品，其加熱溫
度幾乎是巴氏殺菌法的兩倍，這麼做可以更加長保
存期限，但乳品的風味與營養成份會受到影響。

脫水奶／淡奶 EVAPORATED

這種乳品指的是經過加溫、消毒，並濃縮成一般乳
品一半份量的脫水乳品，質地濃厚，有香醇的風味。

煉乳 CONDENSED

煉乳的製法與脫水奶基本上一樣，只是額外添加了
糖份。煉乳黏稠、香甜又醇厚，是美味焦糖牛奶醬
（dulce de leche）的基本原料，也是快速做出巧克力牛
奶糖（fudge）的祕密武器。

冠軍

印度是
全球最大的
鮮乳生產國

多
50%

全球鮮乳產量
在過去30年間
成長超過50%

奶油：攪拌出頭天

對我來說，世界上的人可以分成兩種：奶油型（這類人喜歡新鮮好玩的事物）與乳瑪琳／人造奶油型（就用「比較無趣」來形容他們吧）。身為快樂的奶油型人，我

發現奶油除了用來塗抹吐司或加進馬鈴薯泥之外，還有各式各樣的用途，簡直另有一番新天地。奶油能讓蔬菜華麗變身，還可以當作各種醬汁的基底（以及起鍋前的修飾）

素材，除此之外，它還是讓蛋糕組織鬆軟綿密、提升歐姆蛋美味的幕後推手。

---

38 soda bread：愛爾蘭傳統麵包，免揉免發酵，利用蘇打粉與酪乳代替酵母。

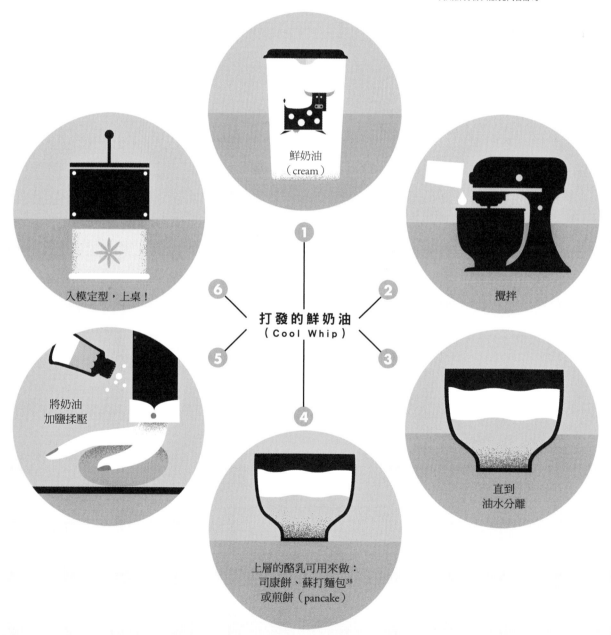

入模定型，上桌！

鮮奶油
（cream）

攪拌

打發的鮮奶油
（Cool Whip）

將奶油
加鹽揉壓

上層的酪乳可用來做：
司康餅、蘇打麵包[38]
或煎餅（pancake）

直到
油水分離

提味的好幫手：
自己動手做香料奶油

吸收了香料精華的香料奶油塊，很適合用來幫料理提味。製作時，先把奶油放在室溫下回軟，直到觸摸時可以輕易留下指印的程度。接著將奶油攪拌到柔滑的狀態，再加入你喜歡的材料。用防油的烘焙紙把香料奶油像香腸一樣捲起，再把兩端封起來，接著就可以放進冰箱冷藏或冷凍。以下是幾種入門款的經典香料奶油：

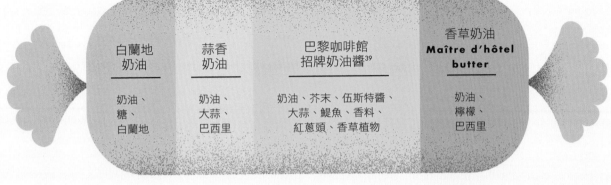

白蘭地奶油	蒜香奶油	巴黎咖啡館招牌奶油醬[39]	香草奶油 Maître d'hôtel butter
奶油、糖、白蘭地	奶油、大蒜、巴西里	奶油、芥末、伍斯特醬、大蒜、鯷魚、香料、紅蔥頭、香草植物	奶油、檸檬、巴西里

39 1940年代瑞士日內瓦一間名叫「巴黎咖啡館」（Café du Paris）的餐廳首創的奶油香料醬汁。

大家一起瘋奶油

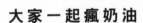

乳化奶油
Beurre monté

白酒奶油醬
Beurre blanc

黑奶油醬
Beurre noir

焦化奶油
Beurre noisette

○ **乳化奶油**

這是一種乳化的奶油，在微滾的清水中慢慢攪入冰冷的奶油塊而製成的。適合在燜煮肉類、魚類／海鮮或蔬菜時使用，也可以作為其他醬汁的基底。

 白酒奶油醬

將醋、白酒與紅蔥頭煮到幾乎收乾，然後將冰冷的奶油塊慢慢放入攪打，製成熱而乳白的乳化奶油醬汁。

 焦化奶油

將奶油融化，在鍋裡燒到顏色變成堅果一樣的焦褐色。可再加入檸檬、香草與（或）酸豆來搭配魚肉料理享用。

 黑奶油醬

與焦化奶油一樣，將奶油融化後燒到深棕色（或甚至黑色）後關火。以再加入酸味調味料來搭配魟魚料理最為著稱。

起司：化學反應的藝術

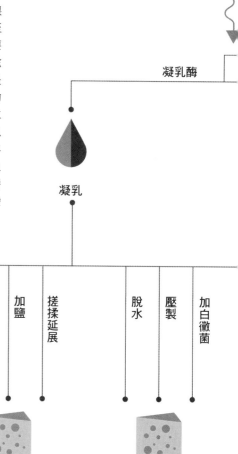

牛奶

凝乳酶

凝乳

據說，起司是因為一次巧妙的意外才得以誕生於世，因為人們用動物的胃囊盛裝乳汁來運輸，而動物胃腔內自然分泌的酵素（也就是凝乳酶）使乳汁分離成固態的凝乳與液態的乳清。

不論是使用凝乳或乳清，幾千年來，起司的製作方式幾乎沒有多大改變，人們也一如既往地熱愛這項美食。起司可以分為新鮮起司、軟質起司、表面熟成起司或硬質壓製起司等多樣種類，但無論是哪一種起司，本質上都不過是一種耐久保存的乳品罷了。

目前最受歡迎的幾種起司都是用牛乳製作的，但市面上也能很容易找到用山羊乳、綿羊乳或甚至水牛乳製作的起司。事實上，只要是乳品，都可以做成起司，從駱駝奶、驢奶（驢奶起司叫做pule，是世界上最貴的一種起司）到人類的母奶，甚至素食者也可以享用杏仁奶與腰果奶做成的起司。起司可以煙燻、加入香草植物或放置數年熟成，一旦製作完成，可以直接生吃、切片夾進三明治、磨碎加入醬汁、烤成小餅乾，或是在焗烤後變成熱得冒泡、焦脆可口的美食。

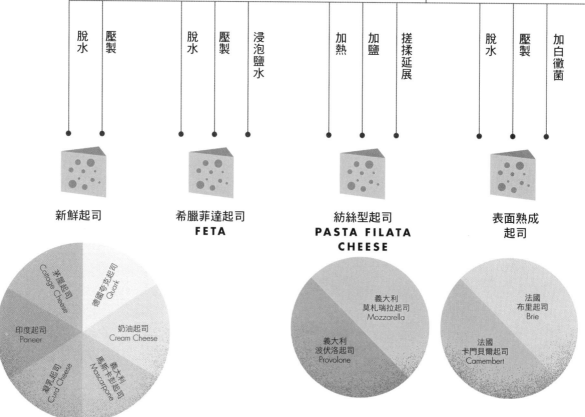

脫水　壓製

新鮮起司

脫水　壓製　浸泡鹽水

希臘菲達起司
FETA

加熱　加鹽　搓揉延展

紡絲型起司
PASTA FILATA
CHEESE

脫水　壓製　加白黴菌

表面熟成起司

茅屋起司 Cottage Cheese
德國夸克起司 Quark
印度起司 Paneer
奶油起司 Cream Cheese
凝乳起司 Curd Cheese
義大利馬斯卡彭起司 Mascarpone

義大利莫札瑞拉起司 Mozzarella
義大利波伏洛起司 Provolone

法國布里起司 Brie
法國卡門貝爾起司 Camembert

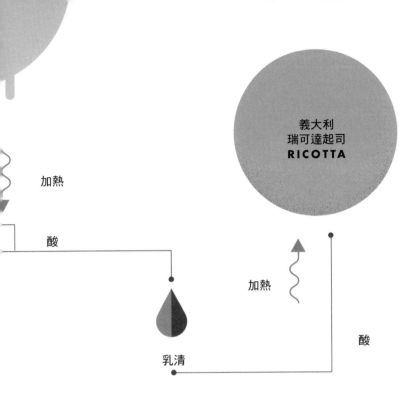

加熱

酸

加熱

乳清

義大利
瑞可達起司
RICOTTA

加熱

酸

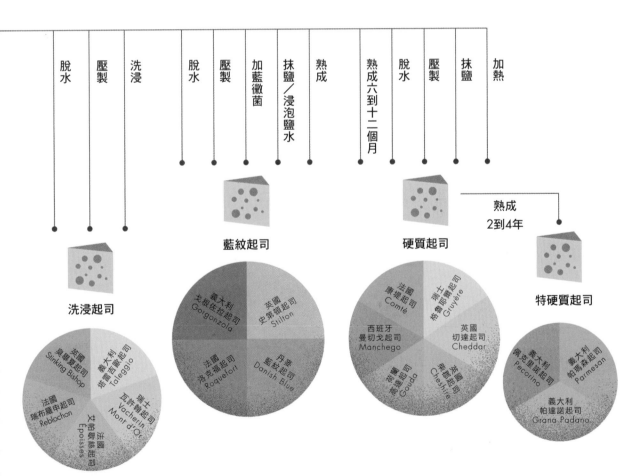

脫水　壓製　洗浸　　脫水　壓製　加藍黴菌　抹鹽／浸泡鹽水　熟成　　熟成六到十二個月　脫水　壓製　抹鹽　加熱

熟成
2到4年

洗浸起司

英國
臭腹夏起司
Sinking Bishop

義大利
塔雷吉歐起司
Taleggio

法國
瑞布羅申起司
Reblochon

瑞士
瓦許輪起司
Mont d'Or

艾帕斯起司
Époisses

藍紋起司

義大利
戈根佐拉起司
Gorgonzola

英國
史第頓起司
Stilton

法國
洛克福起司
Roquefort

丹麥
藍紋起司
Danish Blue

硬質起司

法國
康提起司
Comté

瑞士
格魯耶爾起司
Gruyère

西班牙
曼切戈起司
Manchego

英國
切達起司
Cheddar

荷蘭
高達起司
Gouda

英國
起司
Cheshire

特硬質起司

義大利
佩克里諾起司
Pecorino

義大利
帕瑪森起司
Parmesan

義大利
帕達諾起司
Grana Padano

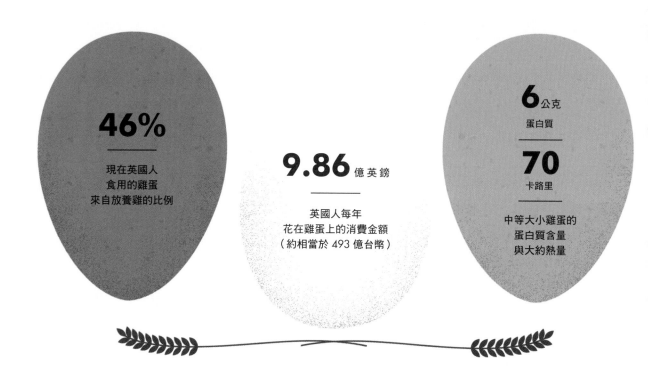

46%

現在英國人
食用的雞蛋
來自放養雞的比例

9.86 億英鎊

英國人每年
花在雞蛋上的消費金額
（約相當於 493 億台幣）

6 公克

蛋白質

70

卡路里

中等大小雞蛋的
蛋白質含量
與大約熱量

來自農場
——

雞蛋：醬汁的基本材料

平凡無奇的雞蛋可以說是世界上最容易取得、最便宜、用途最多的食材之一，不過你知道嗎，雞蛋也是歷史最悠久的先祖級食物喔。早在新石器時代，人類就會以各種卵蛋為食，各種禽類的蛋都曾是老祖先們的食物，包括雞蛋、鴨蛋、鵝蛋、鵪鶉蛋、雉雞蛋、鴴鳥（plover）蛋與珠雞蛋，以及鴕鳥蛋、鴯鶓（emu）蛋、鵜鶘蛋、鴿子蛋與海鷗蛋等（海鷗蛋其實沒有魚腥味，但有些美食評論家可能不同意這樣的說法）。

蛋真是個神奇的寶貝。它是大自然賜予人類的完美點心，不但容易攜帶，而且剛好就是一口大小。它富含維生素（A、B、D與E）與礦物質（碘、磷、硒、鋅與鐵），而且是一種「完全」蛋白質食物，也就是說它具備了所有人體需要的必需胺基酸。所以在電影裡，洛基每天生吞雞蛋當早餐，不是沒有原因的……

雞蛋也是廚師的好朋友：不管做鹹食或甜點、用完整的蛋或打成蛋液，都相當可口；它既可以當作主角（雞蛋料理），也可以擔當配角，發揮黏合、定型、發酵、增稠、增添營養、乳化、上色或澄清等作用。蛋可以直接水煮（最好用不那麼新鮮的雞蛋，這樣比較好剝殼）、與奶油一起做成炒蛋（小火慢炒）、做成水波蛋（先將鍋裡的

水畫圓攪出漩渦，再將雞蛋打進去），也可以煎成荷包蛋（用奶油加食用油來煎的味道不錯，用培根油會更好吃）。蛋也可以用烤箱烤，或像美國人那樣加入鮮奶油，再鋪上起司和麵包粉做成烘蛋。如果你過猶太人的逾越節，或許你會把整顆蛋放進烤箱烤到外殼焦黑、生裂，做成猶太烤蛋（Beitzah），但記得要先把蛋煮過。

不論你想怎麼料理雞蛋，最好先讓它回到室溫，做甜點時更應該如此。有個簡單的方法可以用來檢查雞蛋新不新鮮：準備一杯水，輕輕地把蛋放進去，如果雞蛋沉到底部，就表示過關；如果浮在水面上，就該丟了……除非你住在中國。

對中國人來說，皮蛋——英文叫做「千年蛋」——可是人間美味。製作皮蛋必須先把蛋放在鹽與石灰中醃製45-100天，直到蛋白發黃、像果凍一樣凝結起來，蛋黃則變成灰綠色，味道像起司一樣濃郁。皮蛋一般直接生吃，但會有一股強烈的氨水味。

但還不是最奇葩的雞蛋吃法。如果你去東南亞國家，尤其是菲律賓或越南，就很有可能品嘗到當地的鴨仔蛋（balut）。這是一種水煮的受精蛋，除了蛋以外，裡頭還會有一隻孵化17-20天的小雛鴨。

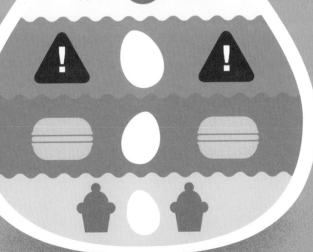

300 顆

一隻母雞
一年可以生產的
雞蛋數量

美國

每位美國人
平均一年吃下
251顆雞蛋
（創下7年來新高）

英國

每位英國人
平均一年吃下
185顆雞蛋
（全體英國人一天吃掉
約3100萬顆）

清水　測試

不新鮮的雞蛋
會浮在水上 ———
（最好捨棄不用）

在水裡
——— 不上不下的雞蛋
（適合打成蛋白霜、
做水煮蛋或馬卡龍）

新鮮的雞蛋
會沉在水底
（適合做水波蛋、
蛋糕或舒芙雷）

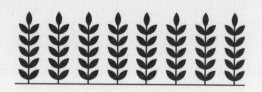

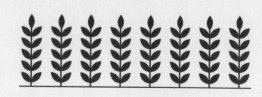

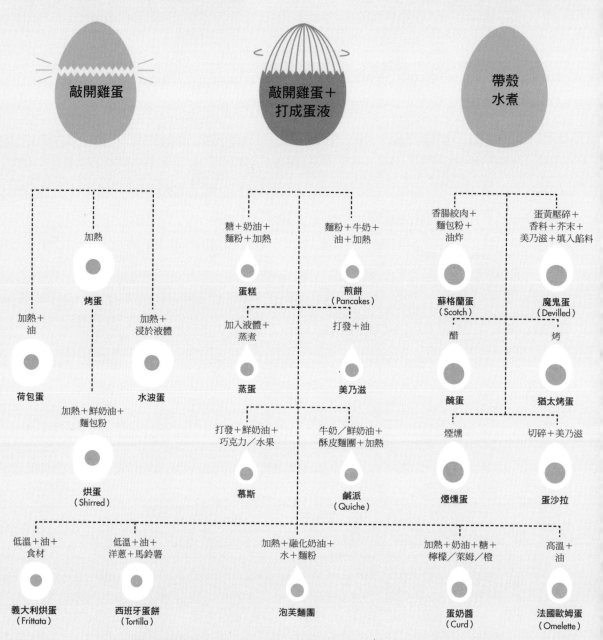

敲開雞蛋

敲開雞蛋＋
打成蛋液

帶殼
水煮

加熱

烤蛋

加熱＋
油

荷包蛋

加熱＋
浸於液體

水波蛋

加熱＋鮮奶油＋
麵包粉

烘蛋
（Shirred）

糖＋奶油＋
麵粉＋加熱

蛋糕

麵粉＋牛奶＋
油＋加熱

煎餅
（Pancakes）

加入液體＋
蒸煮

蒸蛋

打發＋油

美乃滋

打發＋鮮奶油＋
巧克力／水果

慕斯

牛奶／鮮奶油＋
酥皮麵團＋加熱

鹹派
（Quiche）

香腸絞肉＋
麵包粉＋
油炸

蘇格蘭蛋
（Scotch）

蛋黃壓碎＋
香料＋芥末＋
美乃滋＋填入餡料

魔鬼蛋
（Devilled）

醋

醃蛋

烤

猶太烤蛋

煙燻

煙燻蛋

切碎＋美乃滋

蛋沙拉

低溫＋油＋
食材

義大利烘蛋
（Frittata）

低溫＋油＋
洋蔥＋馬鈴薯

西班牙蛋餅
（Tortilla）

加熱＋融化奶油＋
水＋麵粉

泡芙麵團

加熱＋奶油＋糖＋
檸檬／萊姆／橙

蛋奶醬
（Curd）

高溫＋
油

法國歐姆蛋
（Omelette）

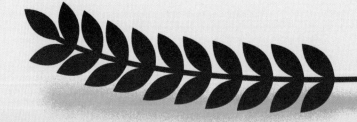

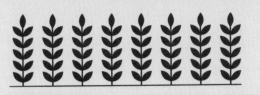

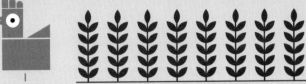

蛋白

敲開雞蛋
分出
蛋黃與蛋白

蛋黃

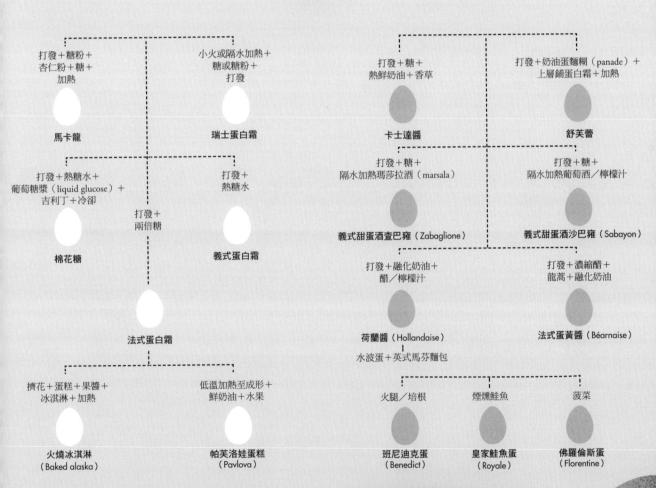

打發＋糖粉＋
杏仁粉＋糖＋
加熱

馬卡龍

小火或隔水加熱＋
糖或糖粉＋
打發

瑞士蛋白霜

打發＋糖＋
熱鮮奶油＋香草

卡士達醬

打發＋奶油蛋麵糊（panade）＋
上層鋪蛋白霜＋加熱

舒芙蕾

打發＋熱糖水＋
葡萄糖漿（liquid glucose）＋
吉利丁＋冷卻

棉花糖

打發＋
熱糖水

義式蛋白霜

打發＋
兩倍糖

打發＋糖＋
隔水加熱瑪莎拉酒（marsala）

義式甜蛋酒查巴雍（Zabaglione）

打發＋糖＋
隔水加熱葡萄酒／檸檬汁

義式甜蛋酒沙巴雍（Sabayon）

打發＋融化奶油＋
醋／檸檬汁

荷蘭醬（Hollandaise）

打發＋濃縮醋＋
龍蒿＋融化奶油

法式蛋黃醬（Béarnaise）

法式蛋白霜

水波蛋＋英式馬芬麵包

擠花＋蛋糕＋果醬＋
冰淇淋＋加熱

火燒冰淇淋
（Baked alaska）

低溫加熱至成形＋
鮮奶油＋水果

帕芙洛娃蛋糕
（Pavlova）

火腿／培根

班尼迪克蛋
（Benedict）

煙燻鮭魚

皇家鮭魚蛋
（Royale）

菠菜

佛羅倫斯蛋
（Florentine）

來自農場

—

蜂蜜：嗡嗡嗡，
在忙什麼？

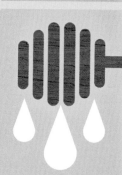

蜂蜜的最初形式是花蜜，
是蜜蜂從植物中採集回來的原料。
當蜜蜂吃下花蜜，花蜜就會被分解為單
純的糖，然後儲存到蜂窩的六邊形
巢室（蜂巢）中。當水份被蒸發，
就會變成蜂蜜。

一般來說，蜂蜜的顏色
愈淺，味道就愈淡。

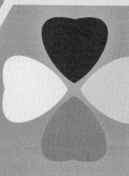

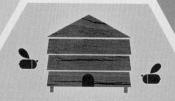

蜂蜜是由一大批群聚的蜜蜂生產出來
的。蜂巢裡有一隻負責繁衍後代的女
王蜂、上千隻雄蜂——只負責一個重
要任務：傳宗接代——以及上萬隻
雌性工蜂，負責剩下
的苦差事。

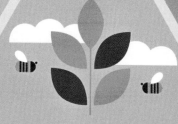

大部份的量產蜂蜜，都是蜜
大啖苜蓿花蜜後的產物。

據說人類所吃的作物中，約有三分
之一是昆蟲授粉的結晶，當中
有80%是蜜蜂的功勞。

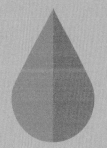

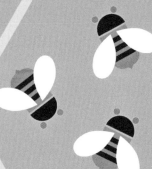

蜂蜜中有18%是水份

蜂蜜會展現出一方土地
的風味，可能是野生的香草氣
味，也可能是當地酪梨園的味道。以下
是幾種世界著名的蜂蜜種類，它們各自都
有獨特的顏色、口味與香氣，值得找來
嘗嘗：洋槐蜜、尤加利蜂蜜、石楠蜂
蜜、麥蘆卡蜂蜜（manuka），
以及橙花蜜。

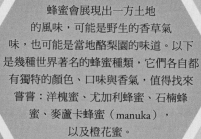

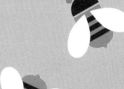

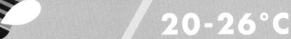

20-26°C

蜂蜜要在室溫環境下保存，才能避免出現結晶。萬一結晶了，就把裝著蜂蜜的玻璃罐浸到熱水中，微熱的溫度可以使蜂蜜回復到容易流動的液體狀。

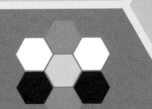

蜂蜜可以用來釀造蜂蜜酒（mead）、蜂蜜啤酒與各種烈酒。

「生蜜」（raw honey）是指未經加熱、提煉、過濾（使蜂蜜顏色更清澈、流動度更佳）的蜂蜜，不同於大量生產的商業蜂蜜。

不想在挖蜂蜜時弄得黏答答的話，可先將湯匙放在沒有特殊氣味的食用油裡浸一下再使用。

蜜蜂產出的蜂蜜是實際所需量的2到3倍，所以人類偷走其中一部份事實上是沒問題的，只要別太貪心就好。

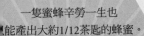

一隻蜜蜂辛勞一生也只能產出大約1/12茶匙的蜂蜜。

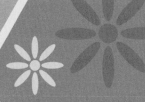

蜜蜂要採下2百萬朵花的花蜜，才能生產出450克的蜂蜜（大約一罐多一點）。

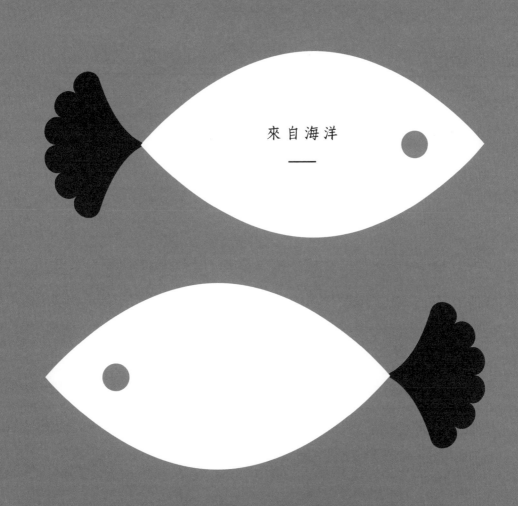

來自海洋

——

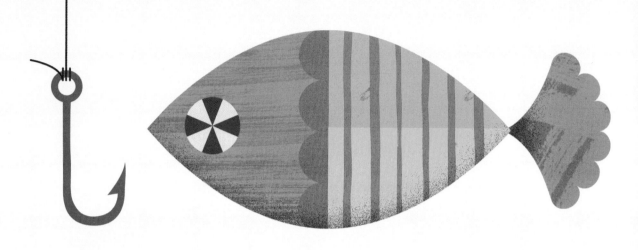

来自海洋

—

魚排：如何下刀、去皮去骨

　　除非你喜歡自己釣魚、捕魚，否則大部份人都習慣購買預先處理好的魚排、魚塊，甚至金黃色的炸魚條。不過，完整的鮮魚不只價格更實惠，貨源通常也更新鮮，還能更妥善利用各個部位，減少浪費。只要刮去魚鱗、清掉內臟，就能將

整條魚送進烤箱烘烤，或直接在火上炭烤。你也可以在取下魚排後，將剩下的魚骨架與碎肉做成魚高湯，再用它來燉湯或製作醬汁（可別把內臟一起放進去熬，否則高湯會變苦）。

　　大多數的魚都能用以下方式切

成魚排。若你不確定該怎麼處理鮮魚，就請教魚販吧。

　　買鮮魚時，要挑選眼睛明亮、表皮有光澤、魚鰓顏色鮮豔，並且有清新海洋氣味的魚。如果滿是「魚腥味」，大概只有貓咪會喜歡吃。

你需要準備：

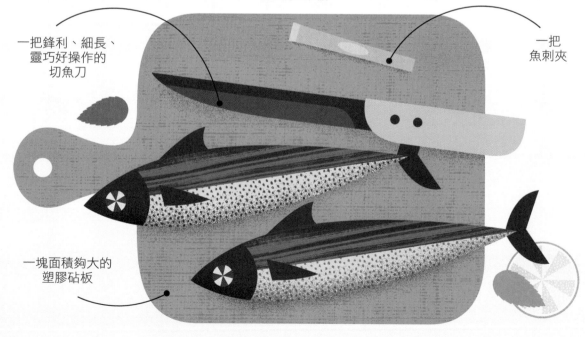

一把鋒利、細長、靈巧好操作的切魚刀

一把魚刺夾

一塊面積夠大的塑膠砧板

魚排切法：圓身魚

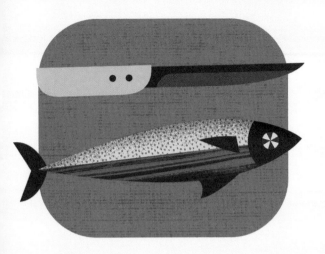

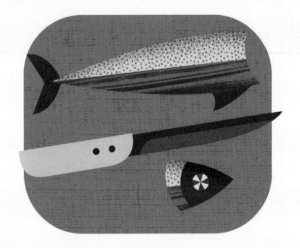

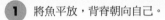 **1** 將魚平放，背脊朝向自己。

2 差不多在胸鰭的位置下刀，切下魚頭。

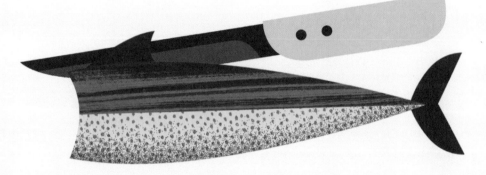

3 平貼著魚骨深切一刀直到魚尾，注意要一氣呵成，不要前後來回鋸切，也不要用蠻力砍。盡可能讓刀鋒貼近魚骨，順著魚骨切到底，直到取下整塊魚肉。

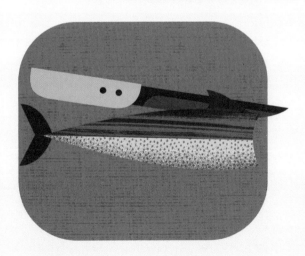

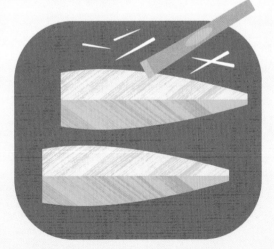

4 翻到另一面，重複同樣動作。

5 某些種類的魚需要拔刺（使用魚刺夾），處理完後再把多餘的魚脂肪與魚皮切除。

魚排切法：扁身魚

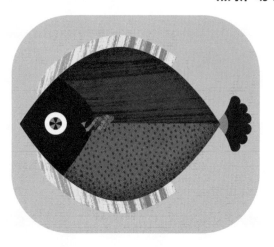

1 將魚平放，腹部朝下。

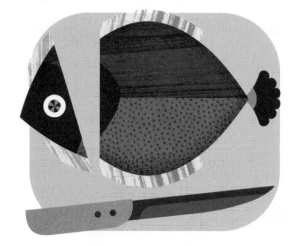

2 切下魚頭。

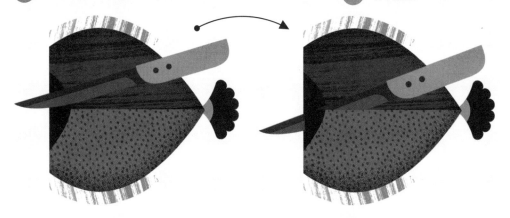

3 延著魚骨深切一刀到魚尾，刀子順著魚骨調整方向，一氣呵成取下第一片魚排。接著在另一邊重複同樣動作。

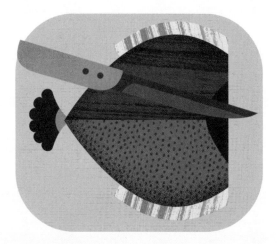

4 翻到另一面，用同樣的方式取下兩側魚排。

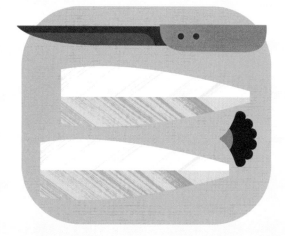

5 夾出魚刺，再把多餘的魚脂肪、魚鰭與魚皮切除。

魚排去皮

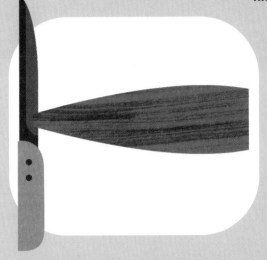

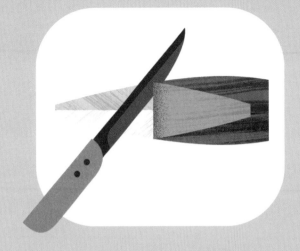

1 無論圓身魚或扁身魚,都用同樣的方法去皮。首先從魚排的尾端切下一個小開口,小心別切破魚皮。

2 調整刀子角度,小心地在魚排與魚皮之間來回鋸切。將魚皮拉緊,利用它的張力來調整下刀的方向,直到魚皮完全離開魚身。

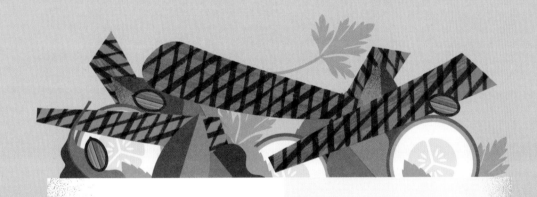

別把魚皮丟掉!

鮭魚皮只要加鹽烤到酥脆,就會像烤過的香脆豬皮一樣可口。可以將烤鮭魚皮剝成小塊,撒在鮭魚尼斯暖沙拉上當作裝飾。同樣手法也適用於鱒魚、鱈魚、大比目魚與其他各種圓身魚。

來自海洋

海鮮：大海的滋味

帶殼與軟體海鮮是法國經典名菜海鮮拼盤中最耀眼的主角，很自然地成為慶祝時的大餐菜餚，勾起人類的感官慾望，並陶醉在其中。儘管吃相狼狽，你卻止不住暢談它的鮮美，甚至想要更多。這些帶殼與軟體海鮮，主要可以分為兩大類：甲殼動物與軟體動物。

甲殼動物相當於帶殼與軟體海鮮中的王族，帶頭統御的成員包括龍蝦、螃蟹、小蝦與明蝦；軟體動物則又可以分為頭足綱（外殼位於體內，例如烏賊）、腹足綱（有一個外殼，例如螺），以及雙殼綱（有彼此相連的兩個外殼，例如在西方長期很受歡迎的淡菜）。

當然，還有一些比較不為人所知的海鮮無法歸在上述兩類，例如海膽與海參——所謂的棘皮動物。大部份海鮮生吃時最為鮮美，如果要烹煮，也只需要用最簡單的方式調味。不過，所有海鮮都是愈新鮮愈好，並且最好在鮮活的狀態下直接料理。

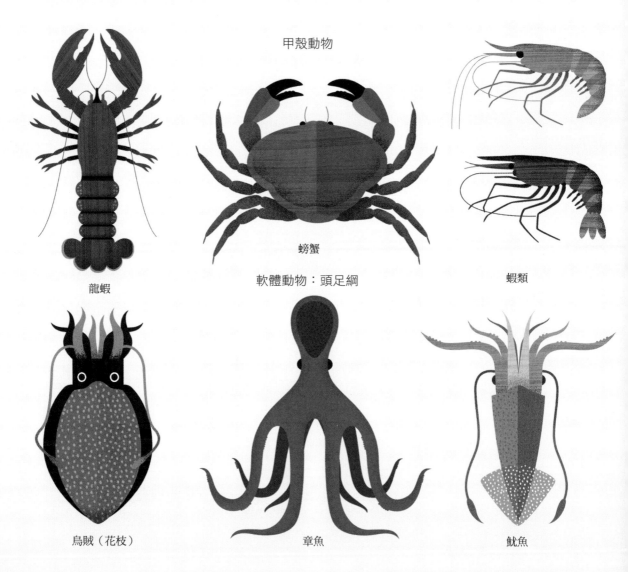

甲殼動物

龍蝦

螃蟹

蝦類

軟體動物：頭足綱

烏賊（花枝）

章魚

魷魚

軟體動物：腹足綱

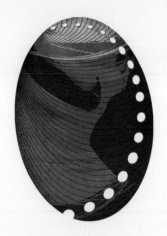

九孔

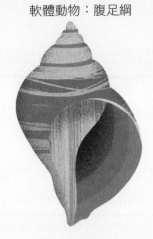

蛾螺（Whelk）

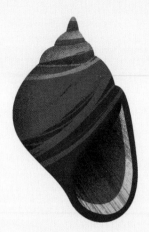

濱螺（Winkle）

軟體動物：雙殼綱

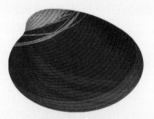
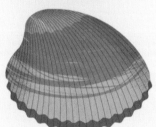

蚌與蛤蜊

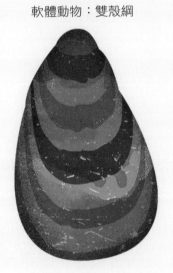

牡蠣

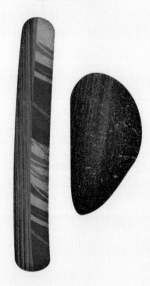

竹蟶（竹貝）與淡菜（青口）

棘皮動物

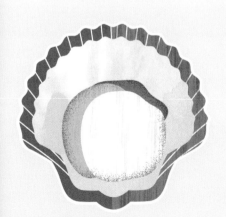

扇貝

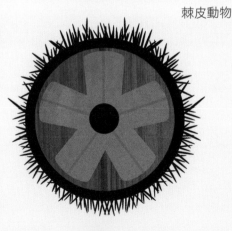

海膽

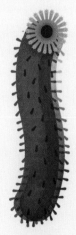

海參

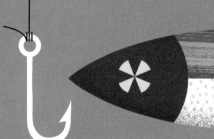

從魚鉤到你手

大西洋鮭
（Atlantic Salmon）

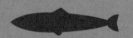

紅鮭 太平洋
（Sockeye Salmon）

國王鮭 太平洋
（Chinook Salmon）

狗鮭 太平洋
（Chum Salmon）

銀鮭 太平洋
（Coho Salmon）

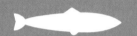

粉紅鮭 太平洋
（Humpback Salmon）

養殖

將年幼的鮭魚苗養在靠近海岸的箱網中直到長大，一次養殖的數量通常相當龐大。養殖的鮭魚油脂豐富，肉味較淡，因密集養殖而造成的環境汙染也多有爭議。

野生

成年鮭魚會在砂質的河床上產下魚卵，順利孵化長大的鮭魚會順著河流游向大海，生活在海中。牠們在海中可能停留長達4年，才再迴流到河床進行生殖，開始下一次的生命循環。

生吃

極新鮮的鮭魚直接生吃就非常美味。可做成生魚片、握壽司，或拌醬汁的南美洲檸檬醃魚。

醃製

只要抹上鹽，就是最簡單的鮭魚醃製法（醃製能改變魚肉的質地與口味），但一般來說，除了鹽以外還會加入糖。北歐地區特有的醃鮭魚（gravadlax）相當出名，在當地是用鹽、糖、蒔蘿與白胡椒來醃製。

冷燻

指用不超過30°C的低溫來燻製醃過的鮭魚。它不僅可以延長鮭魚的保存時間，也可以增添風味與口感。冷燻鮭魚以蘇格蘭製的最佳，一般切成薄片，最適合和炒蛋一起搭配焙果、黑麥麵包或小薄鬆餅（blini）享用。

烹煮

可用來烤糕點、炭烤、油炸、燒烤、燜煮、油煎、烤箱烘烤、清蒸。

熱燻

用高達80°C的溫度燻製，味道更強烈，鮭魚也會因高溫而變熟。最適合撒在沙拉上、拌進義大利麵，或加進三明治裡搭配辣根（horseradish）醬一起享用。

來自海洋

—

鮭魚：魚中之王

鮭魚曾經是只有少數人能享受的奢華珍饈，現在卻成了全球消耗量最大的魚種之一。牠出自富含油脂的鮭科（Salmonidae），又被稱作「魚中之王」，包括人類、熊、鳥、魚、水獺與海豹在內的許多生物都熱愛以牠為食。這也難怪，鮭魚富含omega-3脂肪酸與多種維生素，不僅能促進蛋白再生，還有能

夠滿足眾口的好味道。由於市場需求高到供不應求，於是從1960年代以來，人類就已經在北半球用人工來養殖這種原生於海洋的魚種。

大西洋鮭是最搶手的食用鮭魚種（以格外細緻的風味聞名），但來自太平洋的五大鮭魚種類是目前較符合生態環保的選擇，而且還有野生、有機養殖與一般養殖等不同

來源。

由於人類食用的數量如此龐大，每一種鮭魚來源都有各自面臨的問題。選購鮭魚時，就像選購任何肉品一樣，必須清楚了解牠們來自哪裡。

請確認選購的鮭魚是否貼有生態永續的標示，或是跟你的魚販聊一聊。

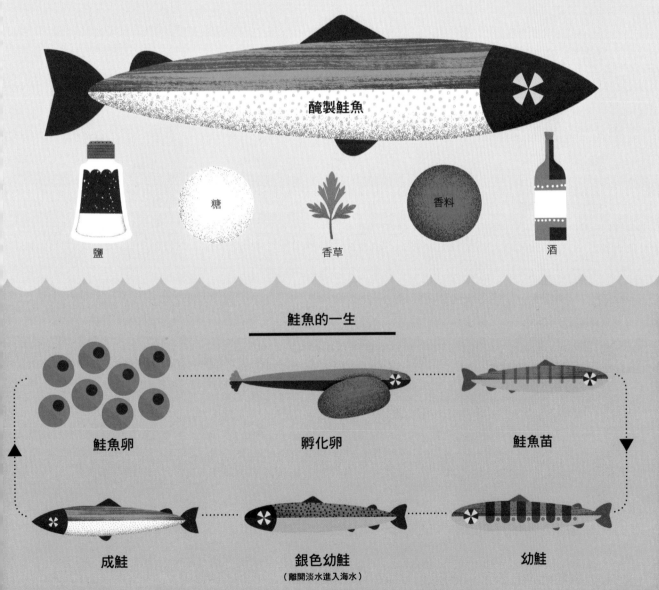

醃製鮭魚

鹽　　糖　　香草　　香料　　酒

鮭魚的一生

鮭魚卵　　　孵化卵　　　鮭魚苗

成鮭　　　銀色幼鮭
（離開淡水進入海水）　　　幼鮭

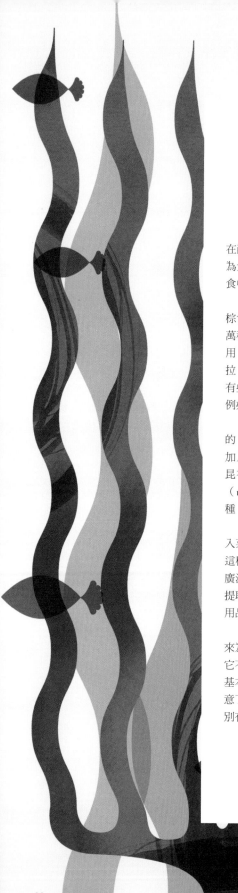
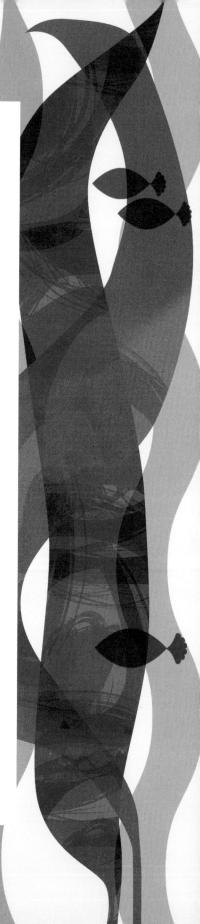

來自海洋

海藻：超級食物！

　　細細、滑滑、隨著魚群搖擺的海藻類生物，在西方人心目中沒什麼好印象，但東方人以海藻為食的歷史不但已經好幾世紀，它在我們每日飲食中的地位可能也超出你的想像。

　　我們可以大致將海藻分成三種顏色：綠色、棕色與紅色。全世界的海藻類生物大約有超過一萬種，但目前只有數百種被人工繁育供作食物使用。有些海藻可以直接生吃，或是燙一下拌入沙拉，例如海青菜（green sea lettuce）這種綠藻；有些海藻則適合曬乾後當成派對零嘴慢慢咀嚼，例如愛爾蘭人愛吃的乾紅藻（red dulse）。

　　以海藻入菜，日本人大概是名聲最為響亮的。他們尤其常將一種棕色的海帶芽（裙帶菜）加入湯品、沙拉中，甚至還泡成海帶茶飲用；昆布則因為特有的天然美味，造就了「鮮味」（umami）的誕生。海苔的食用方式有相當多種，但最常用的方式還是曬乾後用來捲壽司。

　　海藻的好處可不是只有將微鹹的海洋風味帶入菜餚而已。舉例來說，像鹿角菜（carrageen）這種紅色海藻，就具有凝固與黏稠的特質，可以廣泛利用在多種食品的製作過程中。類似的海藻提取物也被加在香皂或洗髮精等各式各樣的民生用品中，為成品的穩定性發揮卓越的功效。

　　就在最近，海藻也開始成為鹽的取代品，用來為菜餚調味。當然，海藻也是一種超級食物，它不但富含蛋白質、各種維生素和礦物質，而且基本上不含任何脂肪。長在土壤裡的蔬菜可得注意了，海藻不但是新來的對手，而且對減肥還特別有一套……

那麼，
想試試海藻嗎？

我想試試

膽子夠大嗎？

注重養生嗎？

不太確定自己能不能接受？

想當零食吃？

不太確定

先從小地方開始

才不要呢

來不及了，你可能早就吃過囉！

試試紫菜餅！
（laverbread）

在日本，紫菜被叫做海苔（nori），蘇格蘭則稱它為sloke。威爾斯人會把這種紅色的海藻水煮成泥狀，混入燕麥，再用培根油煎成小餡餅，是經典英國威爾斯式早餐的油煎食品之一。

試試昆布高湯！

昆布高湯是一種相當營養的日式高湯，這當然得歸功於這個咖啡色的功臣：昆布。昆布高湯也是製作正統味增湯的祕密武器。

試試壽司捲！

用海苔片將黏稠的壽司米與新鮮海鮮、蔬菜包裹起來，這種美味的日式壽司捲能夠乾淨又簡便地將海藻加入你的日常飲食中。

試試海苔片！

將海苔稍微刷上一點水，撒上鹽與日式七味粉後切小片，進烤箱用150°C烤10到15分鐘，或直到香脆為止。

你一定吃過果凍！

有些果凍是以洋菜膠製成，這是一種從海藻提取的純天然成份，能使果凍凝固。它也是素食者用來取代吉利丁（來自牛或豬的果凍凝結劑）的好選擇。

試試用海藻調味！

不論海藻鹽，或日式七味粉（一種包含辣椒、橙皮、芝麻、薑與海苔的調味料）都能使美味瞬間提升，從麵條到牛排等各種菜餚都適用。

來自海洋

此魚換彼魚：
替換著吃更環保

我們都難辭其咎。因為不論是自家烹煮的料理，或是上餐廳所點的菜色，我們吃下肚的食物都會因為個人喜好而集中在特定幾種項目上，這是人類的天性。

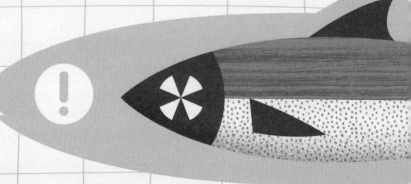

喜歡鱈魚？

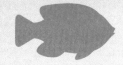

試試吳郭魚吧！

酸辣可口的印度果阿咖哩（Goan curry）最對味

材料：辣椒、椰奶、大蒜、薑、洋蔥、香料、羅望子與番茄。

喜歡煙燻黑線鱈（haddock）？

試試煙燻阿拉斯加鱈魚（pollock）吧！

取下煙燻魚肉，備好飯，做成燻魚香料飯（kedgeree）

材料：印度香米、水煮蛋、咖哩粉、檸檬、洋蔥。

喜歡鰈魚（plaice）？

試試羊舌鮃（megrim）吧！

陷入炸魚柳的無限魅力

將魚肉厚切成條狀，裹上麵粉（事先調味，或拌入辛香料都可以）、沾上蛋汁（或一層薄薄的天然優格），接著再裹上麵包粉、生的庫斯庫斯米（couscous）、麥片，或是白芝麻粒。入鍋煎、炸，或放進烤箱烘烤都可以，完成後拿兩片厚厚的白吐司，豪爽地擠上大量美乃滋，夾著魚條、美生菜和番茄一起享用。

喜歡墨西哥牛肉捲餅？

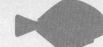

用小鰈魚（dab）代替牛肉吧！

香辣魚肉捲餅，玩味口感新體驗

材料：酪梨、芫荽葉、墨西哥玉米薄餅、哈拉貝紐辣椒、萊姆汁、生高麗菜絲、墨西哥煙燻辣椒（Chipotle）醬、甜玉米，以及用炸天婦羅方式製作的炸鰈魚條。

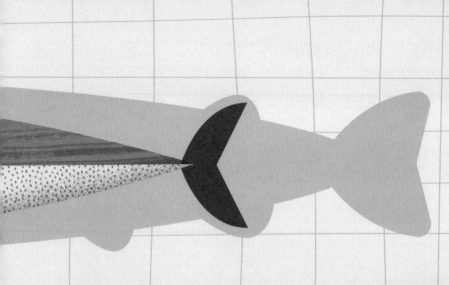

吃魚的習慣當然也不例外。只要看一眼瀕臨絕種的魚類名單（從黑鮪魚到大西洋鮭魚），就可以知道我們太集中於吃同樣那幾種魚了。

所以，何不考慮試試新口味，盡可能多吃各種不同的食物？就從現在開始，替換著吃類似的魚種，體驗不同的風味，嘗試烹調新菜色吧！

40 美國紐奧良地區特有調味料，也是紐奧良烤雞的主要醃料。

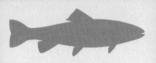

喜歡鮭魚？

試試鱒魚吧！

做成魚餅（fishcake），美味更提升

把生鱒魚肉大致切碎，然後與煮好的嫩馬鈴薯泥、檸檬汁和香草拌在一起。捏成小餅狀，接著入油鍋煎至表面金黃、魚肉熟透。

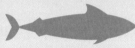

喜歡鮪魚？

試試鯖魚吧！

讓你的沙拉手藝更上層樓

麵粉混入卡疆香料粉（Cajun spice）40，均勻裹在魚肉表面，抖去多餘粉末後入鍋油煎。完成後，先將西洋菜（watercress）、烤過的鷹嘴豆裹孜然粉，以及柳橙果肉盛盤，再將煎好的魚肉鋪在上頭即可上桌。

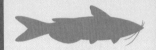

喜歡砂鍋燉肉腸
（sausage casserole）？

試試鯰魚吧！

將西班牙辣腸、鯰魚與白鳳豆一起燉煮，讓魚肉飽滿吸收湯汁精華

材料：白鳳豆、西班牙辣腸、大蒜、洋蔥、紅椒、巴西里與罐裝番茄。

製作海鮮高湯

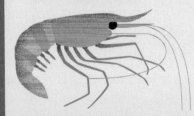

一想到壞掉的海鮮高湯飄出的恐怖惡臭，一般人就可能對它退避三舍。但其實有一個相當快速的高湯作法，能為你的咖哩、湯頭、燉菜和其他料理注入海鮮的風味。首先，先別丟掉在其他料理中用剩的蝦殼與蝦頭，將它們投入鍋中，用一點點芥花籽油大火翻炒，直到外殼變成鮮豔的紅色／珊瑚色。將足以蓋過蝦殼的水加入鍋中，然後用木匙的背面將蝦殼壓碎。加熱直到水滾，然後轉小火煨煮10分鐘左右。完成後，一邊用篩網濾出湯汁、一邊壓擠蝦殼讓湯汁味道更濃郁，最後再加以調味，就成了可以隨意運用的美味祕密武器囉！

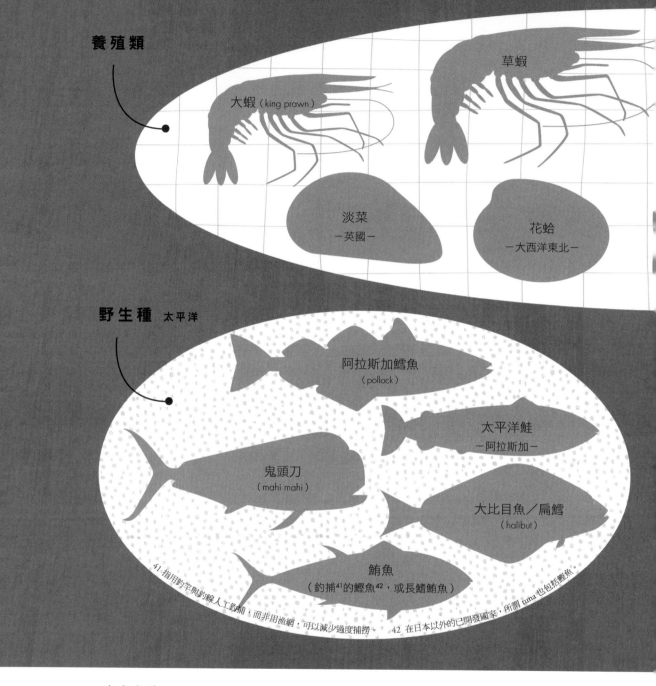

養殖類

大蝦（king prawn）

草蝦

淡菜
－英國－

花蛤
－大西洋東北－

野生種 太平洋

阿拉斯加鱈魚
（pollock）

太平洋鮭
－阿拉斯加－

鬼頭刀
（mahi mahi）

大比目魚／扁鱈
（halibut）

鮪魚
（釣捕[41]的鰹魚[42]，或長鰭鮪魚）

41 指用釣竿與釣線人工釣捕，而非用漁網，可以減少過度捕撈。　42 在日本以外的已開發國家，所謂 tuna 也包括鰹魚。

來 自 海 洋

——

海 洋 永 續 ：
確 認 漁 獲 來 源

　　用負責任的態度挑選肉食來源
不是件容易的事，其中，海鮮又尤
其困難。我們很難分辨到底哪些魚

類或海鮮可以「放心吃」。

　　由於海洋養殖場（或稱海洋牧
場）基本上希望自己養殖的野生魚
類愈肥大愈好，因此通常會捕抓其
他野生魚種來餵養自己養殖的肉食
魚類，例如鮭魚就可以吃下自己體
重三倍以上的魚。除此之外，魚類

染病的機會也愈來愈高（養殖業使
用的抗生素與疫苗因此更多，不但汙
染了水源，也影響到周圍的生態系統
和魚隻本身）。當然，海洋養殖場
過於密集的養殖空間也引發了道德
上的爭議。原本享有整個海洋的魚
群，現在被圈養在狹小的空間裡。

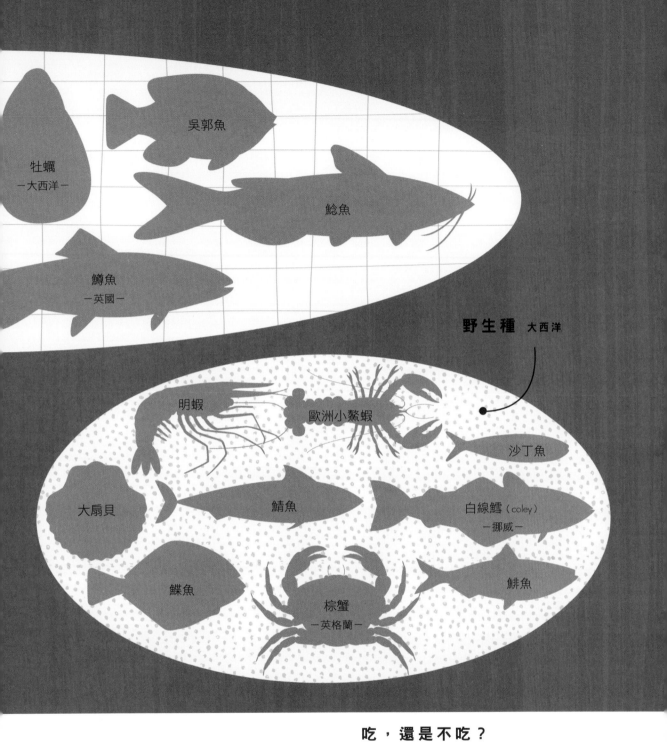

牡蠣
—大西洋—

吳郭魚

鯰魚

鱒魚
—英國—

野生種 大西洋

明蝦

歐洲小螯蝦

沙丁魚

大扇貝

鯖魚

白線鱈（coley）
—挪威—

鰈魚

棕蟹
—英格蘭—

鯡魚

吃，還是不吃？

當野生魚類不斷減少、漁業大網撈捕的做法對海洋生態又造成極大破壞的同時，市場需求仍在不斷攀升。那麼，我們到底應該吃什麼魚呢？記得跟你的魚販確認漁獲的來源，或是確認你手中的商品是否貼有生態永續的標示或認證。

可以吃

或許可以

不要吃

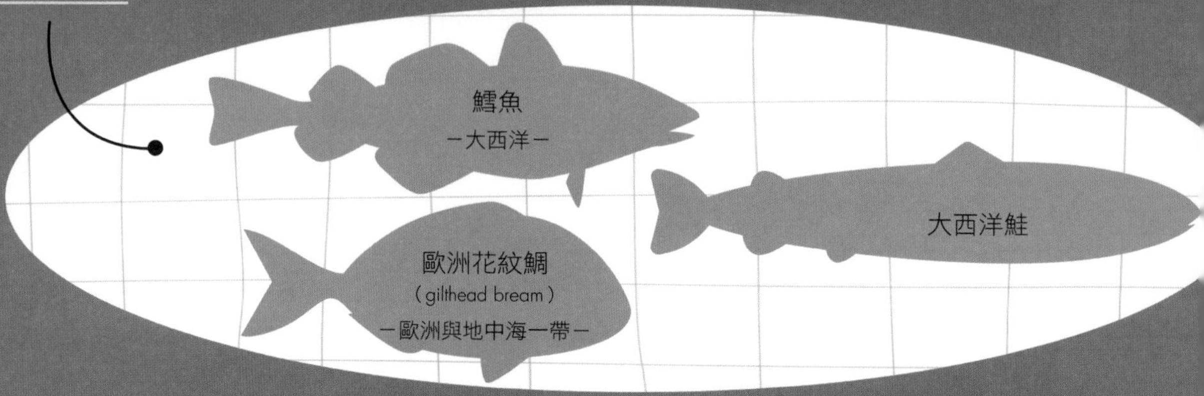

鱈魚
－大西洋－

大西洋鮭

歐洲花紋鯛
（gilthead bream）
－歐洲與地中海一帶－

野生種 太平洋

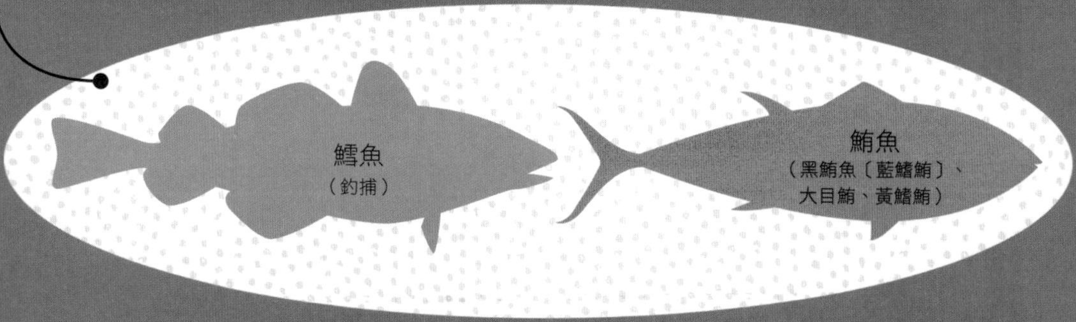

鱈魚
（釣捕）

鮪魚
（黑鮪魚〔藍鰭鮪〕、
大目鮪、黃鰭鮪）

野生種 全球

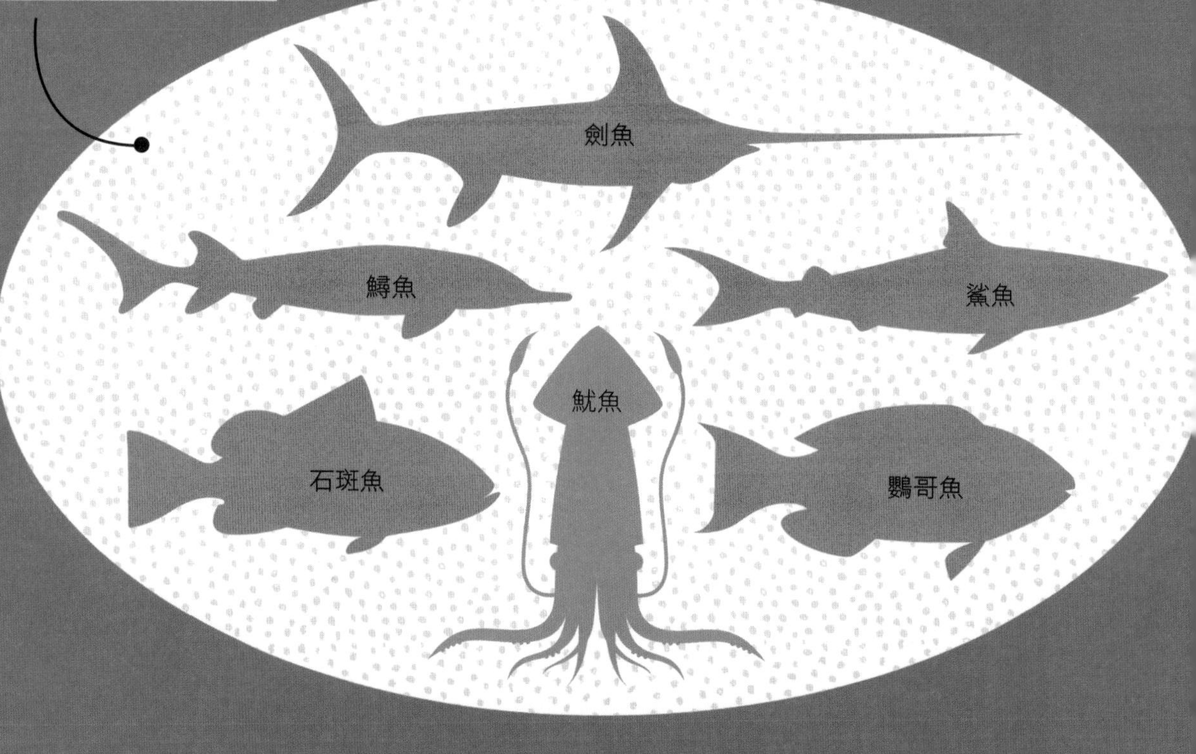

劍魚

鱘魚

鯊魚

魷魚

石斑魚

鸚哥魚

7300萬隻

每年因為身上的魚鰭而喪命的鯊魚數量。
人類取下鯊魚鰭以製作中國料理中的珍饈：魚翅羹。

野生種 大西洋

羊舌鮃
—英國—

竹蟶／竹貝

蜘蛛蟹
—英國—

鰨魚／真鰈（sole）
（多佛鰈Dover、檸檬鰈lemon）

鰻魚

龍蝦

比目魚
（flounder）

無鬚鱈／白鱈（hake）

海鰻

角魚（gurnard）
（真魴 grey gurnard、
魴 red gurnard）

鯔魚／烏魚
（灰鯔、紅鯔）

大西洋鮭

魟魚

黑線鱈（haddock）

鯛魚（黑鯛、紅鯛）

鱈魚（cod）

大比目魚／扁鱈
（halibut）

歐鰈／
高眼鰈
（plaice）

海鱸／圓鱈（sea bass）

牙鱈魚（whiting）

鮟鱇魚

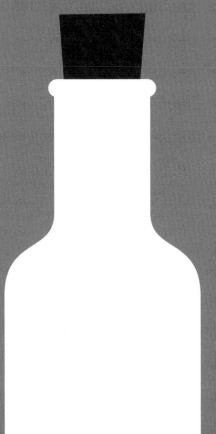

來自儲藏櫃

———

一般餐桌上鹽罐裡常見的鹽。通常會額外添加碘與防止結塊的成份。最適合在烘烤點心時使用，因為能均勻地融化混合。

精製食鹽
FINE TABLE SALT

從喜馬拉雅山脈採集而來的鹽。含有豐富礦物質，因此呈現出獨特的粉紅色。一般公認為最「純」的，所以也是最昂貴的鹽之一。

喜瑪拉雅玫瑰鹽
HIMALAYAN SALT

一般也直接稱為「黑鹽」，但其實顏色介於粉紅與灰色之間。它還有「像蛋一樣」的濃烈氣味，因此相當受素食者歡迎。

火山黑鹽
KALA NAMAK

一般來說晶體更大也更粗糙，最知名的是產自法國西北部布列塔尼地區的「鹽之花」（fleur de sel），風味極佳，最好在料理完成後灑上，當作最後畫龍點睛的調味。

海鹽
SEA SALT

鹽
的 種 類
大 不 同

法國的另一樣特產。因為吸收了鹽田底部的泥土礦物質，因此呈現天然的灰色。

法國灰鹽
SEL GRIS

將夏威夷海鹽與含有豐富礦物質的火山泥混合而成，因此呈紅色。市面上還有另一種叫做 hiwa kai 的夏威夷炭鹽，因為混合了炭，因此呈黑色。

夏威夷紅鹽
ALAEA SALT

鹽可以進一步煙燻處理，或與其他調味料混合，例如辣椒粉、各種香草植物、松露，甚至有香草風味（vanilla）的鹽。

加味鹽
FLAVOURED SALTS

鹽：大地的禮物

說到料理時，我們或許會把某些材料歸為所謂「必備食材」（辣椒醬、美乃滋、起司，是我個人心目中前三名，這三樣加在一起就更完美了）。但人類生活中真正不可或缺的食材其實寥寥可數，鹽是其中之一。

無論是從地底數百公尺深的鹽礦中採集後、撒在下雪的路上避免結冰的鹽，還是從海水蒸製出來、讓我們像雪花一樣撒在炒蛋上的

鹽……各種鹽的化學組成都是一樣的。鹽是鈉與氯化物的化合物（不論鈉或是氯化物，都不是人體能自然產生的物質），這兩種物質對於神經系統傳遞訊息到大腦、肌肉運作、養份吸收和體內水份調節，都扮演著重要的角色。

不過，當然啦，鹽除了能幫助人類維持生理機能運作之外，也是使食物變得可口、讓人能夠享受其中的重要推手。由於鹹味是人類

味覺所能感受的五大味道之一（其餘四種味道分別是甜、酸、苦與鮮味），具有鹹味的鹽，能使料理更加美味。它可以降低苦味、提升甜味，讓味道更加平衡；也可以用來醃製防腐、改善食物的質地與色澤，或是當作幫助研磨的介質。這還不包括無數種用鹽來美容保養、清潔環境的妙方，或是它驅除惡靈的強大力量（簡單捏一小撮鹽、往左肩膀後方撒就行了）。

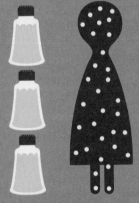

平均來說，我們每個人體內都含有大約250公克的鹽份，相當於3到4個小鹽罐裡的鹽！

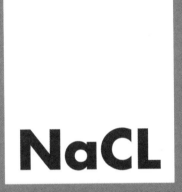

鹽是由40%的鈉與60%的氯化物所組成。

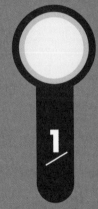

世界衛生組織建議，每人每天攝取的鹽份應低於5公克（相當於不到一茶匙）。

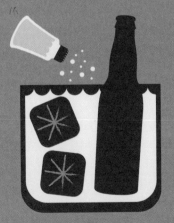

將啤酒放在加了鹽的冰水中，可以讓啤酒更冰、降溫更快。

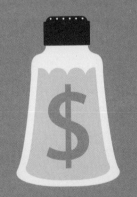

鹽不只有調味功能，還曾經是貨幣的一種。在過去，羅馬士兵是以鹽為薪餉，奴隸也曾經用鹽來交易。

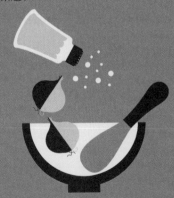

磨蒜泥時加進一點粗鹽，能讓蒜泥更細滑。粗鹽不僅可以調味，還有磨蝕的作用。

來自儲藏櫃

—

糖：甜滋滋，喜滋滋

糖的味道不強烈，本身也不含維生素、礦物質與蛋白質，能在人類每日飲食中扮演如此重要的角色，實在是一件神奇的事。但多虧它能快速地為食物增加甜味與風味，也可以為人體補充能量，價格又相對低廉，讓我們很難想像沒有糖的生活會是什麼樣子。我們可以在咖啡中加幾匙糖給自己添點活力，也可以撒在新鮮水果上，或利用它把蛋白霜打得蓬鬆。生活中攝取糖份的方式可謂五花八門。

過去人類主要是從蜂蜜中攝取糖份，現代製糖的主要來源卻是甘蔗。甘蔗原本是生長於東方的植物，現在卻成為熱帶國家的主要經濟作物之一，和負責栽種收割的蔗農一同受到經濟強國的控制。

甘蔗的莖幹由飽含甜汁的莖肉組成。榨取甘蔗的汁液後，經過重重萃取、精製步驟，就會變成白糖。製糖用的甜菜（sugar beet，與我們食用的甜菜根是近親關係），則因為能在溫帶地區生長良好，因此成為現代製糖的第二大來源。

不過，無論糖的來源為何，只要是高度精製的糖，就是現代人飲食黑名單中千夫所指的對象。大批營養學家疾聲呼籲最好別吃，或以其他食品代替。這有部份是因為加工食品和氣泡飲料在市場上受到熱烈歡迎，實際上卻含有大量不為人知的糖份（例如玉米糖漿）與人工甘味劑。現在許多人開始有意識地用其他選擇來取代這些食品。

甜蜜的滋味

甘蔗與甜菜是人類製糖的最佳原料來源。從甘蔗萃取的蔗糖依照精製程度的不同，可能出現許多不同種類，而甜菜萃取的甜菜糖則只能完全精製為白糖。

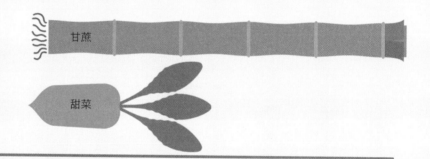

甘蔗

甜菜

粗製／未精製

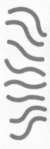

糖蜜 BLACK MOLASSES	黑糖 MUSCOVADO	德麥雷拉粗糖 DEMERARA SUGAR	淡褐粗糖 LIGHT BROWN SUGAR
色深味濃，質地黏稠，幾乎有苦味。	潮濕、黏軟，風味接近糖蜜。	有顆粒感，類似牛奶糖的甜味。	色深味濃，質地黏稠，幾乎有苦味。

完全精製

金黃糖漿 GOLDEN SYRUP	黃糖 GOLDEN SUGAR	白糖 WHITE SUGAR
黏稠、顏色清淡，甜度高。	顏色清淡，有蜂蜜味。	除了甜味，沒有其他風味。

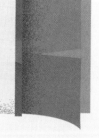

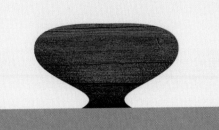

糖粉 ICING SUGAR

粉末狀的糖,是精製糖中質地最細的一種。

細砂糖 CASTER SUGAR

晶體細小,因為溶解速度快,最適合用來烘焙點心。

砂糖 GRANULATED SUGAR

晶體為中等大小,可以直接拿來吃或加在咖啡裡。

醃漬糖 PRESERVING SUGAR

晶體較大,溶解速度較慢,用來製作果醬和糖漬橙皮。

甘蔗

在產糖、製糖的國家,新鮮的甘蔗可以像甜食一樣直接嚼著吃。

為糖加料增香

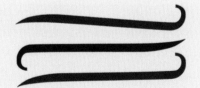

由於白糖除了甜味以外沒有其他味道,因此最適合用它來吸收其他材料的香氣。把取過香草籽的香草莢和糖一起放入果醬瓶中,幾星期後,罐子裡的糖就會充滿香草醉人的芬芳。除了香草莢,還可以使用豆蔻莢、肉桂棒、薰衣草花苞、檸檬香茅或百里香。

公平貿易
與合理的價格

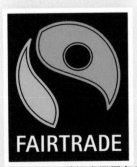

FAIRTRADE

買糖的時候,請注意選擇有公平貿易標誌的商品,以確保你買到的糖是以符合人道精神的方式栽種、製作的產物。

來自儲藏櫃

—

不需發酵的麵包：
麵餅大集合

想到麵包，就覺得要花上好幾個小時揉捏、發酵嗎？那可不一定。以下是來自世界各地的麵餅，運用各式各樣的麵粉，不但作法簡單，也是能搭配各種餡料享用的完美主食。

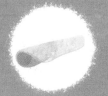

墨西哥：墨西哥捲餅（Tortilla）

墨西哥玉米粉（masa harina，極細的玉米粉）、水、鹽

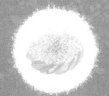

中國：燒餅

麵粉、水、芝麻
（重複折疊再擀平）

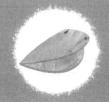

義大利：豬油麵餅（Piadina）

白麵粉、豬油或橄欖油、水、鹽

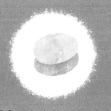

印度：印度煎餅（Roti）

麵粉、水、鹽、
印式澄清奶油[43]（ghee）

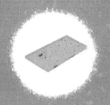

北歐：黑麥、小麥與大麥脆麵包
（Crispbread）

各種麵粉、水、鹽

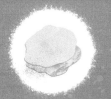

挪威：挪威餅（Flatbrød）

小麥／大麥麵粉、
鹽、酸牛奶[44]（sour milk）

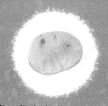

印度：印度麥餅（Chapati）

全麥麵粉、水、
鹽、印式澄清奶油

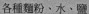

埃及：馬佐餅（Matzo）

小麥、大麥、黑麥、斯佩爾特小麥（spelt）或燕麥粉，以及水、鹽

挪威：馬鈴薯薄餅
（Lefse）

麵粉、馬鈴薯、水、鹽

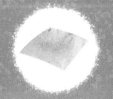

亞美尼亞：中東薄餅
（Lavash）

麵粉、水、鹽
（擀成像紙片一樣薄後風乾）

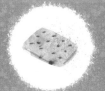

美國：壓縮餅乾／營養口糧
（Hardtack）

麵粉、水

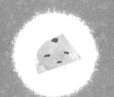

冰島：黑麥餅
（Flatkaka）

黑麥粉、水、鹽

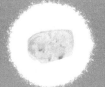

蘇格蘭：燕麥烤餅
（Bannock/oatcake）

燕麥粉、奶油或培根油、水、鹽

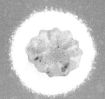

印度：印度脆餅（Poppadom）

黑吉豆粉（urad）或鷹嘴豆粉、水、鹽、胡椒、孜然籽

酵母粉不是唯一選擇

想快速做出麵包嗎？那就別考慮酵母粉，用其他的東西代替吧！例如蘇打粉加上酸性材料，或是能讓麵團在烘烤時變得更加蓬鬆的泡打粉，都是能讓你短時間變出麵包的妙招。

美國：比斯吉（Biscuit）
麵粉、酪乳、奶油、蘇打粉、鹽

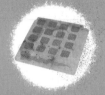

比利時：鬆餅（Waffle）
麵粉、奶油、牛奶／酪乳、
泡打粉、鹽、糖、蛋

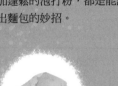

美國：玉米麵包（Cornbread）
粗玉米粉、糖、酪乳、蘇打粉、鹽

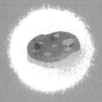

澳洲：油炸司康（Puftaloon）
麵粉、泡打粉、牛奶、
奶油、鹽，在培根油中油炸

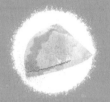

蘇格蘭：馬鈴薯麵包（Potato farl）
馬鈴薯、麵粉、奶油、鹽、泡打粉

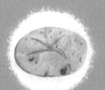

愛爾蘭：蘇打麵包
（Soda bread）
麵粉、酪乳、蘇打粉、鹽

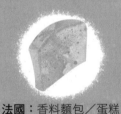

法國：香料麵包／蛋糕
（Pain d'épice）
麵粉／黑麥粉、蜂蜜、奶油、泡打粉、香料

西藏：糌粑餅
（Balep korkun）
麵粉、泡打粉、水

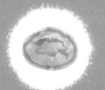

英國：鍋煎司康（Griddle scone）
麵粉、糖、酪乳、奶油、蘇打粉、鹽

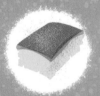

塞爾維亞／巴爾幹地區：玉米麵包（Proja）
粗玉米粉、奶油／植物油、鹽、
牛奶／優格、蛋、泡打粉

43 以小火加熱奶油，蒸發水份並濾除所有雜質的奶油。印式澄清奶油是以當地獨特的方式製作。
44 酸掉的牛奶，也可用酪乳（butter-milk）取代。

麵粉：麵製品的魔力

麵粉是蛋糕體的基礎，能使餅乾黏結在一起，也是製作麵包的基本材料，可說是飲食界中最重要的食材之一。它基本上是研磨穀物得到的粉末，雖然豆類、馬鈴薯、堅果，以及某些植物的根部也能磨成粉末，但一般不會稱為麵粉。早在石器時代，人類就在用麵粉製作食物了。

在人類發現麵製品可以搭配酵母使用之前，麵粉的用法是直接和水、加熱，製成不需發酵的麵包，也就是所謂的「麵餅」（flatbread）。麵餅是一種最簡易的麵包，世界各地都有屬於當地的特色麵餅。此外，麵餅還能簡單、快速又實惠地幫你解決一餐。

全球
50%
**的橄欖油
產自西班牙**

如何存放橄欖油

空氣、溫度、光線與人的惰性是橄欖油的天敵，千萬別因懶惰就把橄欖油放在瓦斯爐邊，不管那是多麼方便的一件事。瓶口用軟木塞或旋轉瓶蓋都沒問題，但絕對不能用可以直接倒油的壺嘴，因為氧化作用會使橄欖油逐漸酸敗。務必將橄欖油存放在避光、涼爽的地方。還有，橄欖油不會愈陳愈香。少量購買、勤快使用，新鮮的最好！

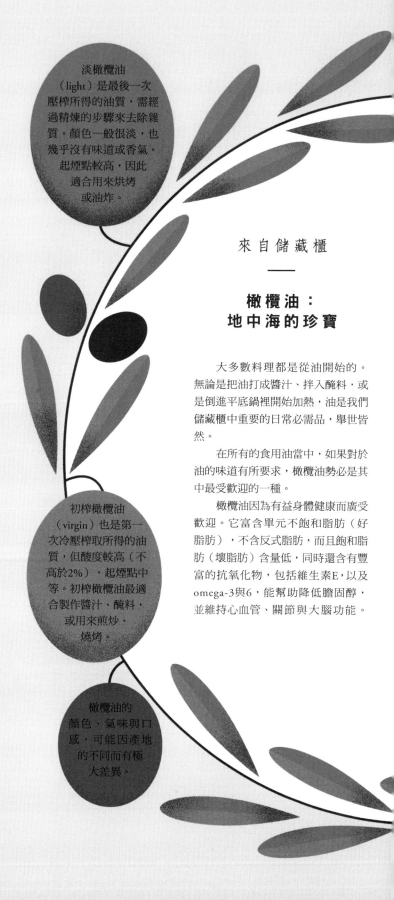

淡橄欖油（light）是最後一次壓榨所得的油質，需經過精煉的步驟來去除雜質。顏色一般很淡，也幾乎沒有味道或香氣。起煙點較高，因此適合用來烘烤或油炸。

初榨橄欖油（virgin）也是第一次冷壓榨取所得的油質，但酸度較高（不高於2%），起煙點中等。初榨橄欖油最適合製作醬汁、醃料，或用來煎炒、燒烤。

橄欖油的顏色、氣味與口感，可能因產地的不同而有極大差異。

來 自 儲 藏 櫃

——

橄欖油：
地中海的珍寶

大多數料理都是從油開始的。無論是把油打成醬汁、拌入醃料，或是倒進平底鍋裡開始加熱，油是我們儲藏櫃中重要的日常必需品，舉世皆然。

在所有的食用油當中，如果對於油的味道有所要求，橄欖油勢必是其中最受歡迎的一種。

橄欖油因為有益身體健康而廣受歡迎。它富含單元不飽和脂肪（好脂肪），不含反式脂肪，而且飽和脂肪（壞脂肪）含量低，同時還含有豐富的抗氧化物，包括維生素E，以及omega-3與6，能幫助降低膽固醇，並維持心血管、關節與大腦功能。

一般來說，我們可以用果香、苦味與辣味來形容橄欖油的味道，例如有奶油味與花香、有香料與胡椒氣味，或是有青草味與苦味。

最珍貴的橄欖油是在第一次榨取前就自然分泌出來的油質。這是價格最高的一種橄欖油，但是風味極佳，務必生食。

橄欖油的萃取，首先是透過人工或機器將橄欖果實從樹上搖落，再把收集起來的橄欖壓成果漿。接著，用離心機以旋轉的方式將油質分離出來，再進行品質評等和裝瓶。此外，也可能進行過濾或以化學方式精煉，但經過這些步驟製成的橄欖油品質通常較差。

橄欖油就像紅酒，油的品質會因不同的土地、氣候與栽種方式而有不同，各地使用的橄欖品種也不一樣。市面上可以找到特定品種或特定產地的橄欖油，但較常見的還是調和過的橄欖油。橄欖油的風味、營養成份與用法會因為種類而有所不同，所以記得看清楚你買的是哪一種橄欖油！

特級初榨橄欖油（extra virgin）是第一次冷壓榨取所得的油質，根據油品風味與酸度（不應超過0.8%）來區分品質等級。風味、香氣和營養含量都是最優異的。可以直接沾取食用、製作醬料，或料理完成後淋在表面為菜餚添香。

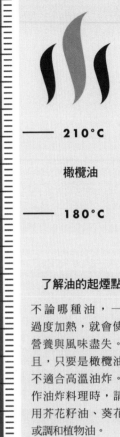

210°C

橄欖油

180°C

了解油的起煙點

不論哪種油，一旦過度加熱，就會使得營養與風味盡失。而且，只要是橄欖油都不適合高溫油炸。製作油炸料理時，請選用芥花籽油、葵花油或調和植物油。

24
（公升）
每位希臘人每年平均吃下的橄欖油量

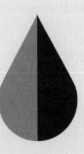

—

醬油：亞洲特色醬料

既是佐料，也是調味料；是烹煮用的材料，也有沾醬、醃料等多種用途——醬油在東亞料理界的地位，就像西方的鹽一樣神通廣大。

釀製醬油的方法已相傳千年之久，醬油產品的種類更是五花八門，質地有濃有稀，顏色也有濃色、淡色之分。不過，醬油最主要的招牌特色還是它豐富濃郁的鹹味，以及幾乎像肉一樣的風味，但它可是百分百的全素食品。

如果以傳統方式釀造醬油，發酵的時間可能需要一年以上；現代改良的作法，則可以將時間縮短到三個月左右。除此之外，利用化學水解方式製作醬油最為快速，只需要花上幾天就能完成，但當中添加了多種酸性成份、防腐劑、甘味劑與人工香料——這是最劣等的醬油，與其買它不如別買。

醬油怎麼買？

各個東方國家都有當地獨特的醬油作法，從不添加小麥（因此不含麩質）、味道濃郁的日本溜醬油，到以黑豆釀造、質地濃稠深厚的印尼甜醬油（ketjap manis），甚至還有加入香菇調味的香菇醬油。不過，在挑選醬油時，主要需注意區分的有兩大類：淡色醬油（生抽）與濃色醬油（老抽）。淡色醬油指的是第一道萃取的醬油，質地較稀、味道較鹹、顏色較淡，最適合用來調味或當沾醬。濃色醬油（或稱陳釀醬油）釀造熟成的時間更長，顏色更深（通常會額外調入糖漿與玉米澱粉），最適合用來久煮或調製醃料。

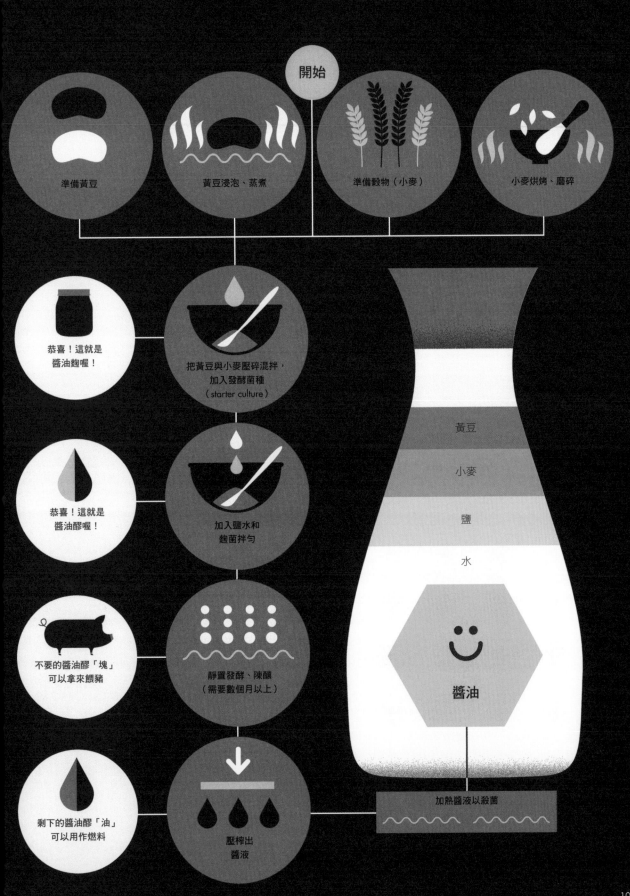

開始

準備黃豆

黃豆浸泡、蒸煮

準備穀物（小麥）

小麥烘烤、磨碎

恭喜！這就是
醬油麴喔！

把黃豆與小麥壓碎混拌，
加入發酵菌種
（starter culture）

恭喜！這就是
醬油醪喔！

加入鹽水和
麴菌拌勻

不要的醬油醪「塊」
可以拿來餵豬

靜置發酵、陳釀
（需要數個月以上）

剩下的醬油醪「油」
可以用作燃料

壓榨出
醬液

黃豆

小麥

鹽

水

醬油

加熱醬液以殺菌

番紅花：
世界上最昂貴
的頂級香料

黃色的「雄蕊」
沒有料理上
的使用價值

番紅花屬的植物
（crocus）約有80多種，
唯有學名為Crocus sativus
的植物才是真正的
香料番紅花。

每顆球莖
只會開出一朵
番紅花

番紅花的雌蕊
柱頭被用在料理、染
色或作為草藥，至
今已有數千年
的歷史。

辨別
番紅花真假

真正的番紅花要價不菲，而且顏色
應該是深紅／焦橘色，大小平均，
形狀像小喇叭一樣。優質的番紅花
中不會出現太多黃色的雄蕊（雄
蕊沒有味道）或紅色的花瓣，而且
會散發出帶有一點金屬味的花香氣
息。根據產地的不同，番紅花的味
道也不盡相同，但大致上嘗起來
是淡淡的蜂蜜味加上些許苦味。存
放時，務必避開陽光直射的地方。
你也可以使用事先研磨成粉的番紅
花，但請務必只找信得過的商家購
買，因為粉狀的番紅花更容易以假
亂真。

ISO 3632

國際標準化組織（ISO）
曾制定一套番紅花等級的判斷
標準，以科學方式測量番紅花的成份，
其中的番紅花素（crocin，顏色來源）、
番紅花苦素（picrocrocin，味道來源）與
番紅花醛（safranal，香氣來源）
的含量愈高，番紅花
的等級就愈高。

黃金的價值

以重量計價的番紅花，單價比黃金還貴，因此成為世上要價最貴的一種香料。好在它的用量不大，只需要一點點（大約幾縷就夠了）就能夠為你的料理成功鍍金。事實上，由於番紅花的氣味濃厚，因此用量宜少不宜多，以免搶了其他食材的味道。

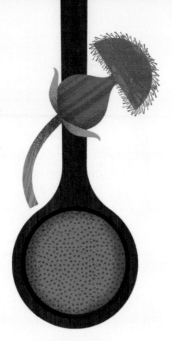

花茶時間

使用番紅花的方式與其他香料大不相同，絕不可直接丟進鍋中料理。可以將番紅花稍微烘烤一下，然後用研缽搗碎使用；或者，最好將它浸入溫熱的液體中（例如水、高湯、牛奶或酒類），萃取出浸泡液來使用。浸泡時間愈長（至少浸泡20分鐘，至多24小時），番紅花的風味就愈強烈。

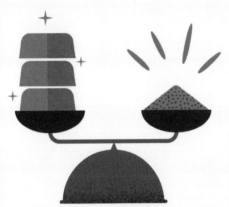

假番紅花

番紅花出現在市面上有多久，混充品就存在了多久。最常見的番紅花混充品或替代品，就是黃色的紅花（safflower，紅花屬植物，種子也可用來榨油），或是大家熟知的香料薑黃。簡單來說，只要價格便宜，就一定不是番紅花！

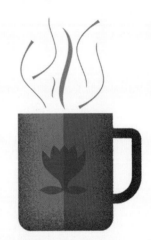

下廚囉！

用番紅花來試做這些世界各地經典的甜、鹹料理吧！

義大利
米蘭式燉飯
（Risotto Alla Milanese）

西班牙
海鮮燉飯
（Paella）

英國
番紅花甜麵包
（Saffron Bun）

瑞典
番紅花甜麵包
（Lussekatter）

法國
馬賽魚湯
（Bouillabaisse）

伊朗
烤肉串
佐番紅花飯
（Chelow kabab）

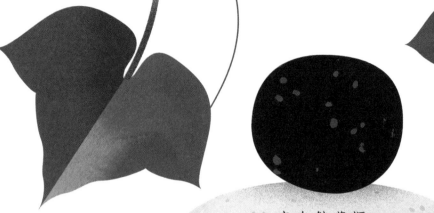

來自儲藏櫃

—

松露：炙手可熱的珍寶

松露是來自地底的珍寶。對老饕來說，它比金子還珍貴。松露是蕈類的一種，深埋在泥土之下，通常在橡樹、榛果樹與萊姆樹底下可以找到。松露主要分為兩種：一種是黑松露，其中品質最佳者據說來自法國的佩里戈爾（Périgord）；另一種是名聲顯赫的白松露，著名產地是義大利皮埃蒙特區的阿爾巴鎮（Alba, Piedmont）。黑松露可以用來料理，而嬌弱的白松露則只適合生食，最常在料理完成後用作裝飾。

無論以何種方式使用，松露都是料理中最奢華的點綴（一公斤的松露，價格約在1,000到3,600英鎊之間，折合新台幣約5萬到18萬元），而且絕對要趁鮮使用，因為放得愈久，不僅香氣會喪失，還會出現苦味。那麼，這個香氣醇厚、強烈、極像麝香的食材，究竟是哪一點令人深陷其中？或許是因為松露含有豬烯醇（androstenol）。

豬烯醇不僅是構成松露獨特氣味的香氣分子，在公豬的唾液與男性腋窩中也能找到一樣的費洛蒙成份（所以松露的氣味令母豬也無法抗拒）。

—

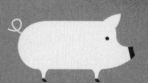

松露搜索隊

傳統方法是利用豬隻來搜尋，但是牠們對松露的渴望不比人類少，難保不會當場把找到的松露吞下肚。因此現在在松露盛產的季節，大多利用狗來搜索松露。松露的產季從每年11月持續到隔年3月。

珍貴的食材

2014年，義大利的翁布利亞地區（Umbria）發現了史上最大的白松露，重達1.89公斤，在拍賣會上以5萬美元售出，但在此之前四年，只有它一半大的松露，售價就高達417,200美元了。

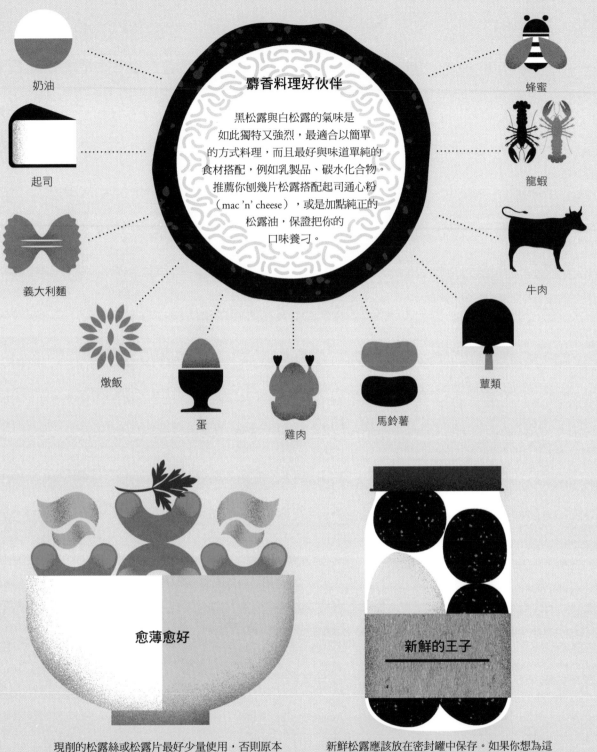

麝香料理好伙伴

黑松露與白松露的氣味是
如此獨特又強烈，最適合以簡單
的方式料理，而且最好與味道單純的
食材搭配，例如乳製品、碳水化合物。
推薦你刨幾片松露搭配起司通心粉
（mac 'n' cheese），或是加點純正的
松露油，保證把你的
口味養刁。

奶油

起司

義大利麵

燉飯

蛋

雞肉

馬鈴薯

蕈類

牛肉

龍蝦

蜂蜜

愈薄愈好

現削的松露絲或松露片最好少量使用，否則原本
精心準備的晚餐，最後反而會因為吃起來像臭襪
子而令人難忘……

新鮮的王子

新鮮松露應該放在密封罐中保存。如果你想為這
項昂貴的投資增添一點額外的效益，就在密封罐
裡放幾顆生雞蛋。松露強烈的麝香氣味會穿透蛋
殼的孔隙進入其中，然後——享受一頓國王等級
的奢華早餐吧！

來自儲藏櫃

稻米：餵飽全世界的食糧

如果以人口消耗量來看，稻米絕對是目前世界上最重要的糧食作物。它是全球不可或缺的日常必需品，為最需要的人帶來溫飽和收入。稻米是一種碳水化合物，為人們帶來能量，也以其獨特風味成為許多料理的主角。它可以像印尼的甜醬油炒飯（nasi goreng）那樣炒來吃，也能做成甜點，例如奶香濃郁的英國米布丁；中國人會用來熬養生粥品，西班牙人則喜歡搭配番紅花做成海鮮燉飯。

稻米的種類多到數不清，分類方法更是不少，但是在選購的時候，最實用的方式還是從料理種類來思考。

長米最適合水煮或蒸煮，做成粒粒分明、香氣四溢的土耳其香料飯（pilaf）或西非燉飯（jollof）。短米則最適合在鍋中不斷翻攪，煮成入口即化的義大利燉飯。還有一種質地黏稠的短米，適合捏成日本壽司（壽司米），或是經過反覆敲打，做成甜點麻糬（糯米）。

大多數食譜都只要求使用精製過的白米飯，但市面上也能買到（稍微比較營養）的糙米飯。說到煮飯，每個人都有自己的一套方式，以我為例，在煮印度香米這種長米的時候，我都是這麼做的：一份米與兩份鹽水一起煮滾，等水份完全蒸發後離火，蓋上蓋子，讓米飯在鍋內剩餘的蒸氣中燜到鬆軟，或等到其他菜餚都準備好時就可以了。上桌前，在煮好的白飯裡中拌入一小塊奶油還能為料理加分。

全世界有超過100個國家種植稻米

100+
COUNTRIES

3rd
全球糧食作物中稻米的產量排名第三僅次於甘蔗與玉米

158
MILLIONS
全世界有1.58億公頃土地用來生產稻米

稻米生產國

- 亞洲
- 美洲
- 非洲
- 大洋洲
- 歐洲

全球前3大稻米生產國

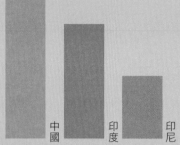

2億公噸
1億公噸
0公噸

中國　印度　印尼

米飯　　　　**豆類**

加勒比海豆飯 Caribbean rice and 'peas'
（其實是用穀物豆）

古巴黑豆飯 Moors and Christians
（黑豆與白飯）

韓國什錦豆飯 Kongpab
（白飯與多種豆類）

改良式墨西哥捲餅
（玉米餅皮、白飯、豆泥與肉類）

美國南部「跳跳約翰」燜豆飯 Hoppin' John
（白飯與黑眼豆）

威尼斯青豆粥 Venetian rice and pea soup

剩飯別浪費！

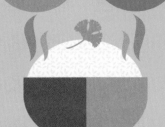

西式作法　　**中式作法**

西式作法

1. 把吃剩的義式燉飯[45]捏成高爾夫球大小的米丸子。

2. 把小塊的莫扎瑞拉起司包進丸子裡。

3. 丸子先沾上麵粉，再沾蛋黃液，最後均勻裹上麵包粉。

4. 入鍋油煎，直到外表金黃。

5. 佐番茄乾或沾番茄醬吃。

45 這裡指用圓短的義大利亞伯瑞歐米（Arborio）做的燉飯。

中式作法

1. 準備吃剩的印度香米飯或普通長米飯。

2. 中式炒鍋熱鍋後，加入無特殊氣味的食用油，翻炒蔥末、蒜片、薑與辣椒。加入剩飯持續翻炒，直到飯熱透、開始變鬆脆。

3. 鍋子中間騰出空間，打入一顆雞蛋，煎到全熟或半熟都可以。

4. 用筷子把蛋扯散，與飯拌在一起。

5. 最後撒上新鮮芫荽葉。

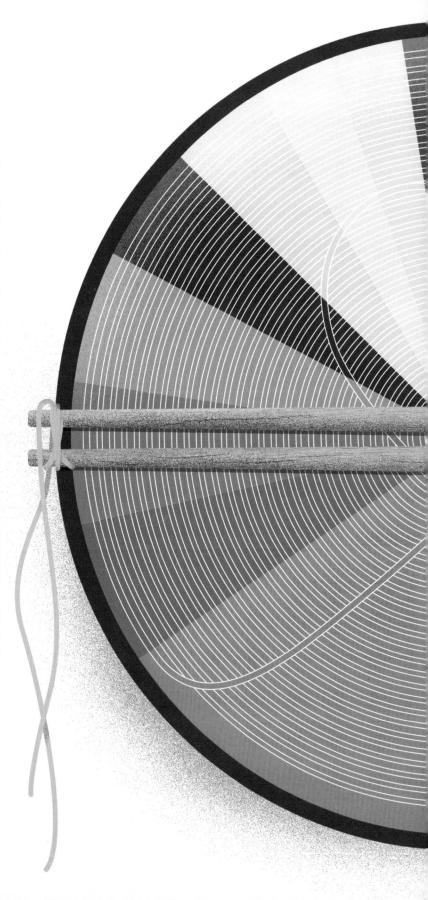

來自儲藏櫃

麵條：
從烏龍麵到冬粉

怎麼會有一樣東西看起來這麼簡單——最基本的麵條只需要麵粉與水就能做出來——吃起來卻如此美味，同時又樂趣十足呢？吃麵與煮麵都是短時間內就能快速解決的事，而且麵條的價格相當便宜，美味卻毫不遜色。它不僅能填飽學生的胃，還是中國人用來慶祝生日的大餐（蛋糕遜掉了！），而且在全球好幾種熱門料理中位居要角。試想，要是越南河粉或日本拉麵裡少了麵條，會變成什麼樣？

那麼，麵條究竟出自何處？義大利人與阿拉伯人或許認為麵條是從自己的國家傳到全世界的，但考古學家可不這麼認為。2005年，考古學家發現了一碗有四千年歷史的麵條，這碗麵條保存狀況非常良好，還看得出細長的形狀與澄黃的顏色，是用小米製成的，出土的地點位於中國的西北部。

現代人食用的麵條大致可分成四類（至少亞洲的麵條可以這麼區分）：最普遍的是用小麥（麵粉）製成，例如烏龍麵、拉麵與素麵，以及用蕎麥（蕎麥麵）、米（麵線）、雞蛋製成的麵條。此外，還有用綠豆（所以冬粉才會這麼柔軟又透明）或甚至地瓜來做麵條（韓國常見的炒雜菜，就是用地瓜製成粉絲，再跟其他蔬菜一起拌炒）。

1958

史上第一碗泡麵
在日本誕生

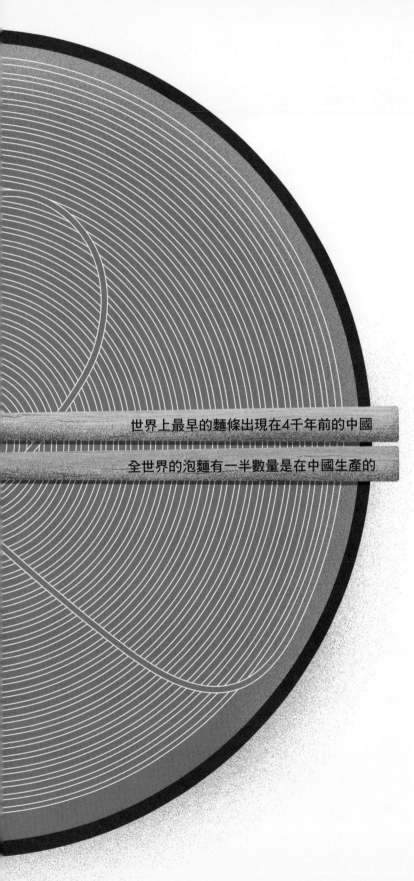

世界上最早的麵條出現在4千年前的中國

全世界的泡麵有一半數量是在中國生產的

麵條可以是扁的、圓的、細的、長的、拉出來或擀出來的。根據所在國家不同，麵條的名稱、形式與搭配的菜色也不同，甚至還有一種麵條叫做「老鼠麵」（rat noodle，即台灣的米苔目），因其形狀短且兩頭尖細而得名──它絕對不是用老鼠做的，而是米做的。

還有一種麵，只要加入熱水、等兩分鐘，就可以大快朵頤。這麼簡單方便的麵條，就是泡麵。它受歡迎的程度可不容小覷，光是在2013年，全球就有1056億碗泡麵被吃下肚。大部份的泡麵都是用筷子吃的（有湯的話就搭配湯匙食用），但是在西方國家，拿叉子吃還是比較常見的現象。

麵條的種類雖多，卻有一個共通點，就是在吃的時候最好帶勁地吸入口中，而且還要發出聲音。這樣的吃法不僅能讓麵條降溫、帶出料理的風味，更是一種對廚師的肯定。還有，千萬別把麵條切短。長長的麵條意味著長壽，唯一可以用來截斷的方式就是用牙齒咬斷。

全球10大熱愛泡麵的國家

國家	份數
中國	46,220*
印尼	14,900
日本	5,520
越南	5,200
印度	4,980
美國	4,350
韓國	3,630
泰國	3,020
菲律賓	2,720
巴西	2,480

*單位：份

來自儲藏櫃

義大利麵：
從千層麵到細扁麵

做義大利麵時，麵條可以新鮮現揉（通常用00麵粉[46]加蛋揉製），也可以用乾燥的義大利麵（通常用杜蘭小麥粉〔durum〕加水製成）。重要的是，麵條必須煮到「al dente」的程度，意思是「彈牙」、「有嚼勁」。

煮義大利麵的訣竅是，把你想煮的麵條放進一大鍋滾水中（一般來說，每100公克的麵條要使用1公升的水），然後再加入一大撮的鹽。

---

46 義大利軟小麥麵粉會根據顆粒粗細、出粉率與灰份的高低來區分級別。當中，00麵粉純以麥芯磨製，是出粉率低、灰份低、質地最細滑的一種。

片狀： 千層麵 Lasagne

小型

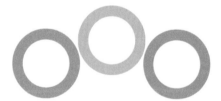

小戒指麵 Anellini

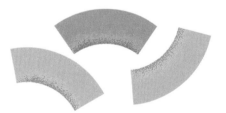

迷你管麵／頂針麵 Ditalini

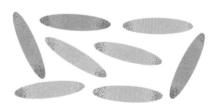

米形麵 Orzo

花式

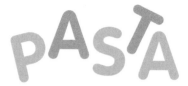

字母麵 Alfabeto

花形麵 Fiori

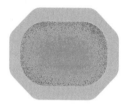

貓耳麵 Orecchiette

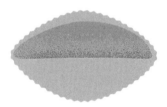

貝殼麵 Conchiglie

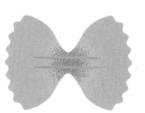

蝴蝶麵 Farfalle

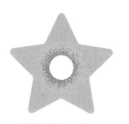

星形麵 Stelline

可填餡

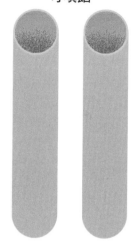

麵卷 Cannelloni

糖果麵 Caramelle

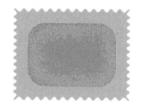

麵餃 Ravioli

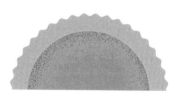

半圓形麵餃 Agnolotti

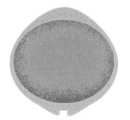

餛飩餃 Tortellini

管狀

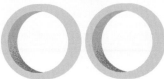
戒指麵 Anellielli

斜管麵 Penne

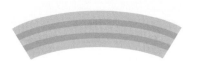
粗管麵 Rigatoni

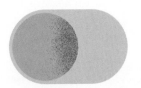
花枝圈麵 Calamarata

吸管麵 Ziti

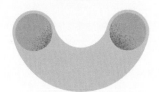
通心粉 Macaroni

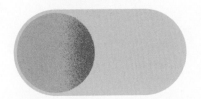
大管麵 Tufoli

螺旋狀

鐘形麵 Campanelle

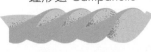
短螺旋麵 Fusilli

雙股螺旋麵 Gemelli

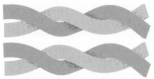
螺旋麵 Rotini

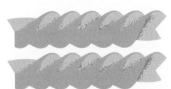
扭繩麵 Trofie

類似的近親

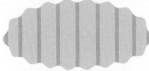
馬鈴薯麵疙瘩 Gnocchi

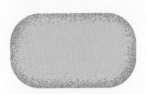
麵疙瘩 Gnudi

長形

捲細管麵 Bucati

天使髮絲麵 Capellini

細扁麵 Linguine

大寬麵 Pappardelle

寬麵 Fettuccine

蕎麥短寬麵 Pizzoccheri

波紋麵／公主麵 Reginette

圓身麵 Spaghetti

寬扁麵 Tagliatelle

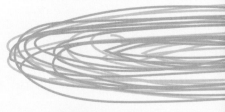
細巢麵 Vermicelli

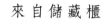

來自儲藏櫃

—

豆腐：肉類替代品

廚房裡的一個失誤，有可能成就一道美味的菜餚，在亞洲，像這樣的「美麗的錯誤」卻為當地飲食歷史寫下新的篇章。一個中國廚師不小心將帶有鹽滷的海藻和豆漿混在一起，豆漿於是凝成了豆腐。

豆腐作為必備食材已經超過2千年歷史，其溫和的口味與豐富多元的質地，在東方料理中的運用方式更多達好幾百種。它就像一張空白畫布，能襯托氣味強烈的食材，使整體料理風味更上層樓，因此在西方世界也相當受歡迎，在素食料理中當作肉的替代品。

豆腐的營養成份更是聲名遠播，除了有高含量的維生素B群，有些製品還含有鈣質。同時，它也是完全蛋白質的攝取來源（由於豆腐是黃豆做成的，每100克的豆腐就含有約8公克的蛋白質），因此格外受到蔬食者與素食者的喜愛。由於豆腐在製程中去除了黃豆皮、纖維質與不好消化的酵素，因此相對來說會比黃豆容易消化。

此外，就像所有豆製品一樣，豆腐的「壞」膽固醇含量相對較低，還富含大豆異黃酮（isoflavones）。這項成份據說能降低骨質疏鬆症的風險，有助改善更年期症狀，以及降低乳癌與前列腺癌的發生率。

黃豆變身豆腐塊

1.乾黃豆泡水12-14小時，直到膨脹成兩倍大。

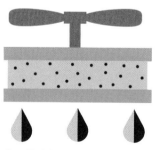

2.將黃豆搗碎，加水煮滾，煮沸的過程可以將難以消化的酵素中和掉。

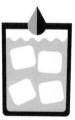

3.將煮好的豆漿壓榨出來，剩下的豆渣（黃豆皮與纖維）可以用作動物飼料。

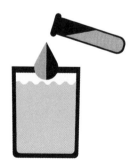

4.將凝結劑加入豆漿中，豆漿會結出塊狀的豆腐花（就像製作起司一樣）。

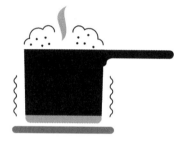

5.取一塊重物壓在豆腐花上。把所有的汁液擠乾後，就會變成塊狀的豆腐（根據汁液擠乾的程度，豆腐的成品質地也會有所不同）。

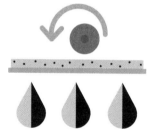

6.將完成的豆腐分切成塊，用乾淨的水清洗，最後用巴氏殺菌法延長保存期限。

豆腐的種類

嫩豆腐

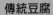
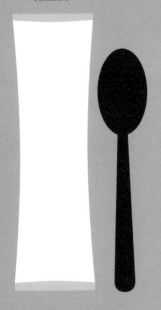

嫩豆腐是只透過凝結劑凝固成形、沒有壓出水份的豆腐，質地水嫩飽滿，沒有製成塊狀，可以用湯匙輕鬆舀起。嫩豆腐在料理中甜鹹通吃，通常用來作為乳製品或蛋的替代品。

傳統豆腐

這種豆腐的軟硬程度中等。雖然擁有柔軟的質地，但是用手指輕壓一下，很快就會回彈。它或許會有一層外皮，但中間的質地就像布丁那樣，因此很適合打成奶昔，或做成需要與其他材料打碎混拌的料理。它如果再稍微硬一點，就很適合快炒或加入咖哩中。

豆腐乾（豆干）

若將所有水份都濾除，成品的質地就會非常硬實，因此中國人把這樣的豆腐稱為「豆腐乾」。它的口感緊實而有彈性，最適合的烹調法是切小塊快炒、烘烤或燒烤，也可以壓碎做成「素炒蛋」，甚至還可以醃製、煙燻或炭烤。這是最硬的一種豆腐，蛋白質、鈣質與維生素含量也最高。

這是什麼恐怖的味道？！

就像我們會把肉與蔬菜醃製保存一樣，豆腐也有傳統的發酵與醃漬方式，可以延長保存期限，同時一點一滴地改變它的風味。先將豆腐塊風乾，再慢慢地透過細菌作用進行發酵。發酵完成的豆腐先泡在鹽水中，再浸入綜合了多種材料的醃汁。醃汁的調配方式有很多，可以使用的材料包括中式醋、辣椒醬、味增或豆瓣醬，有時為了調色還會加入紅麴。在各種醃製豆腐中，味道最重的就是在蔬菜、魚露與鹽水中發酵的「臭豆腐」。雖然它的臭味聞起來就像腐壞了一樣，但是對某些人來說，它可是好吃得不得了。

入味的迷思

或許你會想，豆腐有著海綿般的質地，一定很容易吸收菜餚的味道吧？你錯了。除非你用的是布滿孔洞的凍豆腐，或你家裡有一台真空低溫烹調機（sous-vide machine），可以花上六小時慢慢把湯汁注入豆腐內部的水份組織中，否則就算花了九牛二虎之力，你的豆腐很可能還是沒有味道。所以，別想像醃肉一樣在料理前把豆腐醃入味，想辦法把湯汁裹在豆腐上吧！先在鍋裡把豆腐煎到表面金黃，它表面的那層脆皮就會好好地吸收湯汁的味道了。適合搭配的口味可多了，從蜂蜜、薑、醬油，到甜辣醬或沙嗲，都可以任君選擇。

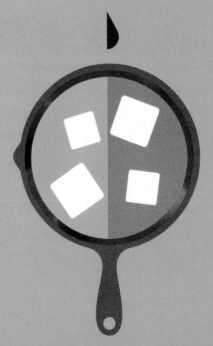

來自儲藏櫃
—
扁豆：
搞清楚就上手

扁豆（lentil）可能是人類最早食用的食物之一，從亞洲到非洲，各地的特色料理都有扁豆的一席之地。不過，若是落到不懂怎麼使用的料理者手中，做出來的扁豆料理也可能糟糕透頂。

雖然扁豆在所有蔬菜中是蛋白質含量的佼佼者（僅次於黃豆），而且廣受素食者的喜愛，但不管它再怎麼營養，如果隨便把扁豆當成堅果來烤、做成素漢堡或調味錯誤的湯，最後的下場只會是一塌糊塗。相反地，只要懂得在製作不同料理時選對適合的扁豆種類，而且用正確的方式烹調、調味，扁豆就可能成為你櫥櫃裡最多才多藝的好幫手。

或許你平常煮鷹眼豆或其他豆類料理時，用罐裝豆仁也沒遇到什麼問題，但料理扁豆時，請務必乖乖從生豆煮起，否則很容易碎成豆糊。煮生扁豆一點也不麻煩，只需要短短的20分鐘就能煮好：把扁豆放進一鍋冷水中，加熱直到水滾，然後轉小火燉煮。法國綠扁豆或西班牙帕蒂娜（Pardina）扁豆的形狀不容易散，可以煮到中間帶點硬度的半生熟狀態；大一點的扁豆或切成片狀的扁豆片可以煮成柔細的豆泥。煮好後記得調味，在溫熱的狀態下用鹽或其他香料，甚至油醋醬來調味。

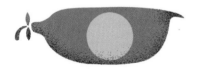

就像其他豆類一樣，
扁豆也是長在豆莢裡的豆子。
但一個扁豆莢裡，
通常只有一或兩顆扁豆。

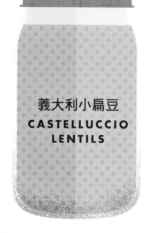

義大利小扁豆
CASTELLUCCIO LENTILS

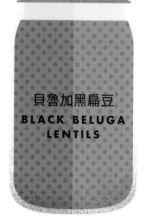

貝魯加黑扁豆
BLACK BELUGA LENTILS

一種產自義大利的扁豆，外觀是綠色或棕色（有些還帶有斑點），顆粒小，帶有泥土的風味。最適合用來燉菜或做咖哩，也可以作為主食，取代米飯或馬鈴薯。

因為與貝魯加魚子醬外觀相似而得名。這一顆顆閃耀著光芒的迷你黑珍珠，久煮也能維持形狀完好，最適合用來做土耳其香料飯，或加在沙拉裡增添視覺效果。

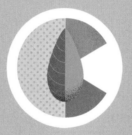

調味蔬菜（胡蘿蔔、芹菜、洋蔥）
炒扁豆和月桂葉

烤甜椒佐扁豆、炙烤過的
哈羅米起司（halloumi）

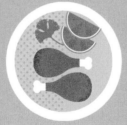

雞肉、血橙、平葉巴西里
與扁豆佐油醋醬拌成沙拉

扁豆佐巴薩米克醋烤甜菜根

咖哩扁豆佐煙燻鱈魚
與水波蛋

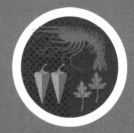

扁豆佐萊姆汁醃大蝦、
辣椒與芫荽葉

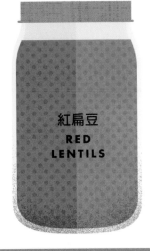

紅扁豆
RED LENTILS

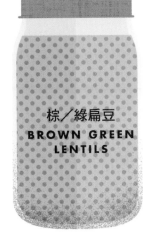

棕／綠扁豆
BROWN GREEN LENTILS

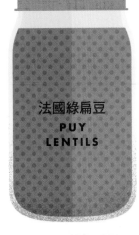

法國綠扁豆
PUY LENTILS

一種去皮的切片扁豆，很容易就能搗碎做成美味豆泥，最適合用來做湯、沾醬或印度豆糊（dhal）。

個頭較大的一種扁豆，不僅味美價廉，也能愈煮愈軟爛，是為湯品或焗烤料理增添份量的實惠選擇。

大部份扁豆價格都相當便宜，法國綠扁豆是其中要價較高的一種。它來自法國奧文尼區（Auvergne），表面有漂亮花紋，個頭嬌小，長得像胡椒，最適合與豬肉一起燉煮。

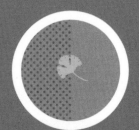

扁豆泥醬

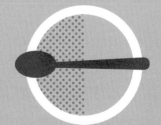

扁豆蔬菜湯

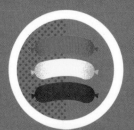

燉扁豆佐肉腸

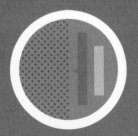

印式香料豆糊湯（Tarka dahl）

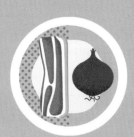

扁豆佐小火炒成焦糖色的洋蔥、培根、馬鈴薯泥

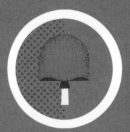

蕈類與扁豆
俄式酸奶燉菜（stroganoff）

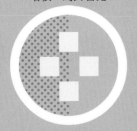

印式香料扁豆燉蔬菜（Sambar）

扁豆咖哩佐印度起司（paneer）

扁豆沙拉

自己做老麵種

保存時間
更長

老麵除了能為麵團添加獨特的香氣之外,菌種在發酵過程中釋放的乳酸還具有充當防腐劑的優點,能延長麵團的保存時間。

只用水和麵粉就可以做出老麵種,但加入活菌優格可以讓麵種長出好菌,確保你能養出合用的、生氣蓬勃的酸麵團。為了確保養麵成功,記得在你培養麵種的容器上標示日期。

另外,如果你打算把麵種養在玻璃罐裡,注意罐子不可密封,因為天然酵母在發酵過程中會釋出二氧化碳,可能會炸開也說不定……

材料

有機高筋麵粉	50 公克
有機全黑麥粉	50 公克
水(最好是過濾水)	100 毫升
活菌優格[47]	1 茶匙

47 未經冷凍、滅菌,含有活性乳酸菌的優格。

製作方法

第1天:取一個大碗,把麵粉、水與優格混拌成黏稠的麵糊。用保鮮膜或廚房用布巾蓋在碗的表面,然後移到一個溫暖的地方放置24小時。

第2-5天:每天額外加入50毫升的水、高筋麵粉25公克與全黑麥粉25公克,接著重新蓋好,放回溫暖的地方存放。每天用力攪拌幾次,能把更多氧氣帶入麵團中,使麵團長得更快。

第4-5天:你會看到麵團表面開始出現細小的氣泡,並聞到那股錯不了的強勁氣味。繼續添加水與麵粉。

第6-7天:你的老麵種現在已經可以使用了,但是當老麵長到這個階段,菌種會需要更多新的麵粉與水,才能盡情地健康繁殖。你可以將一半的酸麵團拿去做麵包,接著每天在大碗中繼續加入全黑麥粉50公克、高筋麵粉100公克、水150毫升。將麵團存放在冰箱裡,只要悉心照料,你的麵種就能生生不息。

酸麵包：來養老麵種

　　雖然大部份麵包配方使用的都是新鮮酵母，即發酵母或乾酵母，酸麵包卻是另一種玩法。酸麵包擁有獨特的嚼勁和風味，差別在於它是靠一種用天然酵母養出來的「老麵種」（只要用水加麵粉，靜置發酵一星期就能做出來）來讓麵團膨發。當你養好老麵種，酸麵包從開始製作到完成，至少要花12小時，有時還可能超過24小時，因為使用的麵粉種類、製作麵包的季節，甚至室內的溫溼度，都可能會影響麵包的膨發程度。

　　在芬蘭，老麵種可以存活數十年之久，甚至在許多國家，老麵種還是世代相傳的寶貝。近年來，酸麵包文化在全球，特別是北歐國家，再次受到大眾歡迎。位於瑞典斯德哥爾摩的輕食店 Urban Deli，現在就為民眾提供老麵種的「寄養」服務（sourdough hotel），讓麵團的主人們即使出門度假，麵團也能被好好地照顧長大。

用老麵種做吐司麵包

第一次做酸麵包有可能感覺不好上手。祕訣在於要在冷涼的環境下，讓菌種長時間緩慢發酵：如果發酵速度太快，就表示菌種太過瘋狂繁殖，那麼做出來的麵包吃起來就會比較酸。勤快地「餵養」你的老麵（或稱麵種），能讓酵母長得頭好壯壯，做麵包時就能讓麵團好好地膨發起來。不過，如果你最後做出來的麵包還是硬得跟石頭一樣的話也別氣餒，畢竟家裡的吐司或麵包丁永遠都不嫌多。

用老麵種來交朋友！

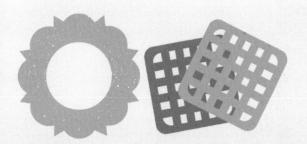

你的老麵種可不是只能做麵包而已，還可以用來做披薩餅皮、馬芬蛋糕、鬆餅、薄煎餅，甚至可以做蛋糕。舉例來說，赫爾曼友情蛋糕（Herman the Friendship Cake）就是一種把你養了好幾天的老麵種分享給朋友、然後大家各自用分到的麵種來製作的德國傳統蛋糕。

用全穀物粉養老麵種

用全穀物粉來養老麵沒有問題，只是各種麵粉養出來的效果有高低之分。硬質小麥製成的高筋麵粉（白麵粉）效果最好，因為它的麩質含量最高。如果你想做的是完全全麥的麵包，可以試著用一半的全麥粉與一半的高筋麵粉來做老麵。又如果你想做黑麥麵包，就用一半的黑麥粉與一半的高筋麵粉來做老麵。經典的歐式純黑麥麵包很可口，但黑麥粉因為麩質含量較低，養出來的麵種膨發能力不強，做出來的麵包質地於是較為硬實，操作上也不好掌握。

體質對麩質過敏的人，適合使用歷史悠久的原種古麥，例如斯佩爾特小麥（spelt）、卡姆小麥（kamut）或單粒小麥（einkorn）。不能吃到任何麩質的人，則可以用苔麩（teff）或高粱粉來養老麵種。

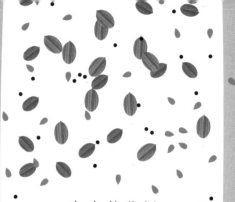

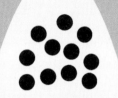

來自儲藏櫃

—

麵包：
乾麵包大變身

　　新鮮麵包在我們日常生活中幾乎無所不在，但它的用處實在乏善可陳：一烤好就塗上厚厚一層奶油，是永遠不敗的最佳吃法。所以，這裡我要談的是放了幾天的乾麵包。這才是真正的好東西。

　　新鮮麵包會在幾天後開始變乾、變硬，搖身一變為熱湯的救世主、甜點王國的翩翩王子，還可以在平日幫你快速變出美味的一餐。從今以後，別再把乾麵包當成沒用的垃圾了。

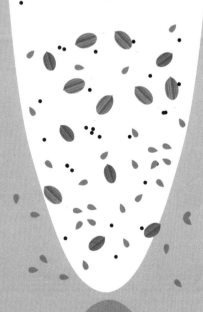

麵包粉

　　「新鮮」的麵包粉（最好使用只放了幾天的麵包）只要直接用調理機把麵包打碎就可以了，多餘的就用袋子裝好，存放在冰箱冷凍庫裡。若想使用乾的麵包粉，就把麵包烤乾，當麵包表面變金黃色後就可以打碎使用，剩下的放進密封盒裡常溫保存。

用來黏著、固定
做肉腸、肉丸子、素漢堡排
與美式肉餅時可用

為甜點增添香脆口感
撒在冰淇淋或糖煮水果上

為餐點增添香脆口感
撒在魚類、肉類、蔬菜料理，
與義大利麵、燉飯、焗烤料理上

裹成外皮
做魚餅、基輔雞肉卷（kiev）或
奧地利炸肉排（Schnitzel）時使用

拌在餡料中

製作德國麵包糰[48]
（Semmelknoedel）必備材料
一種德式餃子

用在各式各樣的甜點中

[48] 主要成份是乾麵包，再加上洋蔥或馬鈴薯、香料、牛奶等揉製成糰。下水煮熟後撈起，搭配奶油蘑菇醬食用。

沙拉

香脆的麵包丁或口袋餅皮碎片都很適合加進沙拉增加口感。就從今天開始，為你的沙拉加菜吧！

義大利麵包沙拉（Panzanella）
義式鄉村麵包、番茄、
紅洋蔥、小黃瓜、黑胡椒、
羅勒、橄欖油、酸豆、
鯷魚、大蒜、醋

黎巴嫩沙拉（Fattoush）
烤過的口袋餅皮、巴西里、
薄荷、番茄、小黃瓜、
青蔥、中東香料鹽膚木
（sumac）[49]、橄欖油

凱薩沙拉（Caesar）
烤過的麵包丁、蘿蔓生菜、
大蒜、橄欖油、
帕瑪森起司、
鯷魚

[49] 一種漆樹科植物，果實為紫紅色，味酸。

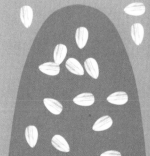

甜點

麵包加在甜點中就像強力海綿一樣，能吸附所有味道。

英式夏日布丁
（Summer pudding）
冰過的切片麵包、柔軟的莓果、糖

麵包奶油布丁
（Bread & butter pudding）
烤過的麵包片、卡士達醬、糖

糖漿塔（Treacle tart）
鬆脆酥皮麵團（shortcrust）
做成的塔皮底座、
黃金糖漿、麵包粉、檸檬

英式艾克賽特布丁
（Exeter pudding）
將加了乾麵包粉的卡士達醬、
海綿蛋糕和果醬一層一層疊起來

蘋果夏洛特
（Apple charlotte）
烤過的切片麵包、蘋果、奶油、糖

全麥麵包冰淇淋
（Brown bread ice cream）[50]
加香料調味的麵包

法式吐司
切片麵包浸蛋汁，用奶油油煎，
起鍋時撒上糖與香料

麵包布丁
麵包、卡士達醬、
水果乾、香料一起烘烤

美式甜點黑貝蒂
（Brown Betty）
甜麵包粉與燉煮過的水果層層疊起

英式麵包甜牛奶
（Panada）
麵包、牛奶、糖、肉豆蔻

50 愛爾蘭地區特色甜點，以乾麵包丁與奶油、
肉桂、糖炒到呈焦糖棕色，再拌入香草冰淇
淋中。

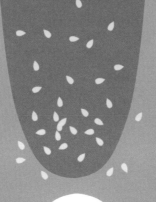

湯品

麵包可以搭配冷湯或熱湯，
無論是在湯中加入麵包丁、
用麵包來增稠或作為湯品的
主要材料都很適合。

西班牙番茄冷湯
（Gazpacho）
麵包、番茄、小黃瓜、
大蒜，冰鎮享用

托斯卡尼回鍋蔬菜湯
（Ribollita）
麵包、豆類、蔬菜

義式番茄麵包湯
（Pappa al pomodoro）
麵包、番茄、大蒜

法式麵包燉肉湯
（Garbure）
火腿、甘藍菜、蔬菜、麵包

法式洋蔥湯
炒成焦糖色的洋蔥煮湯，
鋪上麵包丁與起司享用

醬汁

麵包可以為醬汁增添一
種美味的柔滑質地。

麵包醬
（Bread sauce）
牛奶、丁香、洋蔥、麵包，
搭配烤禽肉享用

西班牙羅美斯科醬汁
（Romesco）
紅甜椒、紅椒粉、杏仁、
大蒜、麵包、橄欖油、醋

更多
料理方法

如果前面介紹的運用方
法還不夠，以下可以為
你帶來更多靈感。

西班牙炒麵包碎（Migas）
撕碎的麵包與香料、
西班牙辣腸一起拌炒

美式麵包派（Strata）
用鹹味麵包和奶油烤製的鹹布丁，
通常會加入肉類、蔬菜、
蛋和起司

麵包焗菜（Anade）
鋪疊麵包、甜菜（chard）、洋蔥
加入高湯焗烤

墨西哥捲餅（Tortilla）
或中東口袋餅（Pitta）
餅皮切小塊，用烤箱烤脆，沾醬吃

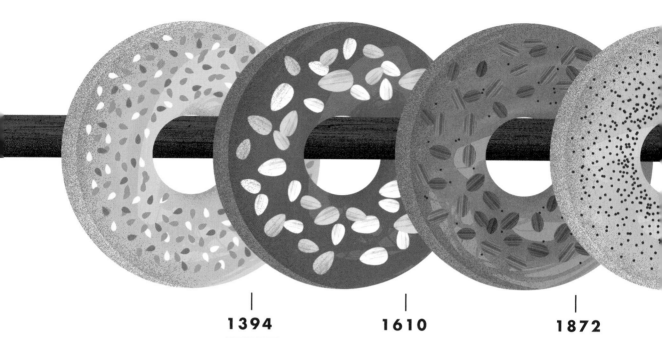

**紐約焙果
演進史**

1394

波蘭麵包圈（obwarza-nek）首次在記錄波蘭王室歷史的資料中被提及。

1610

波蘭的克拉科夫市首次出現關於焙果的歷史紀錄。

1872

美國酪農威廉·勞倫斯（William Lawrence）成功使奶油起司規模量產。

來自儲藏櫃

焙果：
麵包圈的真相

數百年來，這個「中間有個洞的麵包圈」曾經換過無數個名稱，但無論人們用什麼字眼稱呼它，它獨特的招牌形狀始終如一。焙果與其他麵包最大的不同，在於麵團必須先用水燙過——將整形完成的麵團放在低溫處過夜發酵，然後用鹽水或糖水汆燙麵團——過一下水就可以，通常不超過幾分鐘，再送進烤箱烘烤。燙麵團的時間雖短，卻是讓焙果具有獨特嚼勁與光亮表皮的關鍵。

焙果的由來有許多不同版本。有人說焙果是承襲德國蝴蝶鹽餅（pretzel）而來，有些人則認為焙果是又大又甜的波蘭麵包圈的改良版本。無論如何，史上第一個關於焙果的文字紀錄出現在1610年波蘭克拉科夫市（Krakow）的報紙上，當中提到人們會送焙果給剛生完孩子的婦女。焙果獨特的環形，既沒有起點也沒有終點，象徵著生命生生不息。

1880年代，由於歐洲的猶太人開始大量移居到紐約的下東城區與倫敦東區，焙果也隨之傳入新的居住地。美國人很快就愛上這種新的麵包，紐約焙果於是開始成為美式早餐的固定班底，而奶油起司和醃鮭魚也一躍成為最受歡迎的搭配食材。

數百年來，焙果的作法幾乎沒有太大變化，材料就是麵粉、酵母、水、鹽與麥芽，但紐約客堅持是當地的水質讓紐約焙果具有高人一等的美味。在加拿大蒙特婁市（Montreal），焙果麵團是用蜂蜜水來汆燙，而現代的焙果通常會加入其他材料做變化（從甜味的葡萄乾與肉桂，到鹹味的起司與哈拉貝紐辣椒）。焙果表面的裝飾材料更是五花八門，從罌粟籽、芝麻、海鹽到香脆的洋蔥都有……不過我最喜歡的還是簡單樸素的原味焙果。這感覺你懂的！

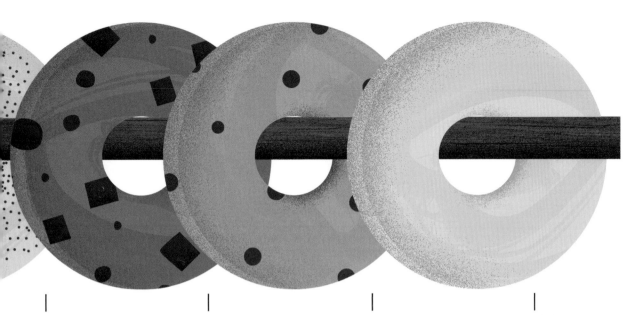

1880

東歐地區猶太人（包括波蘭人）開始移居紐約，並將焙果文化帶入美國。

1907

第338號焙果工會（The Bagel Bakers Local #338）成立，擁有將近300名成員，成功掌握紐約的焙果市場。

1960年代

新興科技的出現使得焙果開始量產。

2008

拜加拿大太空人葛萊格里・查米托夫（Gregory Chamitoff）之賜，焙果被攜帶進入外太空，完成首次的太空之旅。

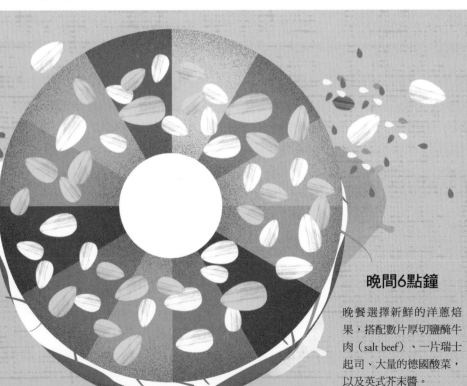

中午12點鐘

午餐時間，把罌粟籽焙果烤一下，塗上奶油起司，搭配一些醃鮭魚片、一片紅洋蔥，再撒上幾顆酸豆。

早上8點鐘

早餐用新鮮的原味焙果，搭配幾片煎得香香脆脆的煙燻培根肉、一匙綿密的奶油炒蛋，再搭上少許新鮮細香蔥。

晚間6點鐘

晚餐選擇新鮮的洋蔥焙果，搭配數片厚切鹽醃牛肉（salt beef）、一片瑞士起司、大量的德國酸菜，以及英式芥末醬。

酥皮點心：變胖也不足惜

再怎麼複雜費工的酥皮點心，使用的材料也不外乎麵粉、油脂、水（再加入一點鹽或糖）。光用這些材料，就能做出蝴蝶酥、泡芙、巧克力丹麥麵包和派皮，甚至可以讓義大利烘蛋（frittata）變身法國鹹派（quiche），而且還是做可頌麵包與其他諸多點心的關鍵材料。好的酥皮點心，能把奶油的美味發揮到淋漓盡致，但一不小心也可能搞砸。失敗的酥皮可能會碎掉或塌陷，可能吃起來硬到不行，也可能像沒乾的水泥一樣黏住你的牙齒。

酥皮麵團有好幾種類型，包括鬆脆酥皮（shortcrust，基本派皮、塔皮）、泡芙麵團（choux）、甜酥麵團（pâte sablée）與千層酥皮（puff）等。不論哪一種，大原則都相通：下手盡量輕柔，讓麵團保持在低溫。

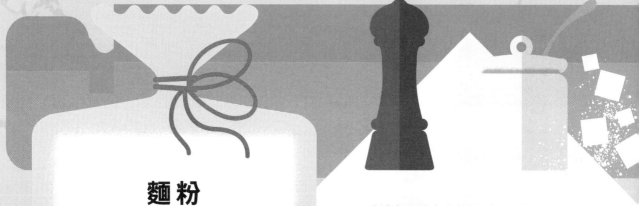

麵粉

常見的酥皮麵團，例如鬆脆酥皮、薄脆酥皮（flaky）、千層酥皮或泡芙麵團，不分甜或鹹，大多是用一般的白麵粉來製作。

· 製作任何鹹味酥皮點心時，要在麵團裡加一撮鹽，而且要是精製食鹽，確保鹽份能均勻分布到麵團中。

· 當你是做甜的鬆脆酥皮或甜酥麵團時，就不放鹽，而是放入一大匙糖粉。想要吃起來口味更濃郁，就用蛋黃取代水份。

· 甜的麵團通常效果更好，因為糖份可以抑制麵團出筋，因此酥皮質地會更鬆軟。

奶油
永遠是料理的首選，酥皮點心也不例外。奶油酥皮點心的風味與口感都是最突出的。

豬油
能做出最薄的酥皮（因為它的水份含量比奶油少），但是香氣比起奶油還是差了一截。

植物酥油／乳瑪琳
雖然風味較不足，但是對吃素的人來說，不失為一個替代品。

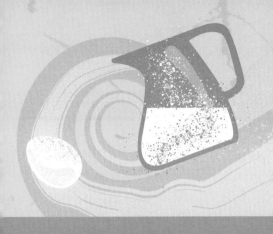

混合

· 加入麵團的液體，無論是水份或蛋黃，都要一點一點慢慢加，這樣才能均勻混拌成質地堅實的麵團，而不是一堆麵粉屑。如果麵團太黏，就用餐刀額外切拌一點麵粉進去，再輕輕地拌成球狀。

· 做酥皮點心最怕麵團出筋，使麵團變得太硬。為了減少出筋的情況發生，混合麵團時手法必須盡可能輕柔，次數也是愈少愈好，輕輕拌成團就可以，千萬別用力揉！

冷卻

· 讓麵團維持在低溫狀態，因為溫度問題可能導致酥皮麵團失敗。所有材料，包括你的手、器具和工作檯都是愈冰愈好。

· 讓麵團維持低溫有兩個重要理由：首先，低溫能維持油脂硬度，麵團在烘烤時才能好好膨脹起來。低溫也使麵團不容易出筋，烤出來的麵皮就

不會縮水。只需要把麵團稍微冷凍一下，或冷藏1小時左右就可以。

· 問題出在你太溫暖的手嗎？在混合麵團前用冷水沖一沖手就可以了。

· 大理石材質的擀麵棍或工作檯面，是製作酥皮的理想工具，因為它們始終維持冰涼。

擀平

· 擀麵的時候注意從靠近你身體的一端向外擀，這麼做會減少下壓的力量，也可以避免擀麵過度和形狀不均的情況。

· 千層麵團的重點在於擀平和折疊，每一次做完擀平和折疊的步驟之後，就把麵團放進冰箱冷卻，讓奶油能回復硬度，以便均勻擀出千層的質感。請注意，千層麵團一旦擀下去就不能重來，因為這會影響麵團中的油脂分布，以及最後烤出來的千層效果。

· 切割千層麵團的時候要記得快狠準，可別在這時候扭來扭去，同樣也是因為千層的效果可能被影響。

· 當你要把擀好的麵皮移到烤盤時，先把麵皮掛在擀麵棍上，再小心地舉起擀麵棍移動，然後讓麵皮自然落到烤盤上。

· 麵皮可以比模具稍大，加熱後再裁掉多餘的部份，可以避免點心在烘烤後尺寸縮水。

烘烤

· 盲烤（blind baking）是指在加入餡料前先單獨烤麵皮。如果你不希望麵皮吃起來太濕軟，別省略這個步驟。在鋪了麵皮的烤盤上放一張烘焙紙，然後放上滿滿的烘焙豆（baking beans）[51]或生米，可以避免麵團在烘烤過程中膨脹起來。在預熱過的烤箱內烤10分鐘後就可以取出豆子，讓麵皮單獨再烤5分鐘，直到表面金黃。

· 如果你希望做出來的點心表面有亮亮的金黃棕色，一定要在麵團表面刷上蛋汁（可以用打散的全蛋，或是蛋黃加一點牛奶）。在盲烤過的麵皮表面刷上一層蛋白液，則可以避免餡料的湯汁浸入麵皮，以免麵皮過於濕軟而可能破掉！

---

51 用陶瓷或金屬等材料製成豆粒大小的重物，專門在盲烤時用來壓制麵皮。也可用生豆或生米取代。

絕配搭檔：對的巧克力搭配對的食材

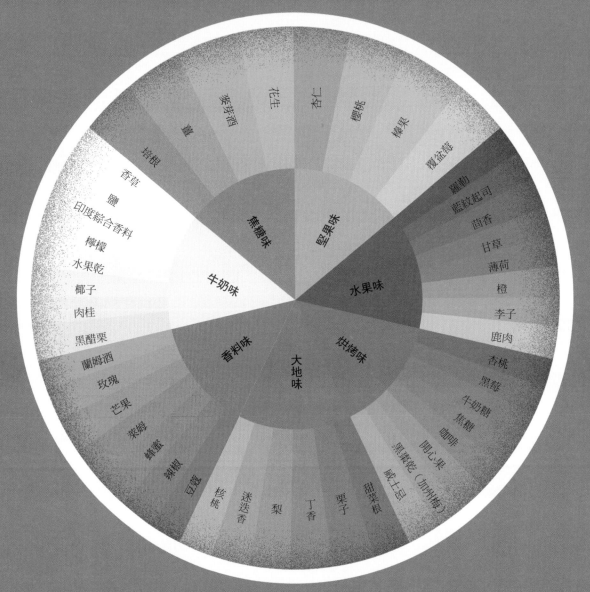

巧克力：可可豆大變身

能被我列在必須優先放入嘴中的食物沒有幾樣，而巧克力雖然本身的融點很低（某些巧克力的融點比體溫低了5度之多），但通常在它真的融化之前，早就被我貪嘴地消滅精光。

這個深色的迷人東西是可可樹（Theobroma cacao）的產物。它是原生於中美洲熱帶雨林的樹種，目前種植在赤道南、北20°之間的區域。它對生長的環境和氣候相當敏感，就跟紅酒一樣，相當重視「風土條件」（terrior）。一顆可可樹要長到五歲以上，才會開始出現可可豆莢，每個豆莢大約含有20到40顆可可豆。

可可樹每年有兩次的主要收成期，直到現在可可豆都仍透過手工收成（4000年前，中美洲奧爾梅克人〔Olmec〕初次發現可可豆時就是用這種方式收成），因為唯有手工

摘採才不會使豆子損傷。現在用來製作巧克力的可可豆主要有三種。佛拉斯特羅（Forastero）是市面上大多數巧克力塊的製作原料；克里奧羅（Criollo）產量特別低，市面上相當少見，大約只占全球可可產量的5%；千里塔力奧（Trinitario）則是以上兩種可可樹的混種。這三種可可豆都有各自獨特的風味，但最終的巧克力成品嘗起來如何（無論是帶有花果香，或是有堅果和香料味）則和可可樹種類、種植地區和製備的過程都有關係。

要享用這個「神界美食」（food of gods），得善用你所有的感官：首先觀察巧克力的外觀，接著嗅聞它的香氣。從巧克力條掰下一塊巧克力，仔細聆聽那清脆響亮的一聲，最後將巧克力送入嘴中，讓它在舌尖慢慢融化，然後再放一片（好啦，要再多一片也可以）在嘴中咀嚼，享受氣味的不同層次。當你成為巧克力專家，能辨識出的香氣可有上百種之多喔。

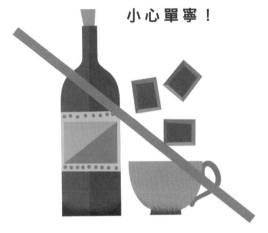

30-33℃
融點
23℃ 室溫
18℃
是享用巧克力最理想的溫度
人體溫度 37℃

小心單寧！

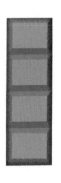

吃黑巧克力千萬別配紅酒（除非是甜型）或紅茶，因為這三樣都含有味道苦澀的單寧酸！

可可豆的一生

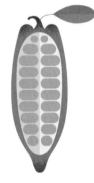

1.手工摘採可可豆莢，然後用棒子把豆莢撬開。外殼可以用來堆肥、作為動物飼料或製作肥皂。

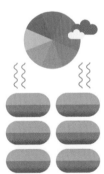

2.取下的可可豆外表還包覆著香甜可口的果肉，將這些可可豆放在常溫下自然發酵，時間可達七天之久。

3.將可可豆從果肉中取出，加以乾燥，直到不帶任何濕氣。

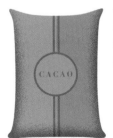

4.把雜質（例如砂石）清理乾淨後，就可以把可可豆分級、裝袋、運輸。

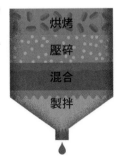

烘烤
壓碎
混合
製拌

5.生可可豆接下來會經過烘烤與壓碎的程序，取出豆核裡的可可豆仁，將之研磨成可可汁（cocoa liquer），再加入糖、額外添加的可可脂、牛奶、香草和乳化劑加以攪拌。

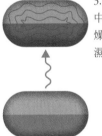

6.巧克力液接著經過製拌（持續攪拌直到均勻滑順）、調溫（加熱後冷卻），最後再注入模具中冷卻塑形。

來 自 儲 藏 櫃

冰淇淋：
沁涼好滋味

有什麼聲音能比冰淇淋車播放出來的音樂聲更令人心動呢？沒有，因為冰淇淋是所有美食中真正美味至極的寶貝。這種冷凍的鮮奶油有著天堂般的美味，可以撫慰人心或讓人放縱墮落，甚至可以修補一顆破碎的心。

關於冰淇淋的身世，可謂眾說紛紜。據說亞歷山大大帝特別喜歡吃加了蜂蜜與花蜜的雪花，此外，羅馬君王尼祿（Nero）為了吃雪花冰，簡直可說是把奴隸運用到極致，特地遣人到山上收集雪花，

帶回來讓他拌著水果和果汁享用。不過，我們現在能吃到這麼甜美誘人的冰淇淋，真正得感謝的是義大利裔的法國皇后凱薩琳・梅迪奇（Catherine de Medici）。凱薩琳對於精緻美食的熱愛，使法國的烹飪技術在16世紀中期出現巨大的轉變，冰淇淋就是凱薩琳和她的御用廚師帶入法國的許多料理之一。

當時當然沒有冷凍庫可用，冰淇淋是用鹽與冰做成的（鹽可以讓冰維持在冰點以下，因此也是冰鎮啤酒的好幫手喔！）。現在，只要

用液態氮就可以瞬間變出冰淇淋，甚至還可以3D列印出來呢。

那麼，冰淇淋裡面到底有什麼呢？鮮奶油是當然的囉，有時還會有牛奶、糖，通常也會有蛋。除此之外，還有一個重要的隱形成分：空氣。無論是先打發再冷凍（有些配方會用義式蛋白霜當基底，法國巴菲凍糕〔parfait〕則是先用蛋黃與砂糖打發成慕斯），或是在冷凍過程中一邊攪拌，因為空氣是讓冰淇淋質地綿密輕盈、令人忍不住一口接一口的關鍵成份。

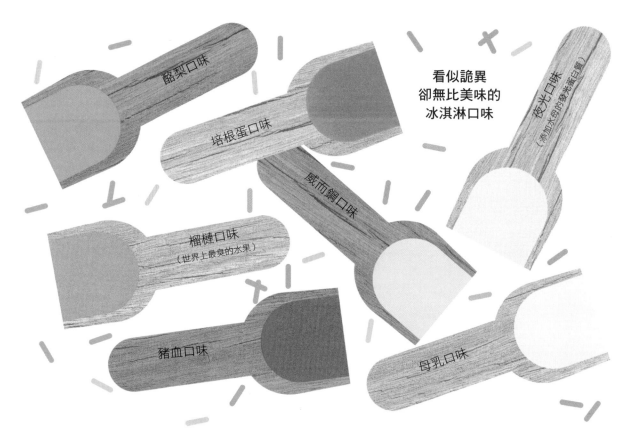

酪梨口味

培根蛋口味

夜光口味
（添加水母的發光蛋白質）

看似詭異
卻無比美味的
冰淇淋口味

威而鋼口味

榴槤口味
（世界上最臭的水果）

豬血口味

母乳口味

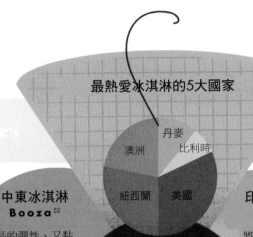

最熱愛冰淇淋的5大國家

丹麥
比利時
澳洲
紐西蘭　美國

中東冰淇淋
Booza[52]

以可拉長的彈性、又黏
又稠的質地著稱，因為
添加了蘭莖粉（salep，
一種蘭科植物的根曬
乾磨成粉）和乳香脂
（mastica，乳香樹的樹
脂）。不含蛋。

印度冰淇淋
Kulfi

將牛奶或鮮奶油煮滾，
濃縮成稠厚而焦糖化
的質地。不加糖，
不加蛋。現代的作
法可能會用煉乳來
偷吃步。

冰淇淋共和國

阿拉斯加冰淇淋
Akutaq

又叫做「愛斯基摩冰淇
淋」。傳統作法是用麋
鹿油、海豹油、新鮮白
雪、莓果與碎魚肉製
成。

義式冰淇淋
Gelato

牛奶的比例比一般冰淇淋更
高，鮮奶油和蛋的比例較低，
甚至不含蛋。用較低速度攪
拌，所以質地更緊密，可在較
高溫度享用。口感非常順滑、
柔軟，材料風味更突出。

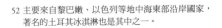

52 主要來自黎巴嫩、以色列等地中海東部沿岸國家，
　　著名的土耳其冰淇淋也是其中之一。

來自儲藏櫃
—
果醬：小心燙！

雖然聽起來可能難以置信，但我們每天拿來塗吐司的果醬，在古代就已經出現了。當時的人會將完全成熟的水果與蜂蜜一起裝在容器中保存——榲桲（quince）是他們的最愛，希臘人稱之為melomeli（蘋果蜂蜜）——但是直到人類開始生產蔗糖，才出現現在常見的果醬。

根據傳統的果醬作法，必須放入等量的水果與糖，才能讓果醬中的三個重要成份（糖、果膠、酸）的比例正確，出現最完美的效果。不過，料理家仍不斷在實驗新的方法，而了解其中的科學變化是成功製作果醬的基本前提。

水果在沸煮的過程中會釋放出果膠，它就是讓果醬能夠出現濃稠的質地、使果肉不會沉到底下的關鍵成份。果膠是一種鏈狀分子，因此就像一張大網一樣，可以把所有的物質凝結在一起。果膠不溶於水，因此必須藉由糖來和水溶合，並進一步作用其中。除此之外，果膠還微帶負電，可以用水果自然釋出的酸來中和，或是額外加入檸檬汁。

搞定了果膠，水果與糖就會凝成膠狀，你的果醬也就完成啦！

1公斤
1公斤
½ 檸檬

0.5% 果膠
60% 糖

選對水果很重要

如果你使用的水果果膠含量較低，
最好加入一些果膠含量較高的水果，
讓製作過程進更順利。

高果膠	低果膠
榲桲	杏桃
蘋果	大黃
黑莓	草莓
檸檬	藍莓
梨	櫻桃
橙	水蜜桃
醋栗	鳳梨
李子	覆盆莓
葡萄	香蕉
蔓越莓	瓜果

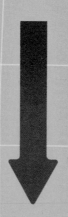

搞定，上桌！

果醬現在最常見的吃法是抹在吐司上，或作為蛋糕的夾心，但在這之前，果醬曾是佐茶小點心，會盛裝在湯匙裡，與茶一同端上桌。現在某些地區仍保有這樣的吃法，包括希臘、塞浦路斯、土耳其、伊朗，以及大多數中東國家。

果醬攻略

- 請選用未成熟或剛成熟的水果，因為當水果「過熟」，果膠含量會降低，成品效果也會較差。

- 確保自己使用正確的糖。「果醬糖」（jam sugar）是額外添加果膠的糖。如果在食譜配方未要求的情況下使用果醬糖，可能會做出質地過硬的果醬。

- 煮果醬之前，先用糖把水果醃漬一晚（用在草莓與番茄的效果特別好），會是個不錯的開始。

- 在果漿沸騰之前，確認所有的糖都已經完全融化，否則你的果醬有可能變成焦糖風味，或出現糖的結晶。

- 一旦掌握了基本的果醬作法，就可以著手實驗更多口味，例如覆盆莓加玫瑰、醋栗加接骨木花、西洋李加香草，或是大黃加上薑。

- 你可以用湯匙撈除果漿表面的浮沫，或是加一小塊奶油來幫助它分散。

- 果醬離火之後，先靜置5到10分鐘再倒入保存容器，這麼做能確保果肉均勻散布在容器中。

- 盡量不要攪拌。

皺褶測試 Wrinkle Test

每顆水果的果膠含量都不盡相同，甚至水果的熟度也會影響果膠含量，導致果醬煮到什麼程度才算達到「最佳」凝固程度，實在難以判斷。因此，開始做果醬前，先把幾個盤子放進冰箱備用。等果醬煮得差不多時，取一小匙放在冰涼的盤子上，靜待幾分鐘。當盤中的果醬溫度冷卻了，用手指輕輕推抹。如果果醬已成功到達「凝固點」，盤中的果醬會被推擠出一條條皺褶。如果沒有皺褶，就再開火加熱幾分鐘，再測試一次，持續測試到完成為止。

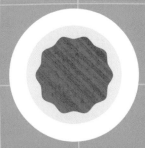

把壞傢伙洗乾淨！

容器是否乾淨，對果醬來說至關重要。所以，用來裝果醬的容器務必事先消毒：可以用水清洗之後放進預熱140°C的烤箱烘乾，或是用洗碗機的熱水程序清洗。裝填果醬的時候，果醬和容器都必須是溫熱的，裝瓶後在果醬表面放上一張圓形的烘焙紙後再蓋上蓋子。等罐子冷卻後，就可以在瓶身貼上標籤。

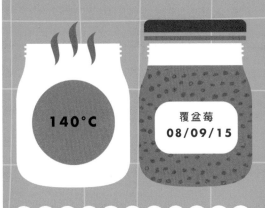

140°C

覆盆莓
08/09/15

甜果醬 vs. 鹹果醬

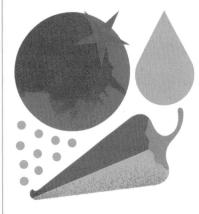

果醬不一定只能做成甜的，鹹果醬的作法與甜果醬基本上相同。你可以把鹹味材料（例如香草植物或各種香料）和水果加在一起，或是用更傳統的鹹味食材來取代一般水果，例如番茄、胡椒、辣椒，或甚至培根，再加上糖或糖漿就可以了。

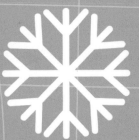

乾燥的鷹嘴豆200公克

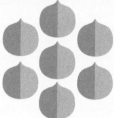

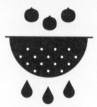

1. 浸泡鷹嘴豆24小時

2. 把水瀝乾

小蘇打粉 ½茶匙

大蒜2瓣，切成細末

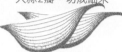

檸檬1顆，擠汁

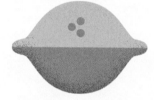

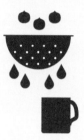

3. 取一鍋水煮鷹嘴豆與小蘇打粉，沸騰後轉小火煮30分鐘或直到豆子變軟。

4. 把水瀝乾，放涼。留下半杯水。

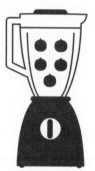

中東芝麻醬[54]（tahini）2大匙

鹽1大撮

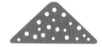

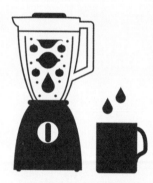

5. 用調理機打碎豆子

食用油適量

6. 調理機中加入大蒜、檸檬汁、中東芝麻醬、鹽，慢慢加入適量冷水，直到豆泥柔細順滑。

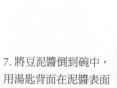

7. 將豆泥醬倒到碗中，用湯匙背面在泥醬表面劃出圓弧形的溝槽。

8. 撒上適量橄欖油，常溫享用。

鷹嘴豆泥醬食譜

來自儲藏櫃

鷹嘴豆泥醬：
跨越地域和國界的風味沾醬

　　精心挑選的容器裡，大方淋上的深綠色橄欖油匯聚在豆泥醬表面溝槽中，還有星星點點的鮮紅色煙燻紅椒粉……享用美食不只靠味覺，視覺效果也一樣重要，鷹嘴豆泥醬（hummus）就是最好的證明。只要花點心思，這個現代人儲藏櫃中的時髦單品，就能從米黃色的水泥漿變成令人讚不絕口的沾醬。

　　它是來自中東地區的特色料理，讓看起來毫不起眼的鷹嘴豆鹹魚大翻身。只要和大蒜、中東芝麻醬、鹽與檸檬汁一起打碎，富含蛋白質的鷹嘴豆就會變成無所不搭的柔細抹醬，例如烤得香脆的中東口袋餅碎塊、清脆爽口的法式沙拉條[53]（crudités），或它的靈魂伴侶：中東豆丸法拉費（falafel）。

　　像這樣單純的美食，材料勢必是關鍵。如果你想做出不同凡響的鷹嘴豆泥醬，絕對別用罐裝鷹嘴豆，最好自己從乾豆開始浸泡、烹煮。這些小細節能讓成品與眾不同。另外，務必選擇一款像樣的中東芝麻醬，否則餐桌上會不斷傳來「請遞給我希臘優格醬（tzatziki）」的聲音。

---

53 切成細長條的新鮮生菜，基本材料包括胡蘿蔔、芹菜與小黃瓜。
54 烘烤過的白芝麻加上食用油研磨而成的芝麻醬。

還可以加入以下材料：

烤過的朝鮮薊心
烤過的紅甜椒
酪梨
白鳳豆
孜然
天然番茄乾
甜菜根
紅扁豆
炒成焦糖色的洋蔥
芫荽
北非哈里薩辣椒醬（Harissa）
希臘優格
菲達起司
墨西哥煙燻辣椒（Chipotle）
青醬

139

油醋汁：
關鍵在於味道的平衡

額外添加　想要柔順的乳霜質地？拌入一點法式酸奶油吧！喜歡起司味？加入法國洛克福（Roquefort）或義大利多切拉特（Dolcelatte）藍紋起司吧！

油

特級初榨橄欖油或芥花籽油是製作油醋醬最理想的油，不過要用堅果油、芝麻油與大麻籽油也無不可。大原則是要選用本身具有風味的油品，所以那些沒有味道的食用油還是留著炒菜吧。

如果你曾經生吃現摘的生菜葉，沒搭配任何調味或沾醬，或許不難理解為何生菜葉的名聲會低到讓不屑一顧的愚蠢食客用「兔子的食物」來稱呼它。就算只簡單淋上青綠色的橄欖油，再撒些海鹽，都能讓生菜葉的美味指數瞬間提升。事實上，要是能為生菜葉搭配合適的醬汁，簡單的沙拉也能成為大師級饗宴。

由於油醋汁的製作方法實在太簡單，所以一定要用上等材料才會好吃。拿一個玻璃罐，依序放進各種材料：先放調味料，然後放醋，再放油，接著把蓋子蓋上、大力搖晃，直到油完全乳化為止。

菜葉類的沙拉材料務必在要吃的時候才淋上醬料，而且醬汁不可貪多，以免葉子萎縮；不過，構造結實的蔬菜材料，例如番茄、小黃瓜、酪梨、朝鮮薊、蘆筍或櫛瓜等，可以提早澆上醬汁（而且提早混拌的效果通常會比較好）。油醋汁也可以用來搭配熱的食材，例如嫩馬鈴薯、豆類（青豆、白鳳豆或蠶豆）、烤甜椒或清燙的春季／初夏蔬菜（例如紫色花椰菜、豌豆與羽衣甘藍）等。

醋

千萬別使用味道強烈的麥芽醋（它還是沾薯條比較合適），試著用白酒醋或紅酒醋、雪莉酒醋、蘋果醋、巴薩米克醋或米醋，甚至也可以用檸檬汁或萊姆汁來取代，只不過份量要放多一些。

調味料　鹽和胡椒是基本備配，但根據油醋醬最後要搭配的食材種類，你還可以另外加入芥末（第戎芥末、英式芥末或帶籽芥末都可以）、磨細的辣根或山葵、醬油或魚露、切成碎末的香草類、辣椒片、蒜末、紅蔥頭末、鯷魚末、蜂蜜，以及（或）香煎培根。

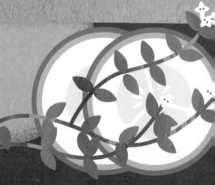

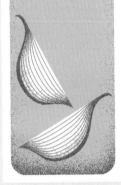

節省時間

如果用浸泡香料的橄欖油或芥花籽油來作油醋汁，就可以立即為醬汁帶來豐富的香氣。只要記得：製作浸泡油時，油液務必要蓋過所有的材料。

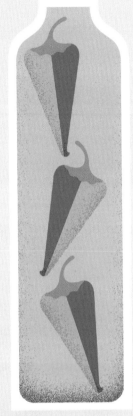

轉吧，轉吧！生菜葉！

洗生菜葉時，先在裝滿冷水的大水槽中輕柔沖洗菜葉，接著必須仔細瀝乾水份，這樣沙拉醬才能均勻附著在菜葉上。你可以用生菜脫水器（salad spinner）來去除水份——其實，廚房用的布巾也可以。把洗好的生菜葉放到布巾上，抓起它的四角，然後就用力甩起來吧！（是說，也別太用力啦⋯⋯）

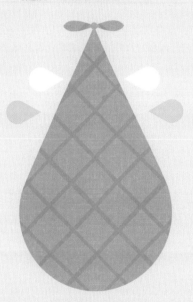

嫩肉法寶

油醋汁也很適合用來當醃汁（或幫助肉質軟化），在燒烤之前用來醃肉、醃魚，或是醃蔬菜。當中，又以味道強勁的油醋汁特別適合，例如用巴薩米克醋、芥花籽油、蜂蜜與辣芥末做出來的油醋汁，或是用米酒醋、芝麻香油（使用烤過的芝麻榨油）、新鮮薑末加上深色醬油也可以。

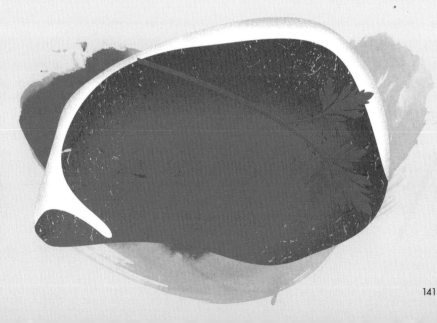

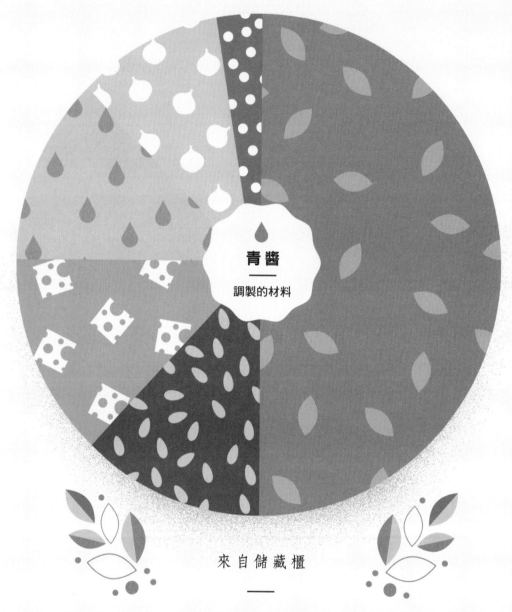

青醬

調製的材料

來自儲藏櫃

青醬：羅勒的藝術

　　就像波隆納有著名的義大利肉醬、那不勒斯以披薩聞名一樣，義大利北部的港市熱那亞也有自己的招牌絕活：青醬。正宗青醬有以下特色：只需要六種材料，完全不需要開火就能完成。如此簡單容易製作，果然成功傳遍全世界，成為常見醬汁之一。

　　青醬究竟是羅馬人、波斯人，還是阿拉伯人發明的，至今仍是未解之謎，因為從古到今有太多種香草類加上大蒜的搭配版本。不過，目前所知最早的青醬配方紀錄，出現在19世紀。

　　青醬的主角當然非羅勒莫屬。它是一種柔嫩、青綠，

香甜又帶一點點茴香味道的香草。製作青醬只取羅勒的葉子，而且要選嫩葉，千萬別加入莖部，更不能用乾燥的羅勒葉。非不得已，就把較老的部份用清水燙30秒，再浸入冰水中，去除一部份苦味。青醬用的蒜頭也要選白白嫩嫩、新鮮飽滿的蒜粒，壓碎時最好有汁水溢出。松子則要選擇新鮮、未烘烤過的歐洲松子（中國松子可能會導致令人非常不快的「松口症」〔pine mouth〕，亦即嘴巴會有一股苦味，甚至持續數星期）。至於讓所有食材融合在一起的橄欖油，要選品質優良但口味清淡的產品，胡椒味與草味都不宜太重。加入青醬的起司，傳統上會使用硬質的義

大利鹹起司，例如佩克里諾或帕瑪森起司（通常會同時使用這兩種）。最後，粗海鹽既能調味，也有能幫助研磨的重要功用。

　　以上食材用什麼方式、以什麼順序結合在一起，更是不能不講究。最正宗的傳統作法是用木杵與石缽，慢慢把所有食材搗在一起（先是大蒜與松子，接著放入羅勒葉與鹽，最後慢慢加入橄欖油，再放入磨碎的起司粉攪拌均勻）。不過，現代的料理家（姑且說他們偷吃步）通常只需要用一台食物調理機，按下啟動鍵就搞定了。

　　如果有機會造訪熱那亞，你會發現在地人用當地特有的扭繩麵（一種細而短的螺旋形義大利麵）或細繩麵（類似一般細扁麵），加上水煮馬鈴薯、綠色豆仁來做青醬義大利麵。當地人也會用青醬來做千層麵、揉製馬鈴薯麵疙瘩，或作為湯品的裝飾。其他還有無數種現代料理的變化應用，例如用來抹三明治或做法式沙拉條的沾醬等。義大利北部利古里亞區的居民對青醬的傳統配方是如此珍愛，甚至還成立了「青醬體制兄弟會」（Order of the Pesto Brotherhood）來保護並提倡最正宗的青醬作法。

青醬的主要材料

———

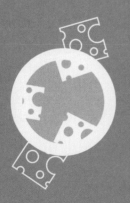

羅勒
使用嫩葉

其他選擇：芫荽、薄荷、蕁麻、牛至、巴西里、綠豆苗、芝麻菜、酸模（sorrel）、西洋菜（watercress）、熊蔥。甚至可以大膽嘗試烤過的紅色甜椒，或是天然番茄乾。

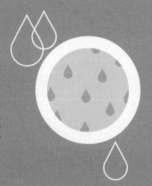

橄欖油
選一款口味清淡但帶果香的特級初榨橄欖油

其他選擇：不要用草味或胡椒味太重的油，會搶走青醬的味道。可以用芥花籽油或融化的奶油。

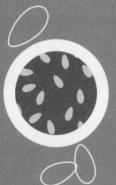

松子
使用歐洲松子

其他選擇：杏仁、腰果、榛果（cobnut/hazelnut）、夏威夷果、開心果、花生、烤過的葵花子、核桃。

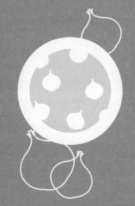

大蒜
選擇白嫩、新鮮、不帶綠芽的蒜頭

其他選擇：有些青醬配方本來就不建議使用蒜頭，因為它的味道可能過於強烈，所以可用細香蔥或熊蔥來替代。

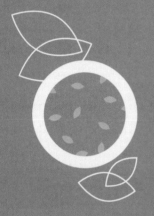

起司
帕瑪森起司

其他選擇：所有硬質、陳年的鹹起司都可以，例如佩克里諾（Pecorino）、熟成的切達、帕達諾（Grana Padano）或西班牙曼切戈起司（Manchego）。

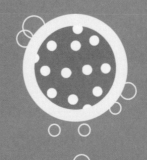

鹽
粗海鹽

其他選擇：由於起司本身就有鹹味，所以鹽的用量不需很多。但添加一點粗鹽是必要的，因為它的研磨效果可以使材料攪得更細滑。想換點花樣的話，可以試試具有不同風味的加味鹽。

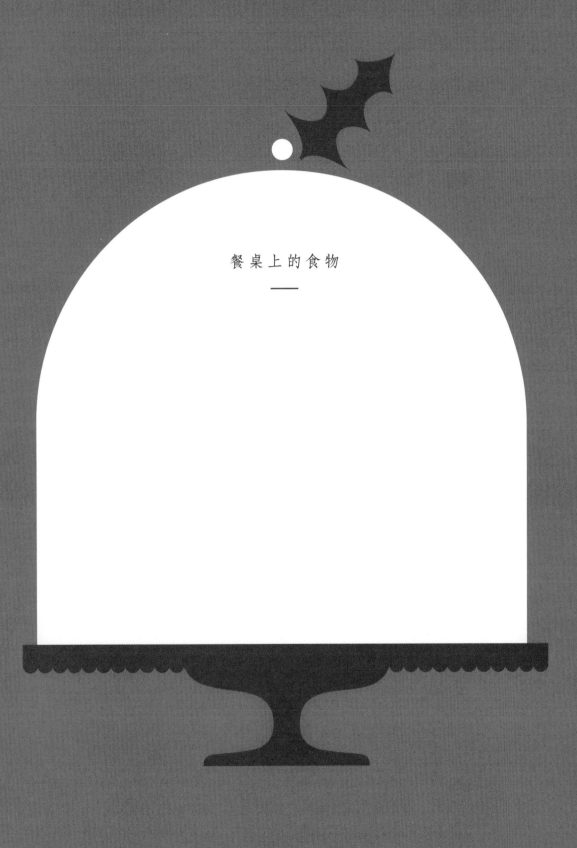

餐桌上的食物

—

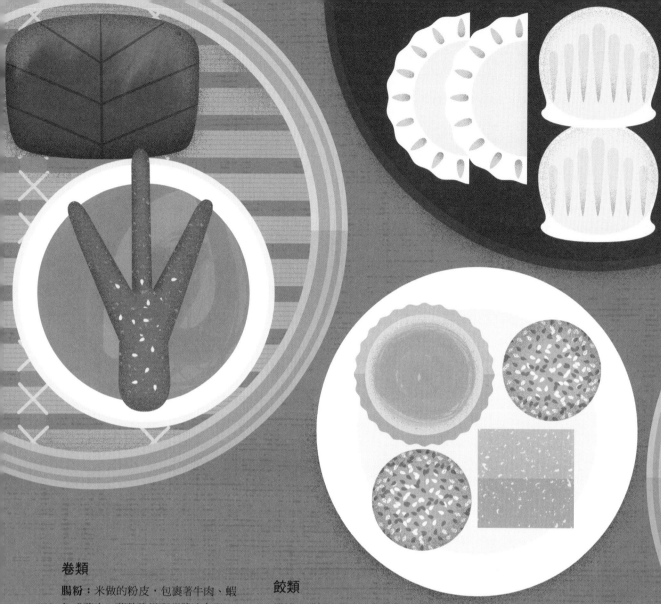

卷類

腸粉：米做的粉皮，包裹著牛肉、蝦仁或豬肉，蒸熟後搭配甜醬油食用。

腐皮卷：用豆腐製作過程中凝結在豆漿表面的「豆腐皮」來包裹肉類或魚類，接著清蒸或油炸。

糯米雞：糯米混合蔥、雞肉、香菇與中式臘腸，用荷葉或芭蕉葉包裹起來蒸熟食用。

鳳爪：雞爪先油炸後再蒸煮。鳳爪是「鳳凰之爪」的意思，通常搭配酸酸甜甜的豆豉醬汁或醬油。

豉蒸排骨：切成小塊的豬肋排，與發酵過的黃豆（豆豉）一起清蒸，直到排骨質地變得軟嫩柔滑。吃的時候小心骨頭！

餃類

蝦餃：一種清蒸後外皮變得透明的蝦仁餃子，餡料還包括蔥與竹筍。

潮州粉粿：一種口感清脆的蒸餃，內餡有豬肉、蝦仁與花生，另外還會加入芫荽和豆薯（jicama，墨西哥蕪菁）來增添香氣。

燒賣：一種在頂部有開口的豬肉或蝦仁蒸餃，通常會以胡蘿蔔或魚卵當裝飾。

咸水角：一種用米製麵皮包裹豬肉餡料的油炸點心。

芋角：一種用口感香脆、味道略甜的芋泥做外皮，包裹鹹味豬肉餡、油炸而成的餃子。

甜品

蛋塔：類似葡式蛋塔的雞蛋卡士達點心，但味道更強烈、蛋味更香濃。

煎堆：一種油炸米糰點心，外型類似日本的麻糬。裡面通常包裹著甜的蓮子或紅豆餡。

豆腐花：一種用嫩豆腐做成的軟布丁，通常會搭配薑汁或糖水一起食用。

馬來糕：一種源自馬來西亞的海綿蒸糕。

奶皇包：包著卡士達內餡的蒸包子。

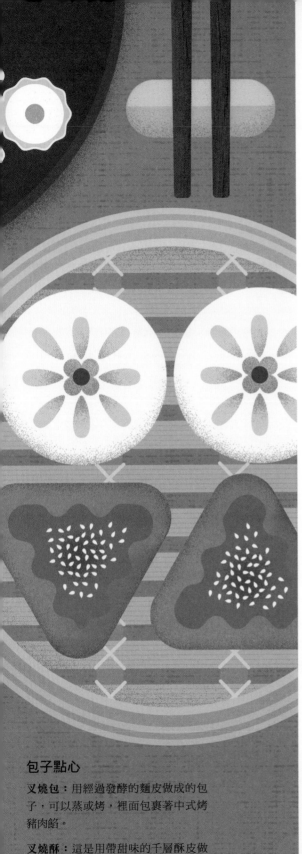

廣式點心：
入口之前先沾醬

　　廣式點心，這完美的外帶食物最初源自中國廣東地區。為了照顧飢腸轆轆的工人與疲憊旅客，路邊的小飯館在清晨五點就早早開張，裡面供應各式甜鹹小點，讓食客自由挑選、組合，佐茶享用。傳統上，廣式點心是一種早餐或早午餐，不過現在，尤其在西方，廣式點心更常成為觀光客的午餐，或是專業人士會議期間的茶歇點心，各式各樣的廣式點心會被陳列在小推車上，讓人們按喜好來選擇。

　　無論你特別愛吃哪一種點心，享用廣式點心最理想的方式是要多點一些，因為每樣點心大約只有三到四個，個別的份量也僅是一口大小，因此最適合像吃西班牙小點（tapas）那樣多人共食、一同分享。數量多點一些，菜單上各個種類都別漏掉，但別把包糯米飯的葉片也吃了（把它想成東方人用的麵包籃就可以了）。還有，享用廣式點心不需要考慮就餐順序，甜點與鹹點一起享用也沒有問題！

沾醬

廣式點心最誘人之處，大概就是它的醬料：用辣味、
甜味與鹹味來選擇你的沾醬吧。

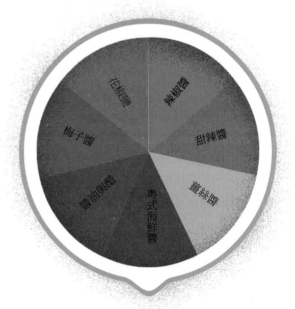

包子點心

叉燒包：用經過發酵的麵皮做成的包子，可以蒸或烤，裡面包裹著中式烤豬肉餡。

叉燒酥：這是用帶甜味的千層酥皮做成的點心，內餡為豬肉餡。

飲茶時間

「點」和「心」這兩個字合在一起是「觸碰心房」的意思，另外還有一個字可以用來表示吃廣式點心的活動，那就是「飲茶」。在廣東話裡，飲茶是「喝茶」的意思。當你進到廣式點心餐廳中用餐，對方一定會提供茶飲讓你搭配餐點。

餐桌上的食物

—

三明治：一手搞定

英國的第四代三明治伯爵（The fourth Earl of Sandwich）嗜賭如命，因為想要一種便於攜帶、一手可食的食物，於是發明了三明治（靈感很可能來自地中海地區以各種小食[mezze]佐麵餅食用的傳統文化）。這道食物雖然看似簡單，卻廣受人們喜愛，因此流傳至今。的確，這種新的「手取小食」（finger food）吃起來是如此方便，即便到現在仍然是全球最受歡迎的「速食」之一。信不信由你，三明治連鎖店Subway在全世界的分店數量比麥當勞還要多。

不過，要想做出真正成功的三明治，可不能輕忽材料堆疊的架構。無論是用餅乾夾上冰淇淋，或是用柔軟的包子麵皮包裹黏稠軟嫩的豬五花燜肉，對三明治來說，用正確的方式堆疊餡料是關鍵。要是組合時放錯順序，或是美乃滋擠得太豪放，原本應有的天堂美味，也可能變得又濕又軟，徒留一團狼狽。

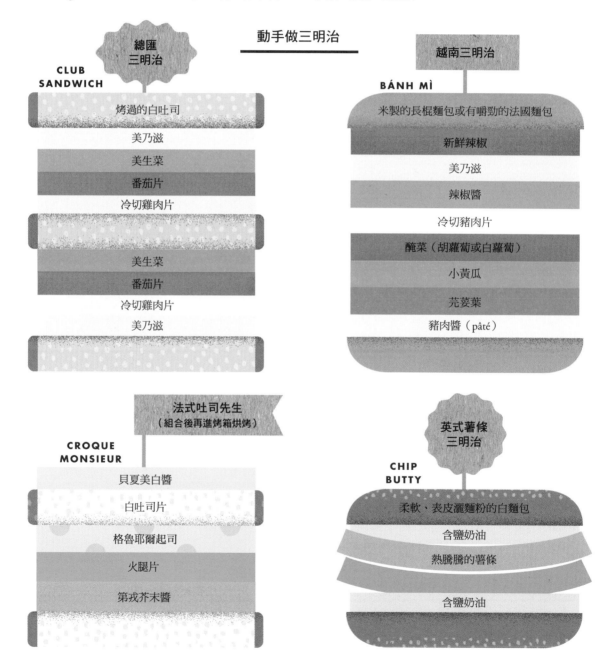

動手做三明治

總匯三明治
CLUB SANDWICH
- 烤過的白吐司
- 美乃滋
- 美生菜
- 番茄片
- 冷切雞肉片
- 美生菜
- 番茄片
- 冷切雞肉片
- 美乃滋

越南三明治
BÁNH MÌ
- 米製的長棍麵包或有嚼勁的法國麵包
- 新鮮辣椒
- 美乃滋
- 辣椒醬
- 冷切豬肉片
- 醃菜（胡蘿蔔或白蘿蔔）
- 小黃瓜
- 芫荽葉
- 豬肉醬（pâté）

法式吐司先生
（組合後再進烤箱烘烤）
CROQUE MONSIEUR
- 貝夏美白醬
- 白吐司片
- 格魯耶爾起司
- 火腿片
- 第戎芥末醬

英式薯條三明治
CHIP BUTTY
- 柔軟、表皮灑麵粉的白麵包
- 含鹽奶油
- 熱騰騰的薯條
- 含鹽奶油

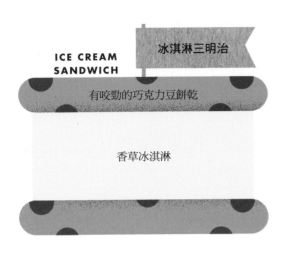

ICE CREAM SANDWICH

冰淇淋三明治

有咬勁的巧克力豆餅乾

香草冰淇淋

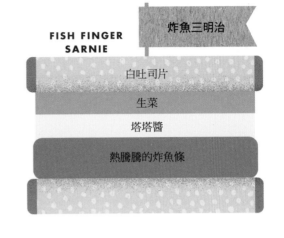

FISH FINGER SARNIE

炸魚三明治

白吐司片

生菜

塔塔醬

熱騰騰的炸魚條

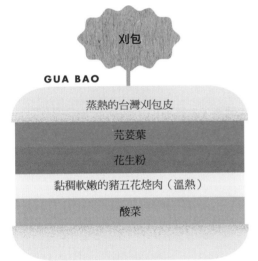

GUA BAO

刈包

蒸熱的台灣刈包皮

芫荽葉

花生粉

黏稠軟嫩的豬五花焢肉（溫熱）

酸菜

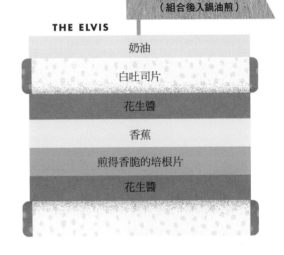

THE ELVIS

貓王三明治
（組合後入鍋油煎）

奶油

白吐司片

花生醬

香蕉

煎得香脆的培根片

花生醬

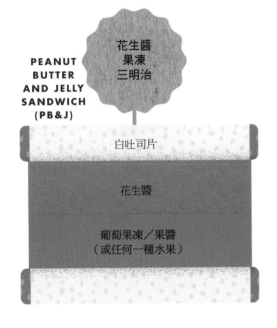

PEANUT BUTTER AND JELLY SANDWICH (PB&J)

花生醬
果凍
三明治

白吐司片

花生醬

葡萄果凍／果醬
（或任何一種水果）

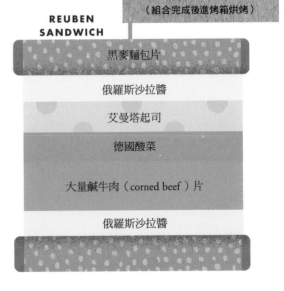

REUBEN SANDWICH

魯賓三明治
（組合完成後進烤箱烘烤）

黑麥麵包片

俄羅斯沙拉醬

艾曼塔起司

德國酸菜

大量鹹牛肉（corned beef）片

俄羅斯沙拉醬

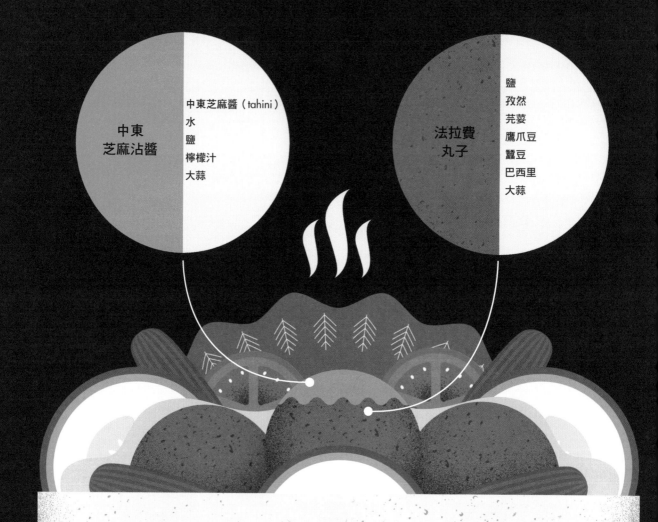

中東
芝麻沾醬

中東芝麻醬（tahini）
水
鹽
檸檬汁
大蒜

法拉費
丸子

鹽
孜然
芫荽
鷹爪豆
蠶豆
巴西里
大蒜

口袋餅裡有什麼？

在你的中東口袋餅（pitta）裡塗上一層鷹嘴豆泥醬
（參見138頁），放進番茄片、清脆的小黃瓜、美
生菜、熱騰騰的法拉費丸子，最後澆上中東芝麻沾
醬。喜歡吃辣的話，就加上一點辣椒醬，例如用青
辣椒做成的以色列特色辣椒醬（zhoug）。

餐桌上的食物
—
中東豆丸子法拉費：美味更勝肉丸

現在若還有人以為吃素等於啃胡蘿蔔條，那絕對要請他們見識一下熱騰騰現炸的法拉費丸子（falafel）：夾在口袋餅或烤麵餅裡，與柔順馥郁的鷹嘴豆泥醬、新鮮蔬菜和醃菜一起享用的好滋味。這個在中東地區常見的街頭小吃，從裡到外沒有一點清心寡淡的味道。

法拉費源自埃及地區，當地人稱之為 ta'amia，但當時和鷹嘴豆一點關係也沒有。法拉費最初是完全用乾燥去殼的蠶豆製作，蠶豆泥可以讓丸子柔軟、黏結不散。後來，東地中海地區人民才將富有堅果般風味與質地的鷹嘴豆加入配方中（可以與蠶豆摻和使用，也可以完全以鷹嘴豆來製作）。以色列地區更常採用的是純鷹嘴豆的作法，這種法拉費幾乎可以說是當地家喻戶曉的國民料理之一。

就算在古代，各個地區、甚至是每家每戶的法拉費配方材料都有所不同，現代人做的法拉費更是打破傳統，自行將各種食材結合運用。現代的廚師與煮夫煮婦們會在鷹嘴豆泥這個簡單的餡料中，混入各種蔬菜材料：從番薯、南瓜，到甜菜根、紅甜椒或菠菜都有，甚至還有人加入起司。

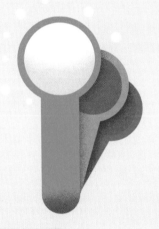

膨鬆的口感

加入小蘇打粉或泡打粉這類的膨鬆劑，可以讓你的法拉費口感更輕盈、膨鬆。

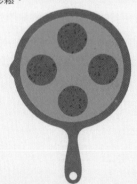

炸還是不炸？

有些食譜會建議用油煎或烘烤的方式做法拉費，但這只是為了健康考量而妥協變通。想做出真正好吃的法拉費，一定要放入180°C的植物油中油炸，再用廚房紙巾吸附多餘油脂。

準備餡料

罐裝鷹嘴豆在這裡可沒有一席之地。做法拉費一定要用生的乾燥鷹嘴豆，浸泡過夜之後，用食物調理機的瞬轉模式（pulse）打到細滑。稍微帶點顆粒也沒關係，這樣可以為你的丸子添加額外的口感。

靜置休息

在整形成丸子之前與之後，都必須讓它靜置休息一下，效果才會更好。

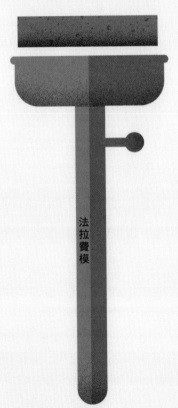

法拉費模

變換形狀

如果你希望法拉費可以均勻熟透，捏出完美的形狀就很重要了。傳統做法是用一種叫做「法拉費模」的工具，或是你也可以利用兩個湯匙交替整成橢圓形（quenelles），或是將餡料揉成高爾夫球大小，再施力壓成微扁餡餅狀。

151

拉麵定律

每一碗拉麵都是用同樣的關鍵元素來交織出完美和諧的鮮味，
成為一碗鹹香、油潤、麵條軟硬適中的美味拉麵。

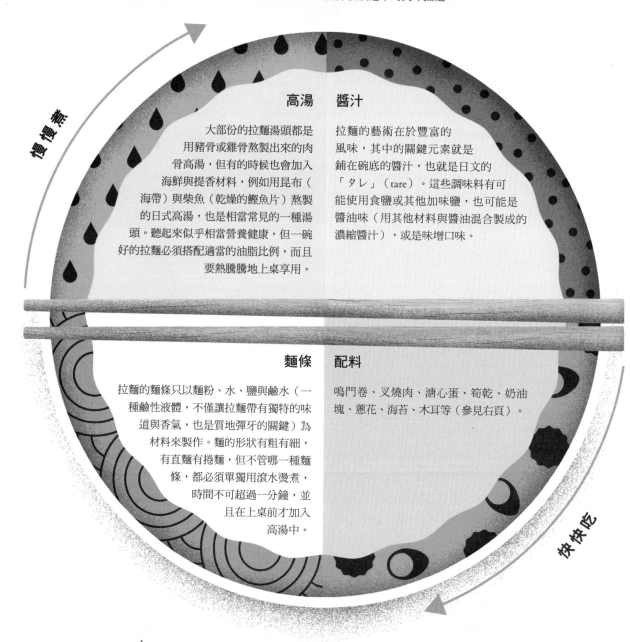

慢慢煮

高湯

大部份的拉麵湯頭都是
用豬骨或雞骨熬製出來的肉
骨高湯，但有的時候也會加入
海鮮與提香材料，例如用昆布（
海帶）與柴魚（乾燥的鰹魚片）熬製
的日式高湯，也是相當常見的一種湯
頭。聽起來似乎相當營養健康，但一碗
好的拉麵必須搭配適當的油脂比例，而且
要熱騰騰地上桌享用。

醬汁

拉麵的藝術在於豐富的
風味，其中的關鍵元素就是
鋪在碗底的醬汁，也就是日文的
「タレ」（tare）。這些調味料有可
能使用食鹽或其他加味鹽，也可能是
醬油味（用其他材料與醬油混合製成的
濃縮醬汁），或是味增口味。

麵條

拉麵的麵條只以麵粉、水、鹽與鹼水（一
種鹼性液體，不僅讓拉麵帶有獨特的味
道與香氣，也是質地彈牙的關鍵）為
材料來製作。麵的形狀有粗有細，
有直麵有捲麵，但不管哪一種麵
條，都必須單獨用滾水燙煮，
時間不可超過一分鐘，並
且在上桌前才加入
高湯中。

配料

鳴門卷、叉燒肉、溏心蛋、筍乾、奶油
塊、蔥花、海苔、木耳等（參見右頁）。

快快吃

認識拉麵

光是在日本就有大約30多種不同
的地區特色拉麵（當中最知名的
是東京拉麵），右邊列出四種最
基本的入門口味，新手就從這些
口味來一一嘗試和選擇吧。

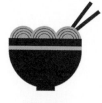

鹽味拉麵

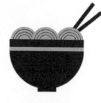

醬油拉麵

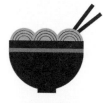

豚骨拉麵

味增拉麵

拉麵配料

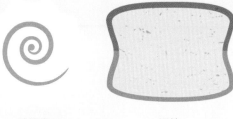
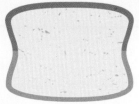

鳴門卷
Narutomaki
魚板

叉燒
Chashu
豬五花肉片

半熟玉子
Hanjuku tamago
非常軟嫩的水煮蛋

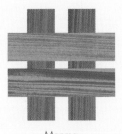
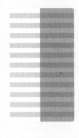
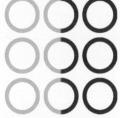

Menma
筍乾

奶油塊

Negi
蔥花

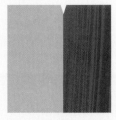
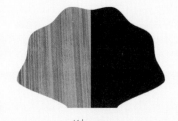

Nori
海苔片

Kikurage
黑木耳

大骨高湯蒸氣浴

吃拉麵可不能不講究。不僅吸入麵條時要發出聲音，速度還得要快。要是吃的時間耽擱太久，那麼咬勁完美適中的麵條，就會被湯水泡得軟爛。慣吃拉麵的食客口腔上壁被燙傷是家常便飯，在大骨高湯的蒸氣伺候之下，還會從眉毛滴下粒粒汗珠。

餐桌上的食物
—
日式拉麵：麵條的搖滾樂

喜歡吃泡麵的人大概以為拉麵不過只是一種湯麵。不過，只要吃過一次現煮拉麵，你就再也無法回頭了。拉麵是一種需要花大把時間準備，卻必須在短時間內吃完的食物。熬煮高湯花的時間可以長達20小時，麵條可以透過手工從麵團拉成極細麵條，水煮蛋裡的蛋黃像卡士達醬一樣柔細滑順，豬五花肉則燉到酥軟（只為了最後放在上頭當配菜），那香甜又入口即化的豬肉油脂，讓你在入口後會忍不住露出一個油滋滋的微笑。

拉麵究竟有多受歡迎呢？據估計，單單在日本境內就有超過34,000家拉麵店（其中有4,000家位於東京）。對於一百年前才從中國飄洋過海流傳到日本的麵條來說，真算是頗有成就。現在，拉麵不僅已經成為日本人心目中的本國特色料理，境內各地也發展出自己獨樹一格的拉麵風味。在日本新橫濱地區甚至還有一間拉麵博物館。拉麵不僅發揚到世界各地，還跳脫了碗麵的形式，變身成為各種新奇料理，例如拉麵漢堡、拉麵披薩、拉麵玉米脆餅（taco）、拉麵墨西哥捲（burrito），甚至還有人把拉麵做成布丁。

正宗的拉麵究竟長什麼樣子，又該是什麼味道？請參考這裡列出的拉麵定律……然後打破這些規則——這樣才好玩嘛！

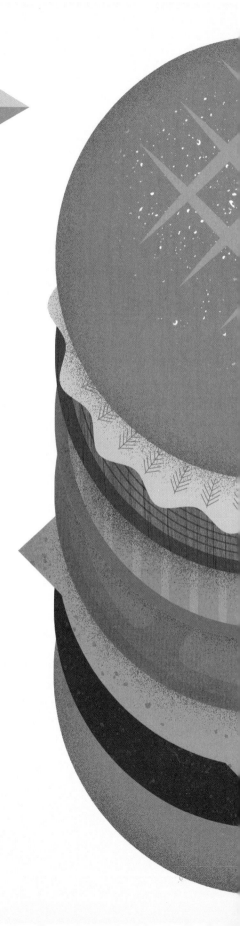

餐桌上的食物

漢堡：速食界元老

世界上沒有什麼食物能像漢堡這樣擁有如此巨大的影響力：不僅造就了國際企業連鎖王國，還成為電視劇、科學實驗的靈感，以及國家經濟指標的依據。當然，也沒有多少食物能像一個好吃的漢堡那樣，讓人感到如此幸福與滿足。

過去十年間，原本粗曠簡樸的漢堡（基本上只是麵包夾著好吃的牛肉）彷彿重獲新生。它現在變成一種精緻美食，開始變得很潮。它過去使用的牛肉，現在都上不了檯面：漢堡肉的肥瘦比例變得至關重要。於是，漢堡用的麵包品質也得跟牛肉旗鼓相當，配料也不能不講究：起司、培根、醃菜與生菜葉，各有各的學問。現代的廚師發揮源源不絕的創意，把各種肉品加到漢堡裡：例如手撕豬肉、辣燉醬（chilli con carne）、鵝肝醬，甚至還有龍蝦。漢堡裡的醬料也從簡單的美式芥末醬和番茄醬，進階為像松露美乃滋這樣的高級醬汁，醃嫩黃瓜則可能用韓式泡菜取代。一切已經變得太複雜。到底怎樣才能做出最完美的漢堡？請參考右側的漢堡指南。

澳洲漢堡
如果想用澳洲人的方法做出道地的澳洲漢堡，就要放進醃甜菜根、鳳梨片、煎蛋與辣椒。真的，我沒騙你！

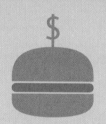

漢堡經濟學
自1986年起，英國《經濟學人》雜誌開始用「大麥克指數」（The Big Mac Index）來說明全球各國的消費能力。

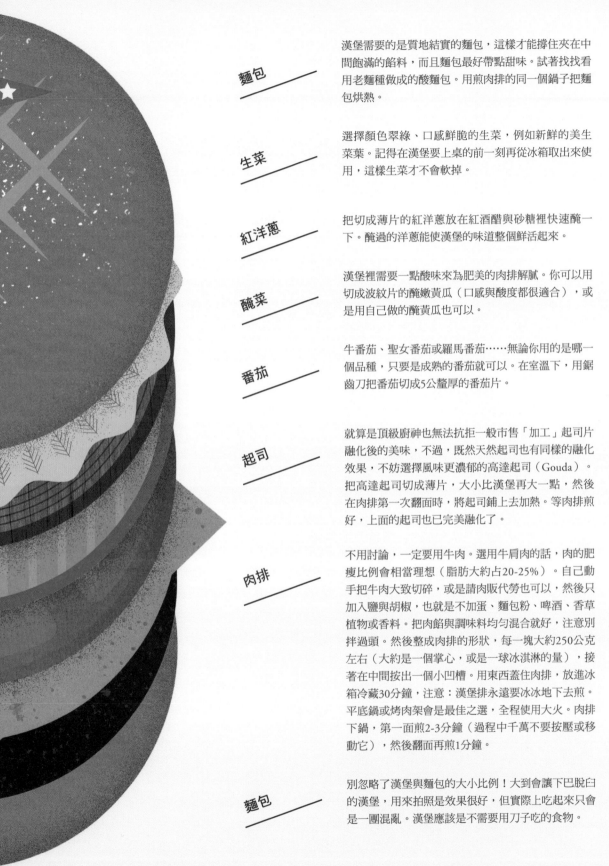

麵包

漢堡需要的是質地結實的麵包,這樣才能撐住夾在中間飽滿的餡料,而且麵包最好帶點甜味。試著找找看用老麵種做成的酸麵包。用煎肉排的同一個鍋子把麵包烘熱。

生菜

選擇顏色翠綠、口感鮮脆的生菜,例如新鮮的美生菜葉。記得在漢堡要上桌的前一刻再從冰箱取出來使用,這樣生菜才不會軟掉。

紅洋蔥

把切成薄片的紅洋蔥放在紅酒醋與砂糖裡快速醃一下。醃過的洋蔥能使漢堡的味道整個鮮活起來。

醃菜

漢堡裡需要一點酸味來為肥美的肉排解膩。你可以用切成波紋片的醃嫩黃瓜(口感與酸度都很適合),或是用自己做的醃黃瓜也可以。

番茄

牛番茄、聖女番茄或羅馬番茄……無論你用的是哪一個品種,只要是成熟的番茄就可以。在室溫下,用鋸齒刀把番茄切成5公釐厚的番茄片。

起司

就算是頂級廚神也無法抗拒一般市售「加工」起司片融化後的美味,不過,既然天然起司也有同樣的融化效果,不妨選擇風味更濃郁的高達起司(Gouda)。把高達起司切成薄片,大小比漢堡再大一點,然後在肉排第一次翻面時,將起司鋪上去加熱。等肉排煎好,上面的起司也已完美融化了。

肉排

不用討論,一定要用牛肉。選用牛肩肉的話,肉的肥瘦比例會相當理想(脂肪大約占20-25%)。自己動手把牛肉大致切碎,或是請肉販代勞也可以,然後只加入鹽與胡椒,也就是不加蛋、麵包粉、啤酒、香草植物或香料。把肉餡與調味料均勻混合就好,注意別拌過頭。然後整成肉排的形狀,每一塊大約250公克左右(大約是一個掌心,或是一球冰淇淋的量),接著在中間按出一個小凹槽。用東西蓋住肉排,放進冰箱冷藏30分鐘,注意:漢堡排永遠要冰冰地下去煎。平底鍋或烤肉架會是最佳之選,全程使用大火。肉排下鍋,第一面煎2-3分鐘(過程中千萬不要按壓或移動它),然後翻面再煎1分鐘。

麵包

別忽略了漢堡與麵包的大小比例!大到會讓下巴脫臼的漢堡,用來拍照是效果很好,但實際上吃起來只會是一團混亂。漢堡應該是不需要用刀子吃的食物。

餐桌上的食物
—
沙拉：像蓋房子一樣

請參考我們的沙拉結構大揭密，練習堆疊出一份完美的可口沙拉吧！

堆疊的元素：從蔬菜到麵包

別再讓一成不變的沙拉材料躺在你家冰箱的蔬菜櫃裡奄奄一息了。為你的沙拉加點蛋白質、水果、蔬菜，以及香脆的堅果、種子和麵包丁吧！一份完美的沙拉必定擁有豐富多樣的顏色、口感與風味。

連結的元素：油醋醬汁

好醬汁能讓建構沙拉的那些「磚頭」完美地融合在一起。結實的捲心菜或羽衣甘藍在需要食用前1-2小時就先拌好醬汁；嫩馬鈴薯等需要燙煮的沙拉材料就在溫溫熱熱的時候淋上醬汁；新鮮的嫩葉蔬菜則要等到最後一刻才與醬汁結合，因為太早拌好只會讓葉子塌軟，失去鮮脆的口感。

地基的元素：綠葉蔬菜

沙拉的基本材料——也就是綠葉蔬菜，例如嫩香草葉、硬甘藍葉或鮮脆的生菜——將會左右最終的沙拉風味。如果選用紫色菊苣，就需要平衡它的苦味；要是選用帶酸味的酸模葉，就需要用奶香馥郁的材料來中和；辛辣的芝麻葉則適合與其他味道強烈的材料碰撞出不同的火花。處理嫩葉與香草葉時要格外小心，而捲心菜或甘藍葉可以切成新鮮的細生菜絲，也可以稍微過一下熱水，做成暖沙拉享用。

蛋白質類

鮭魚 ・ 雞蛋

起司 ・ 培根

雞肉 ・ 黃豆

蔬菜類

櫛瓜薄片 ・ 馬鈴薯

酪梨 ・ 朝鮮薊心

甜菜根 ・ 甜椒

萬用沙拉醬

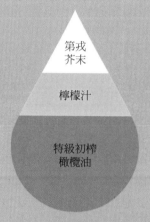

第戎芥末

檸檬汁

特級初榨橄欖油

蜂蜜芥末醬

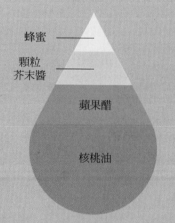

蜂蜜 ———

顆粒芥末醬 ———

蘋果醋

核桃油

如果你希望帶點辣味

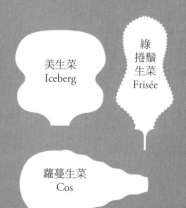

芝麻葉 Rocket

西洋菜 Watercress

日本水菜 Mizuna

如果你對口感很挑剔

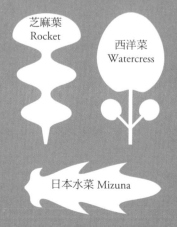

美生菜 Iceberg

綠捲鬚生菜 Frisée

蘿蔓生菜 Cos

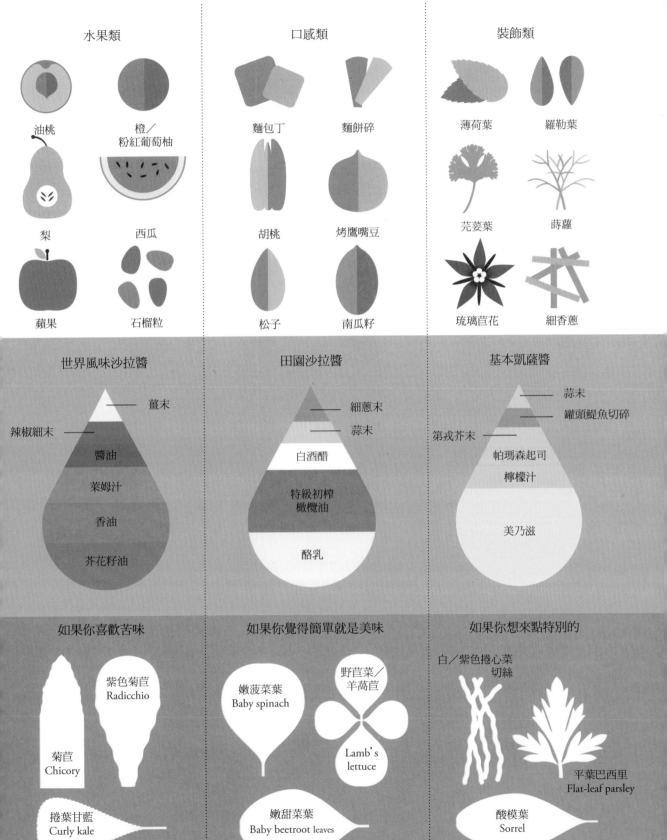

水果類

油桃

橙／
粉紅葡萄柚

梨

西瓜

蘋果

石榴粒

口感類

麵包丁

麵餅碎

胡桃

烤鷹嘴豆

松子

南瓜籽

裝飾類

薄荷葉

羅勒葉

芫荽葉

蒔蘿

琉璃苣花

細香蔥

世界風味沙拉醬

薑末

辣椒細末

醬油

萊姆汁

香油

芥花籽油

田園沙拉醬

細蔥末

蒜末

白酒醋

特級初榨
橄欖油

酪乳

基本凱薩醬

蒜末

罐頭鯷魚切碎

第戎芥末

帕瑪森起司

檸檬汁

美乃滋

如果你喜歡苦味

紫色菊苣
Radicchio

菊苣
Chicory

捲葉甘藍
Curly kale

如果你覺得簡單就是美味

野苣菜／
羊萵苣

嫩菠菜葉
Baby spinach

Lamb's
lettuce

嫩甜菜葉
Baby beetroot leaves

如果你想來點特別的

白／紫色捲心菜
切絲

平葉巴西里
Flat-leaf parsley

酸模葉
Sorrel

157

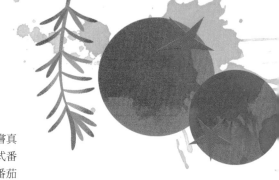

披薩：圓圓扁扁的小宇宙

現在一般認為義大利拿坡里的披薩是最道地的，但如果你想嘗嘗真正的正宗好味，比起有名的瑪格莉特披薩（Margherita），選擇義式番茄醬口味（marinara，番茄、牛至、大蒜與特級初榨橄欖油製成的番茄醬）會更適合。地中海地區的居民從古希臘羅馬時代起，就有用麵餅搭配餡料食用的習慣。而在義大利人鑽研出一身好本領後，披薩也隨之流傳到世界各地。

但說到如何做出完美的披薩，不管你聽說過哪些說法，最重要的祕訣絕對是：一座高溫烤爐。講究的專業人士會說用柴火最理想，因為溫度能達到400°C之高，但如果是在自家裡做披薩，就把烤箱溫度轉到底，能多熱就開多熱吧！想做出酥脆的餅皮，就先在烤箱裡把披薩石板、金屬淺盤或烤箱裡的大烤盤預熱好。另外，鋪上去的餡料不能貪多，否則披薩不易均勻熟透。

準備基本材料

正宗披薩的發源聖地或許是義大利港市拿坡里，但披薩口味可不是只有紅白綠三色的瑪格莉特披薩。參考以下這些全球經典披薩口味，為你的披薩找點靈感吧。

先準備好：基本的披薩麵團＋番茄與大蒜醬汁＋……

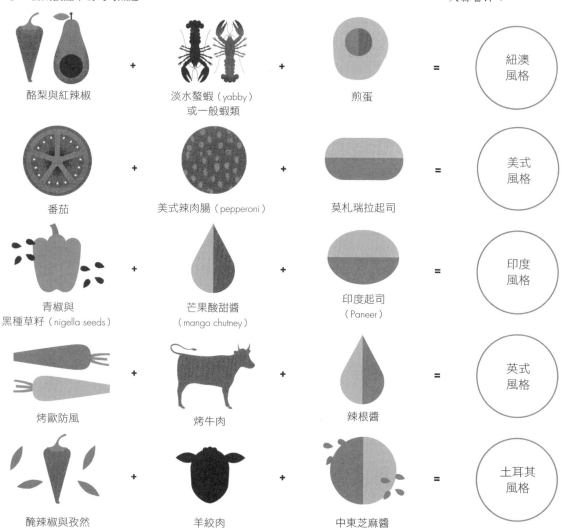

酪梨與紅辣椒　＋　淡水螯蝦（yabby）或一般蝦類　＋　煎蛋　＝　紐澳風格

番茄　＋　美式辣肉腸（pepperoni）　＋　莫札瑞拉起司　＝　美式風格

青椒與黑種草籽（nigella seeds）　＋　芒果酸甜醬（mango chutney）　＋　印度起司（Paneer）　＝　印度風格

烤歐防風　＋　烤牛肉　＋　辣根醬　＝　英式風格

醃辣椒與孜然　＋　羊絞肉　＋　中東芝麻醬　＝　土耳其風格

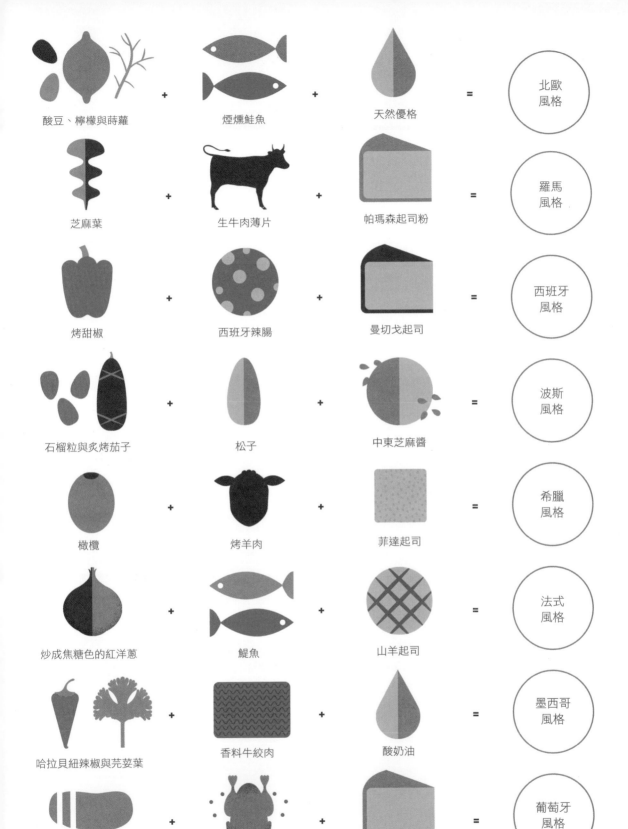

酸豆、檸檬與蒔蘿 + 煙燻鮭魚 + 天然優格 = 北歐風格

芝麻葉 + 生牛肉薄片 + 帕瑪森起司粉 = 羅馬風格

烤甜椒 + 西班牙辣腸 + 曼切戈起司 = 西班牙風格

石榴粒與炙烤茄子 + 松子 + 中東芝麻醬 = 波斯風格

橄欖 + 烤羊肉 + 菲達起司 = 希臘風格

炒成焦糖色的紅洋蔥 + 鯷魚 + 山羊起司 = 法式風格

哈拉貝紐辣椒與芫荽葉 + 香料牛絞肉 + 酸奶油 = 墨西哥風格

嫩馬鈴薯切片 + 紅椒粉與雞肉 + 塞爾帕起司（Serpa） = 葡萄牙風格

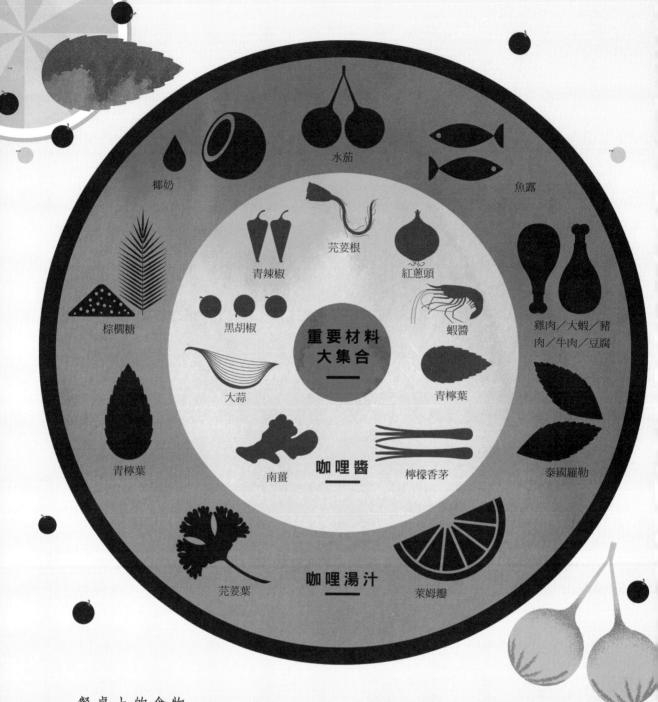

重要材料
大集合

水茄

魚露

椰奶

芫荽根

紅蔥頭

青辣椒

雞肉／大蝦／豬
肉／牛肉／豆腐

棕櫚糖

黑胡椒

蝦醬

大蒜

青檸葉

青檸葉

南薑

咖哩醬

檸檬香茅

泰國羅勒

芫荽葉

咖哩湯汁

萊姆瓣

餐桌上的食物
—
**泰式綠咖哩：
辣得夠味**

泰式綠咖哩的味道強烈而直接，
甜、酸、鹹味圓潤地交融，而且湯水
豐富，與其他的亞洲菜餚有所不同。

說到如何做出完美的泰式綠咖哩，家
家戶戶都各有秘訣，但無論如何，從
咖哩醬開始下工夫準沒錯。對現代人
來說，自己動手做咖哩醬並非不可能
的任務，因為主要的必備材料現在在
超市或網路上都可以輕鬆找到，從氣
味芬芳的青檸葉與檸檬香茅，到香甜
的棕櫚糖與鮮味滿點的魚露等，一應

俱全。

咖哩中的肉類（或蛋白質來源）
與主食材，可以根據個人的喜好自行
搭配：從大蝦到豆腐塊，或是各種季
節性蔬菜都可以。如果你想遵照傳統
作法，只須注意把所有食材都切成一
口大小就可以了。這是一道要用叉子
和湯匙食用的料理。

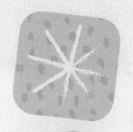

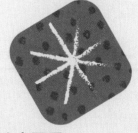

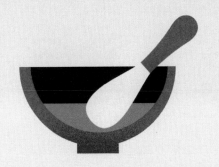

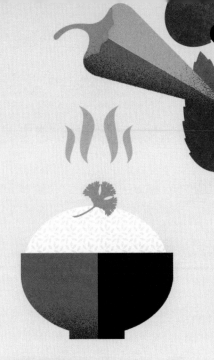

冰火兩用

如果你決定自己動手熬煮泰式咖哩醬,最好多做一些。做好的咖哩醬可以放進消毒過的罐子冷藏保存,記得在醬糊表面澆上一層沒有特殊氣味的植物油。此外,也可以用湯匙舀進製冰盒,做成咖哩冰塊,供日後使用。

逐一搗碎

方便的食物調理機有適合它發揮的舞台,但在做泰式料理時可沒有用武之地。如果你沒有時間好好地做,建議直接購買現成的咖哩醬來用。如果你真想自己動手,就拿出研缽和研杵,把每一樣食材仔細搗碎,絕不可以使用食物調理機。透過手工研搗,可以釋放出每一種食材蘊含的芳香精油,並且彼此結合,成為香氣馥郁、層次豐富卻能和諧交融的極致美味。至於食物調理機,就只是把食材打碎而已。

選對米飯

在泰式料理當中,米飯扮演相當重要的角色。泰國菜搭配的米飯可能是糯米,也可能是白米。不妨去超市找泰國香米來試試。

還有這些好料理

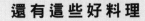

如果泰式綠咖哩合你胃口,
那你一定也會喜歡這幾道美味的泰國菜。

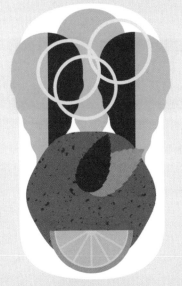

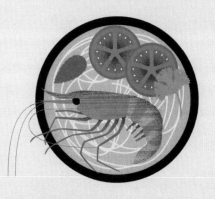

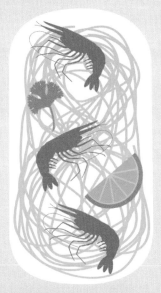

泰式碎肉沙拉 LARB

這是一種口感清脆的辣味暖沙拉,將碎肉(豬肉、牛肉、雞肉或火雞肉)盛在爽脆的新鮮沙拉葉上食用。

泰式酸辣湯 TOM YUM

這是一種香氣四溢、味道強勁的酸辣湯,主要材料包括檸檬香茅、萊姆與辣椒:絕對辣到能讓鼻子通暢無阻!

泰式炒麵 PAD THAI

這是用大蒜、魚露、蛋、乾蝦米、豆芽菜、烤花生,加上任何一種你喜歡的肉類(大蝦或豬肉都很適合)做成的炒麵。

酥皮餃：一手掌握的美食

有些食物適合放在精緻食器上優雅地細細品味，而有些食物就是要拿在手裡邊走邊吃、大快朵頤，隨時隨地幫你補充能量。在所有方便食用的小點心中，還有什麼比熱騰騰包著鹹香餡料的酥皮餃（pastry）更讓人食指大動？

酥皮餃在人類歷史上的初次登場，發生在13世紀的英國。傳統的酥皮餃是用質地較堅實的鬆脆酥皮（shortcrust）包著蔬菜餡（當時肉類仍是奢侈的食物），後來才演變成雞肉、鹿肉、鰻魚，甚至海豚肉（真的沒騙你）。

在所有酥皮餃當中，最有名的是英國的康威爾肉派（Cornish pasty）。它的外觀是獨樹一格的D字形，邊緣有波浪型的皺褶，正宗的內餡包括一塊塊牛肉、蕪菁、馬鈴薯、洋蔥，以及大量黑胡椒。這道料理還曾出現在包括莎士比亞作品在內的多部英國經典文學中，並且被翻譯成多國語言，流傳世界各地。更特別的是，康威爾肉派甚至與蘇格蘭鮭魚、法國香檳和英國的史第頓起司（Stilton）一樣被授予原產地的名稱保護。

55 取自某些可食棕櫚樹的樹心，顏色雪白，富含纖維，巴西地區的特產。
56 源自東歐與中東一帶的超薄麵皮，一層一層分別塗上融化奶油後堆疊烘烤成千層酥皮。

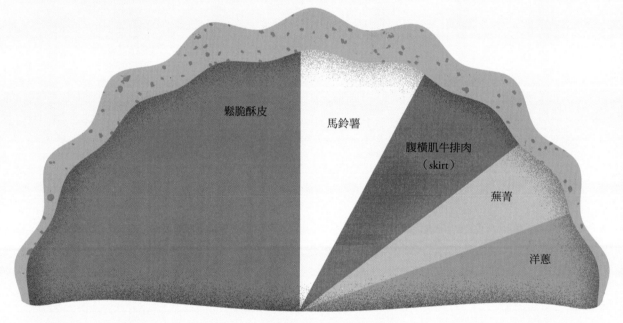

英國：康威爾肉派

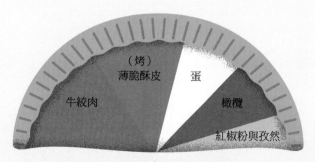

阿根廷：肉餡餃（Empanada）

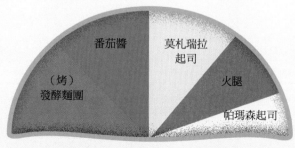

義大利：披薩餃（Calzone）

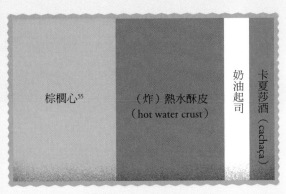

巴西：炸餃子（Pastel）

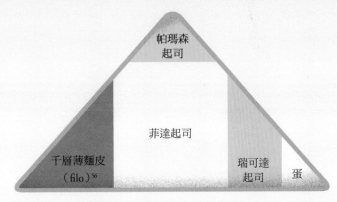

希臘：起司餃（Tyropitákia）

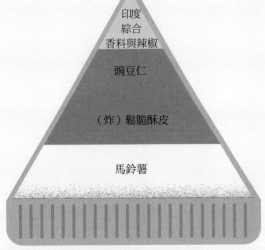

印度：咖哩餃（Samosa）

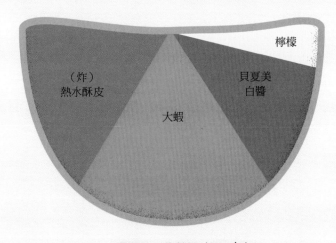

葡萄牙：炸餃子（Rissole）

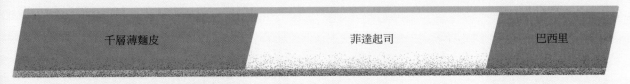

土耳其：千層餅（Börek）

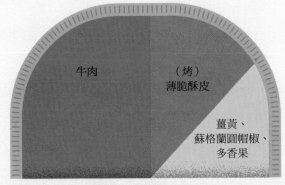

牙買加：牛肉餅（Patty）

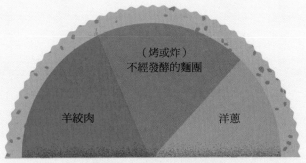

俄羅斯：肉餅（Chiburekki）

163

餐桌上的食物

壽司：動手捲起來

完美的壽司來自完美的米飯：將短形的日本粳米水煮後蒸熟，直到質地軟黏，接著用鹽、糖與米醋調味。

煮好的壽司飯搭配生鮮或煮熟的魚類與海鮮、蔬菜、醃菜，以及肉類（最近西方的常見作法）等材料，可以捲起來或將材料放在米飯上方，抑或捏成特定形狀。除此之外，還可以用海苔片包裹在外，或

是用各式各樣的裝飾材料來點綴，例如鮮橘色的魚子、黑芝麻籽與美乃滋。

比較傳統的作法是在壽司當中包上一點日式芥末醬（山葵，一種嗆辣的根部植物），但芥末也可以當作額外的沾料，與醬油和薑片一起佐於盤側。薑片是用來在品嘗不同的壽司之前清理口腔的味覺。在日本，料理師至少需要經過兩年的

訓練，才能學會做出正宗壽司的技巧，以及享用這道美食的規矩。

不過，規則都是可以打破的……除了其中一項，那就是在吃握壽司時，務必要用生魚片那一面來沾取醬油——大概只有傻瓜才不照著這麼做，然後讓沾了醬油的壽司飯散得一塌糊塗，結果本人只能尷尬一笑以對。

動手做壽司：工具

手指沾點水就不會黏上壽司米，操作起來更容易。

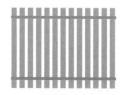

用壽司簾把壽司緊緊捲起，然後整齊地切片，以保持新鮮。

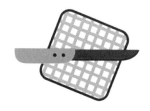

用銳利而濕潤的刀子切壽司捲。切下每一刀後，都要把刀身擦拭乾淨。

主要材料

生魚片／海鮮

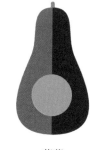

海苔片

壽司米

蔬菜

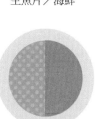

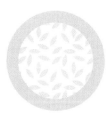

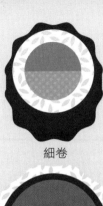

細卷

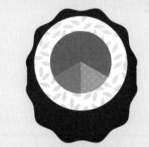

壽司卷

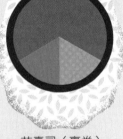

花壽司（裏卷）

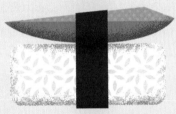

握壽司

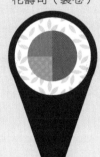

手卷

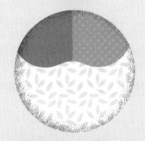

壽司球（手鞠）

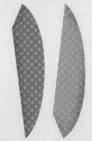

生魚片（刺身）

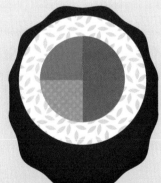

粗卷（太卷）

燉菜：美味大雜燴

　　燉菜的特色在於細火慢燉。長時間的燉煮，能讓鍋中主角（通常是肉類，也可能只有蔬菜）變得細密軟嫩，而各種香料、香草與芳香植物釋放出來的香氣也交融混合，變成濃郁又營養的醬汁。燉菜是道地的家常菜，也是冷冬必備的佳餚，不僅材料便宜，做起來還相當簡單。

1. 燉菜的主角

海鮮擁護者

從符合生態永續的海鮮中挑選幾種魚類（例如鯖魚、阿拉斯加鱈魚）、貝類與甲殼類（例如淡菜、大蝦），可為燉菜增添極佳的風味與口感。海鮮不需要長時間烹煮，但必須備好適用的高湯。

蔬食愛好者

試試茄子或蕈類，冬天的時候可以加上扁豆、鷹嘴豆與其他豆類（例如菜豆、白豆、白鳳豆）來增加蛋白質攝取量，夏天的時候則可以用豌豆、生菜與櫛瓜，再加上新鮮的軟嫩香草，例如龍蒿、細香芹（chervil）、細香蔥。

肉食主義者

牛肉中的前腱（shin）、頰肉、前胸肉與牛尾；羊肉中的頸肉、胸腹肉、肩肉與腱肉；豬肉中的豬腳或肩肉；雞肉中的腿排與腿肉；整隻兔子或雉雞（較瘦的部位可以因為燉汁而變得更美味）。

2. 風味基底

香草

月桂、鼠尾草、迷迭香與百里香等木本香草，應該一開始就丟進鍋中燉煮，可以切成細末加入，也可以整枝下鍋，料理完成後再撈出。適合搭配燉魚料理的茴香、蒔蘿與龍蒿，則應該最後階段再拌入鍋中。

絕妙三蔬

不管做哪種燉菜，放點洋蔥、胡蘿蔔與芹菜準錯不了。大蒜也可以為料理增添圓潤柔和的風味。

酒

豬肉與兔肉最適合用蘋果酒或不甜的雪莉酒，搭配芥末與鮮奶油醬汁；牛肉則喜歡紅酒或愛爾啤酒；燉魚肉或野禽時，灑點苦艾酒效果會很好。

鹹香味

調味是不能省略的步驟，但除了鹽，你還可以用一點醃肉來增加鹹香味，例如一般培根、義式培根（pancetta）、義式醃豬頰（guanciale）、各種義式肉腸或西班牙辣腸。

3. 主要材料

穀類

珍珠大麥、法羅麥（farro）、硬粒小麥（freekeh）或米形義大利麵（Orzo）等主食，不只能使燉菜更有份量，還可以增添口感質地。也可以嘗試性質接近主食的其他穀類，例如藜麥、蕎麥或莧菜穀粒（amaranth），可以使燉菜更好消化。

豆類

豌豆與扁豆能為燉菜補足蛋白質，也是添加份量的實惠選擇，能讓飽足感更持久。

餃子

無論是用板油（suet）[57]、麵粉加水，或用更創新的食材，例如番紅花、粗小麥粉與帕瑪森起司做成的餃子，都能為燉菜帶來飽足感與令人期待的美味高潮。加入香草、柑橘果皮與香料能使餃子更美味。

蔬菜類

在冬天可以額外加入外型迷你的珍珠洋蔥與塊莖蔬菜（例如歐防風、番薯、南瓜或蕪菁），增加材料的種類。

馬鈴薯

馬鈴薯是便宜又有飽足感的食材，而且還會飽滿吸收燉汁的味道。選用完整不切塊的嫩馬鈴薯，就能避免散掉的問題。

57 取自牛或羊肉內臟周圍的油脂。

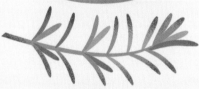

4. 燉煮技巧

1. 先用大火把肉塊煎到上色，啟動梅納反應（Maillard reaction，即褐變反應）。食材焦糖化能使風味提升，一旦達到這個效果後，就必須遵守低溫慢燉的原則。蔬菜類可以在下鍋前先烤香，等燉菜快完成時再入鍋即可，使它們維持完好的形狀。

2. 鍋內的湯汁應該維持在只有在中間微滾的程度，在爐上加熱或用烤箱加熱都可以。如果能用燜燒鍋就更理想了，可以更節省能源。

3. 各種食材必須依照烹煮時間的長短來衡量入鍋的時間：肉類與隔夜浸泡的豆子的烹煮時間最久，塊狀蔬菜與穀類時間稍短一點（大約在料理完成的前一小時入鍋），菜豆與即食的豆類等新鮮蔬菜，則在料理即將完成時再下鍋就可以了。

5. 收尾

更清爽的口味：加入義式三味醬、巴西里大蒜醬（persillade）、義式青醬（salsa verde）[58]或切碎的新鮮軟香草，來增加清爽的風味。切成細末的醃檸檬則能為夏日的燉魚料理帶來美好的味覺刺激。

更多樣的風味：臨上桌前，為燉菜加上優格、酸奶油（sour cream）或法式酸奶油（Crème fraîche），能使燉菜的濃郁滋味更脫穎而出。也可以用希臘優格，加上一點蒜末、鹽、香草、檸檬皮、橄欖油與塔巴斯科辣椒醬。

起司：菲達起司與山羊起司可以讓蔬食燉菜的滋味美到飛上天，硬質起司則適合削成細絲撒在番茄湯底或加了啤酒的燉菜上。

58 這三種醬料都是切碎香草植物混拌而成的醬料，材料基本上都是巴西里與大蒜。

餐桌上的食物

—

派餅：瘋狂的晚餐

既是搭配足球賽的最佳零食，也是兒童歌謠中隱喻的象徵，還有哪一種美味點心可以像派餅（pie）這樣引發人們熱烈的議論？

派餅看似是一種非常簡單的食物（不過是用奶油酥皮夾著甜或鹹味的餡料），卻又如此複雜。它不是那種折起來、包起來的點心，一定要有器皿輔助（豬肉派除外）——它需要用到派盤（派盤可以是金屬或陶／瓷材

質，前者能讓餅皮酥脆不溼軟，後者則能避免餅皮被烤焦），而且在底部和頂部都要鋪上派皮，對吧？那麼，現代那些在燉菜上面「蓋」了一片酥皮的料理，或是根本不使用餅皮的檸檬派又該怎麼說呢？

無論你喜歡哪一種派，只要別像中世紀的廚師一樣，把活生生的鳥烤在派餅裡，當作給客人的驚喜就可以啦！

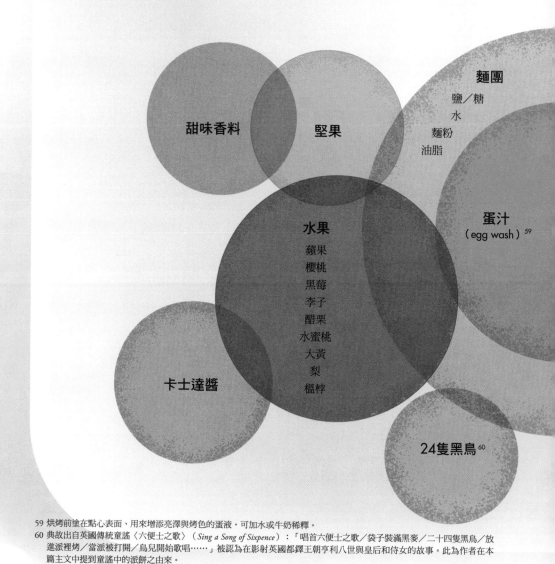

59 烘烤前塗在點心表面，用來增添亮澤與烤色的蛋液，可加水或牛奶稀釋。
60 典故出自英國傳統童謠〈六便士之歌〉（*Sing a Song of Sixpence*）：「唱首六便士之歌／袋子裝滿黑麥／二十四隻黑鳥／放進派裡烤／當派被打開／鳥兒開始歌唱……」被認為在影射英國都鐸王朝亨利八世與皇后和侍女的故事。此為作者在本篇主文中提到童謠中的派餅之由來。

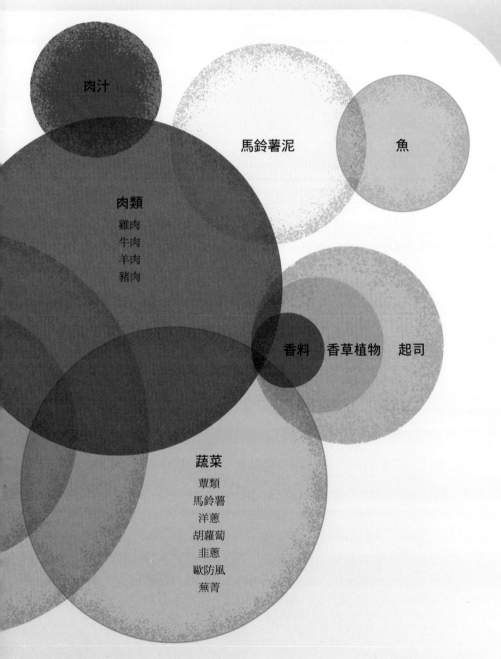

肉汁

馬鈴薯泥

魚

肉類
雞肉
牛肉
羊肉
豬肉

香料　香草植物　起司

蔬菜
蕈類
馬鈴薯
洋蔥
胡蘿蔔
韭蔥
歐防風
蕪菁

- 預先盲烤底部的派餅，可以避免派皮變得濕軟。
- 鹹味材料要事先準備好（最好是前一天就做好），這樣餡料的風味才有時間醞釀，而且能在鋪到派餅上之前達到完全冷卻。
- 派皮的皺褶不只是裝飾而已，還有把餡料牢牢封住的作用，所以要確實捏緊。
- 在派的表面做出孔隙，無論是放一個專門的「派煙囪」（pie funnel），或是拿刀子簡單在頂部刺上幾刀。表面的孔隙能讓蒸氣透出來，也能防止餡料溢出。
- 不論做鹹派或甜派，派的表面都要刷上一層蛋汁（蛋液加牛奶），烤出來才會有金黃色亮澤。

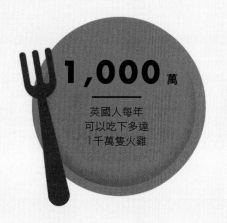

1,000萬

英國人每年
可以吃下多達
1千萬隻火雞

你對孢子甘藍
的喜惡
由這個基因決定[62]

TAS2R38

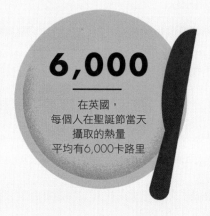

6,000

在英國，
每個人在聖誕節當天
攝取的熱量
平均有6,000卡路里

餐桌上的食物

聖誕大餐：豐盛的饗宴

在基督教世界裡，一年裡有那麼一個日子，無論男女老少，無論身在何方，所有家人會團聚在一起享用一頓大餐。有些人是在海灘上烤肉，有些人會根據自己的信仰，準備一頓合乎儀禮的傳統晚餐。不論聖誕大餐的內容為何，豐盛的份量是不變的特點。

聖誕大餐可能從幾個月前就開始計畫和準備。打從中世紀以來，聖誕布丁蛋糕（Christmas pudding）就是深受英國人喜愛的傳統料理，在耶穌降臨節[61]的前一個星期日，也就是「攪拌的星期日」（Stir-up Sunday）就開始準備了。據說，攪拌材料時，方向必須是由東到西，以示對東方三賢的敬意。

傳統的聖誕布丁要用牛肉或羊肉加上酒來製作，現代改良版本通常是把水果乾、香料和酒精拌在一起：材料要有13種，代表耶穌基督和12位使徒。有些人還會在布丁餡裡藏一枚銀幣，祝福吃到銀幣的人獲得財富和好運。這道甜點究竟要過多久才能享用？答案是30天左右。聖誕節當天，這個布丁蛋糕會用冬青葉裝飾，代表耶穌帶刺的荊棘頭冠，食用前澆上白蘭地、引火點燃，代表耶穌的受難。

義大利人則喜歡一種源自西恩納地區（Siena）的潘福堤蛋糕（panforte），這是一種用水果乾、堅果與糖等材料做出來的硬蛋糕，吃起來質地黏稠，富含香料味，緊實的口感就像麵包一樣。另外還有來自米蘭的潘那朵妮水果蛋糕（panettone），這是一種質地蓬鬆、含有多種水果的長條形蛋糕。德國則有一種叫做史多倫（stollen）的聖誕甜糕，用加了奶油與酵母粉的麵團，混合柑橘果皮、香料、葡萄乾與杏仁糖烤製而成。在希臘，通常會吃一種叫做梅洛馬卡隆那（melomakàrona）的聖誕點心，這是一種口感介於蛋糕與餅乾之間的甜點，富含橄欖油、肉桂和丁香的風味，加上大量的堅果和蜂蜜製作而成。

但是對世界各地多數的基督徒來說，聖誕大餐的主角當然還是得由鹹味的菜餚單挑大樑，而烤火雞是歷久不衰的節日主菜。

以英國來說，大約是到了民眾普遍能夠負擔火雞的價格、冰箱也普及家家戶戶的1950年代，火雞才開始成為慶祝聖誕節的傳統菜餚。在那之前，通常是用鵝肉或牛肉當主菜。在北美地區，火雞不僅是聖誕節，也是感恩節的主菜，通常配上蔓越莓醬食用。在南美地區，火雞是與內臟、白米一起享用。澳洲人會把火雞切片做成冷盤，大多數歐洲人則是烤熟後片下來吃。

也有些國家的聖誕節傳統是必須避食肉類，例如義大利人傳統的平安夜晚餐就是七魚宴（feast of seven fishes），代表性材料包括鹹鱈魚、魷魚和鰻魚。在立陶宛、波蘭、烏克蘭與白俄羅斯等地，則透過12道無肉菜餚來傳達自己虔誠的信仰，包括醃鯡魚、酸湯、鮮魚、麵條與麵包等。

---

61 耶穌降臨節（Advent）是聖誕節之前的第四個星期日。
62 孢子甘藍帶有明顯苦味，TAS2R38是一種感知苦味的味覺基因。

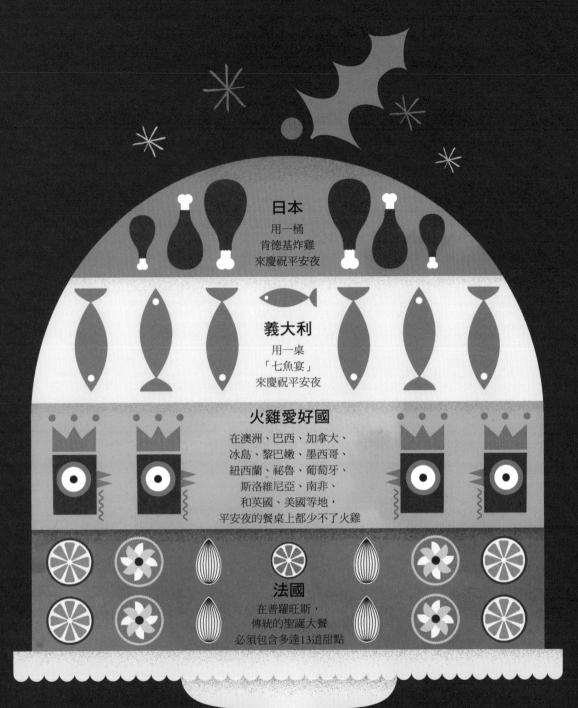

日本
用一桶
肯德基炸雞
來慶祝平安夜

義大利
用一桌
「七魚宴」
來慶祝平安夜

火雞愛好國
在澳洲、巴西、加拿大、
冰島、黎巴嫩、墨西哥、
紐西蘭、祕魯、葡萄牙、
斯洛維尼亞、南非、
和英國、美國等地，
平安夜的餐桌上都少不了火雞

法國
在普羅旺斯，
傳統的聖誕大餐
必須包含多達13道甜點

厚煎餅

135公克白麵粉，加上1顆蛋、130毫升牛奶、1茶匙泡打粉、2大匙細砂糖和2大匙融化奶油混合在一起，攪拌成質地濃稠的麵糊，質地大約像濃鮮奶油（double cream）一樣稠。將滿滿一大匙麵糊倒進塗好奶油的熱平底鍋，1分鐘後，麵糊表面開始冒泡，這時就可以把鍋子一拋（或用鏟子）將鬆餅翻面，繼續煎到顏色金黃、質地蓬鬆。

薄煎餅的黃金材料比例

蛋2顆

牛奶
300毫升

麵粉
100公克

攪拌器

厚煎 VS 薄煎：
哪一樣是你的菜？

蘇格蘭鬆餅
Scotch

一種迷你的小鬆餅，也叫做小司康餅（drop scone），通常用淺烤盤或開放式的壁爐煎烤。

酪乳鬆餅
Buttermilk

美加地區代表鬆餅，特色是油香濃郁、口感鬆軟。製作祕訣在於除了麵粉、酪乳與砂糖，還要加上泡打粉，質地才會柔軟蓬鬆。

厚煎

荷蘭鬆餅
Pannenkoeken/
Dutch baby

一種適合多人分享的大鬆餅，是用烤箱烘製、類似舒芙雷的點心。由於蛋含量較高，上桌後必須盡快享用，否則可能會塌陷。

澳洲鬆餅
Pikelet

比北半球常見的鬆餅來得小，是南半球的零食點心，有時會出現在下午茶中，搭配果醬與鮮奶油享用。

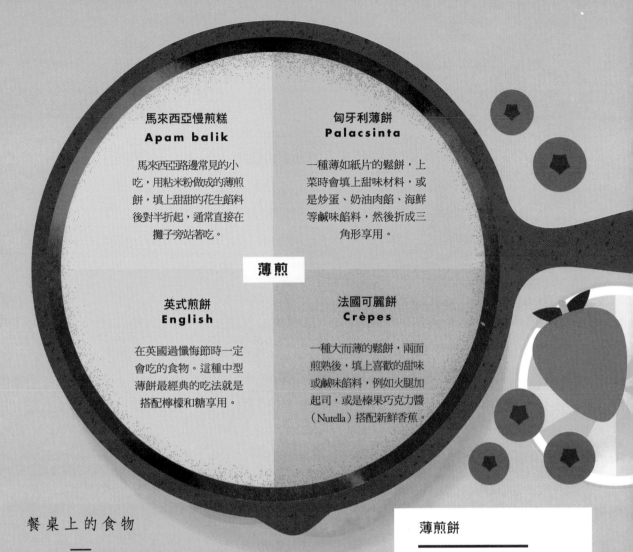

馬來西亞慢煎糕
Apam balik

馬來西亞路邊常見的小
吃，用粘米粉做成的薄煎
餅，填上甜甜的花生餡料
後對半折起，通常直接在
攤子旁站著吃。

匈牙利薄餅
Palacsinta

一種薄如紙片的鬆餅，上
菜時會填上甜味材料，或
是炒蛋、奶油肉餡、海鮮
等鹹味餡料，然後折成三
角形享用。

薄煎

英式煎餅
English

在英國過懺悔節時一定
會吃的食物。這種中型
薄餅最經典的吃法就是
搭配檸檬和糖享用。

法國可麗餅
Crèpes

一種大而薄的鬆餅，兩面
煎熟後，填上喜歡的甜味
或鹹味餡料，例如火腿加
起司，或是榛果巧克力醬
（Nutella）搭配新鮮香蕉。

餐 桌 上 的 食 物

——

煎餅：高高疊起來

　　煎餅（pancake）雖然是一種速
食點心，卻常與許多宗教節日——例
如基督教的懺悔節（Shrove Tuesday）[63]
和猶太教的光明節（Hanukkah）——
畫上等號，因為它的材料雖然簡樸，
卻有深刻的象徵意涵：蛋是生命的起
源，麵粉讓生命存續，鹽代表增進身
體健康，牛奶則象徵心靈純潔。它也
是人們在進入齋期之前，將那些齋
戒禁食的材料消耗完的慶祝料理。

　　當然，到了現代，煎餅已經變成
日常生活中常見的食物。無論你喜歡
拿它來當早餐，像傳說中的喬治·華
盛頓（George Washington）那樣把厚煎
餅高高疊起，淋上楓糖享用；或是你

喜歡迷你的小煎餅，例如做成一口大
小的蕎麥煎餅，加上酸奶油、煙燻鮭
魚與魚子醬一起吃；又或者你對薄餅
情有獨鍾，用它包裹片下來的烤鴨、
粵式海鮮醬、黃瓜絲與蔥段，享用一
頓中國式捲餅晚餐。各式各樣的煎餅
可以在任何時間，滿足所有人的挑剔
胃口。

　　不論你喜歡哪一種，接下來的問
題都一樣：煎餅翻面時，你是高高拋
起來，還是低調翻過去？

---

63 基督教復活節的前40天為齋戒期，開始齋戒
　的大齋日前一天，就叫做懺悔節，英國在當
　天有吃煎餅的習慣。

薄煎餅

100公克白麵粉，加上2顆
蛋、300毫升牛奶與1大匙融化奶
油混合在一起，均勻攪拌後靜置
30分鐘。麵糊的質地大概是像一
般鮮奶油（single cream）那樣的流
動性。準備好麵糊後，將一小塊
無鹽奶油放到不沾平底鍋中，當
奶油開始融化，舀入一大勺靜置
過的麵糊，然後傾轉鍋子，讓麵
糊均勻分布在鍋中，1-2分鐘後
就可以翻面——可以拋甩鍋子，
也可以小心地把薄餅翻過來。做
好後棄置不用，因為第一片永遠
是最糟糕的。重複以上步驟，接
下來煎好的薄餅都會相當令人
滿意。薄煎餅可以搭配檸檬汁與
糖，或任何你喜歡的材料來享用。

馬卡龍：
經典的法式風情

　　仔細想想，馬卡龍還真是一種單純的食物，只需要蛋白、糖粉與杏仁就能做出來。請別把這裡說的馬卡龍（macaron）與椰絲馬卡龍（macaroon）混淆了，雖然它們使用的材料幾乎一樣，但後者只需要不到30分鐘就能完成，前者則是法式甜品最經典又優雅的代表作，從敲開蛋殼的那一刻算起，最佳的享用時間是52小時後。製作馬卡龍，每一步驟都疏忽不得，但是等你了解每個步驟背後的原理，之後就能無往不利。

餡料靈感

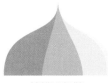

檸檬蛋奶醬

巧克力醬（甘納許）[64]

調味奶油霜

水果果醬

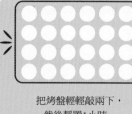

把烤盤輕輕敲兩下，
然後靜置1小時，
麵糊表面不需要掩蓋。

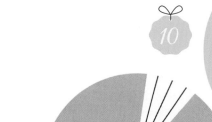

烤盤放上烘焙紙，
用擠花袋在上面擠出一個個
直徑3-5公分的圓形麵糊。

馬卡龍

輕輕將步驟3的杏仁糖粉糊與蛋白霜混拌在一起，直到質地滑順且能夠流動。

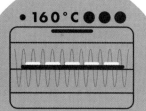

烤箱預熱完成後，把烤盤放進烤箱中層，一次只烤一盤，烘烤12-15分鐘。

繼續攪拌的同時，慢慢將熱糖漿倒進蛋白霜中，直到蛋白霜變得濃稠挺立、表面有亮澤，溫度也稍微冷卻下來。

將剩下的半份蛋白打成質地柔軟、開始微微形成尖角的蛋白霜。

64 Ganache：用巧克力加上鮮奶油調製而成的巧克力醬。

24小時前先敲開四顆蛋，
將蛋白與蛋黃分開。

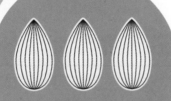

取165公克杏仁，與165公克的
糖粉一起用調理機
打成細粉狀。

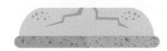

表面有裂紋
麵糊靜置時間不夠長！

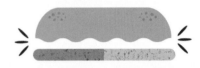

底部黏答答
烘烤時間不夠久，快丟回烤箱！

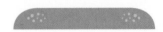

形狀扁平
攪拌不夠或攪拌過頭，
再接再厲吧！

作法

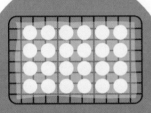

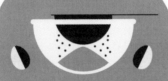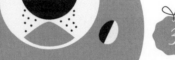

烘烤完成後取出烤盤，等
馬卡龍完全冷卻，再從
烘焙紙上取下。

前一天準備好的蛋白取其中一
半，與篩好的杏仁糖粉
混合在一起。

想為馬卡龍調色的話，就趁現在！
使用色膏或色粉，
不要用液體色素。

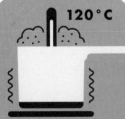

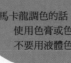

將150公克的糖加進50毫升的
水中，加熱到120°C。

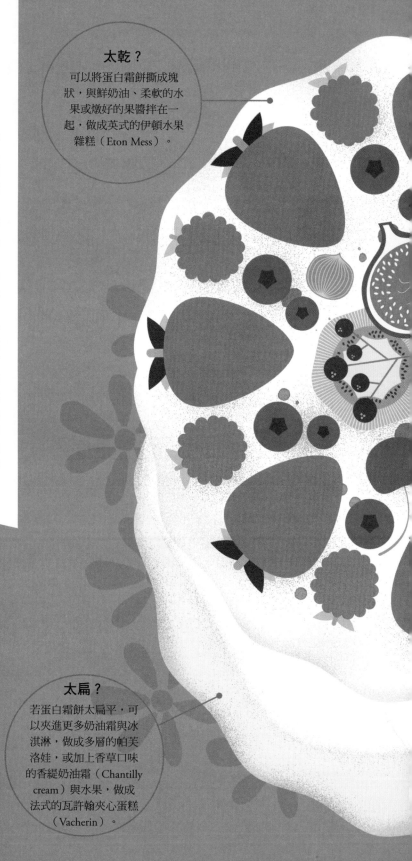

帕芙洛娃蛋糕：
南半球的驕傲

俄國芭蕾名伶安娜・帕芙洛娃（Anna Pavlova）一定做夢也沒想到，她為世人留下的遺產，竟然是一個讓南半球國家爭執不休的甜點。但話說回來，它確實是一道非常美味的飯後甜點。

自從帕芙洛娃在19世紀末、20世紀初達到職業巔峰後，紐、澳兩國就在為這個蛋糕的創始發源地爭論不休。

澳洲人宣稱，帕芙洛娃蛋糕是澳洲飯店主廚赫伯特・薩施（Herbert Sachse）1930年代在澳洲伯斯（Perth）發明的；紐西蘭學者海倫・利許（Helen Leach）則提出其他資料，認為它是紐西蘭人的心血結晶（包括發明與命名）。可以確定的是，帕芙洛娃本人確實在1920年代造訪過紐、澳，這兩地到了40年代確實也都出現這款以帕芙洛娃之名向她致敬的蛋糕。這問題就像雞生蛋或蛋生雞一樣難解，但無論它源自何處，其美味無庸置疑，而這一切都得感謝那位舞姿曼妙的芭蕾公主。

太乾？

可以將蛋白霜餅撕成塊狀，與鮮奶油、柔軟的水果或燉好的果醬拌在一起，做成英式的伊頓水果雜糕（Eton Mess）。

做蛋白霜餅
（meringue）
的不敗密技

1. 使用的容器必須非常乾淨，不含一點油脂。
2. 最好使用提早取出的蛋白（分離的蛋白可以先保存在冰箱與冷凍庫）。
3. 先把蛋白攪拌到可以拉出尖角的狀態，再加入糖。
4. 做好的蛋白霜餅放在真空保鮮盒中，室溫保存。如果放在冰箱裡，蛋白霜餅會「哭哭」（出水）喔。

太扁？

若蛋白霜餅太扁平，可以夾進更多奶油霜與冰淇淋，做成多層的帕芙洛娃，或加上香草口味的香緹奶油霜（Chantilly cream）與水果，做成法式的瓦許翰夾心蛋糕（Vacherin）。

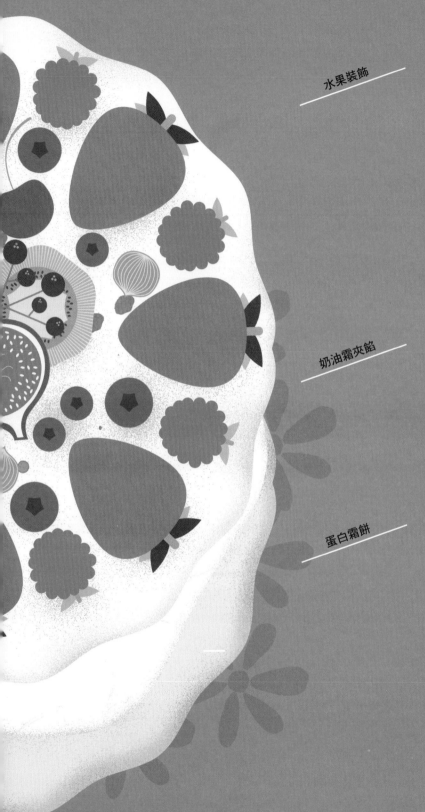

水果裝飾

蛋糕表面的水果裝飾可以根據你的想像力來自由發揮。最傳統的組合是用熱帶水果，例如百香果加上芒果或奇異果；你也可以在奶油霜上排滿一圈柔軟的莓果，例如草莓、覆盆莓與藍莓。帶點酸味的水果也很適合，搭配甜甜的蛋白霜餅吃起來味道正好——可以嘗試燉大黃與薑，或是醋栗加上接骨木花。你也可以用香蕉片拌上海鹽焦糖醬，或是用壓碎的杏仁糖混合削碎的黑巧克力撒在上面。

奶油霜夾餡

把鮮奶油打成「剛剛好」的奶油霜，也就是蓬鬆柔軟、像白雲一樣的狀態。如果太稀，奶油霜會從蛋糕旁邊流出來；如果太厚重，吃起來口感又會像奶油一樣。奶油霜可以用糖粉增加甜味，或是用利口酒、玫瑰或橙花純露[65]、榛果醬／巧克力醬，抑或柑橘口味的蛋奶醬來調味，只要注意讓味道淡淡的就好，下手別太重。

蛋白霜餅

蛋白霜餅要用基本的法式蛋白霜（例如用蛋白加糖打發），再加上透明無色的醋或檸檬汁，以及玉米澱粉，這樣才能在長時間低溫烘烤之後，做出外殼酥脆、內部像棉花糖一樣Q彈柔軟的口感。你也可以在蛋白霜中加入香草精、可可粉、堅果粉或咖啡精來調味，或是用黑糖取代細砂糖，做成黑糖蛋白霜餅。無論你的蛋白霜餅是什麼口味，烤好之後都要繼續留在烤箱裡（烤箱門不完全關上，留點縫隙），直到涼透且濕氣完全散出。

65 rose water/orange blossom water：又譯花水，
　　是蒸餾玫瑰與橙花精油時得到的副產品，外
　　觀似清水，但富含花朵芬芳的香氣。

提拉米蘇：一層一層鋪上去

提拉米蘇（tiramisu）字面上的意思是「帶我走」（pick me up），雖然它早已走出家鄉義大利、成為廣受全球歡迎的經典點心，令人驚訝的是，它的出現才不過短短50年。

就像許多點心一樣，提拉米蘇的創始身世也頗有爭議，其配方第一次公開問世，是1980年代出版的一本義大利食譜書中提到它出自位於義大利特雷維索省（Treviso）的餐廳「貝坎里耶」（Alle Beccherie）主廚林葛諾托（Loly Linguanotto）之手。書中記載的是一個老少皆宜的配方，不包含瑪莎拉酒（現代普遍認為這是提拉米蘇的精髓）。後來，同樣出身特雷維索的甜點師傅伊亞納克涅（Carminatonio Iannaccone），宣稱這個劃時代的點心是自己在1969年用隨手可得的日常材料（義大利濃縮咖啡、馬斯卡彭起司、雞蛋、瑪莎拉酒與海綿餅乾）發明出來的。這種加了酒的提拉米蘇，才是真正享譽國際的提拉米蘇。無論如何，提拉米蘇美味超群，在家裡也很容易製作，關鍵就在那些層次裡……

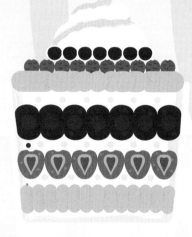

別小看我！

越過一個英倫海峽，英國本地也有自己的千層點心：查佛杯（trifle），歷史還比提拉米蘇悠久得多。只需要將卡士達醬淋在浸過酒液的麵包上，就是最原始的查佛杯，而這樣傳統的作法已經是400年前的事了。查佛杯與提拉米蘇最大的不同，在於裡面含有各式各樣的水果。現代版的查佛杯有各種水果口味，包括夏季莓果或是芒果、鳳梨，以及用香料醃製的水果乾。

可可粉 ——

在最上層撒上咖啡色的可可粉作為裝飾。當然，你也可以將牛奶巧克力、黑巧克力與白巧克力削成碎片或捲片，試試看效果如何。

馬斯卡彭起司奶油餡 ——

這種源自義大利的新鮮起司，是製作提拉米蘇不可缺少的關鍵材料。最正統的作法是用馬斯卡彭混合蛋黃、砂糖、（有時加上）瑪莎拉烈葡萄酒與打發的蛋白，做成類似義式甜點查巴雍（zabaglione）那樣的甜味馬斯卡彭卡士達醬。嫌麻煩的話可以不加蛋，改用濃鮮奶油與瑪莎拉酒來幫馬斯卡彭提味。

浸濕的海綿餅乾 ——

正宗的作法是使用手指餅乾（英文叫做ladyfinger，法文叫做boudoir），但其實只要是鬆軟易碎、能夠好好吸收咖啡酒液的甜味材料都可以。

馬斯卡彭起司奶油餡 ——

把奶油餡平均分成三層來使用，或是直接分成厚厚的兩層更好。

浸濕的海綿餅乾 ——

這裡的一大考驗是：怎麼讓海綿餅乾既能充份浸濕，又不會變得軟爛？比起小心保守地沾潤，還不如果斷地丟進咖啡酒液中，效果會更好。

巧克力 ——

可以的話，請在每層餡料中間撒上可可粉或是混合多種口味的巧克力碎片。

馬斯卡彭起司奶油餡 ——

奶油餡也可以不加瑪莎拉酒……不過，餅乾都已經浸了酒液，這裡又何必刻意避開酒精呢？

浸濕的海綿餅乾 ——

底部這層餅乾是成功做出提拉米蘇的基石，因此請盡情在底部把餅乾鋪得滿滿的，為你的提拉米蘇做出一個良好的支撐基底。每個手指餅乾至少都要沾上冷的義式濃縮咖啡（可別偷懶用即溶咖啡替代），如果你想做出經典的正宗口味，就在咖啡液中加入白蘭地或瑪莎拉酒。當然你也可以自由發揮，例如用帶有柑橘氣味的法國柑曼怡白蘭地橙酒（Grand Marnier），也可以用蘭姆酒或牙買加的添萬利咖啡酒（Tia Maria），但酒的用量必須控制好，它應該提升整體風味層次，而不是喧賓奪主。

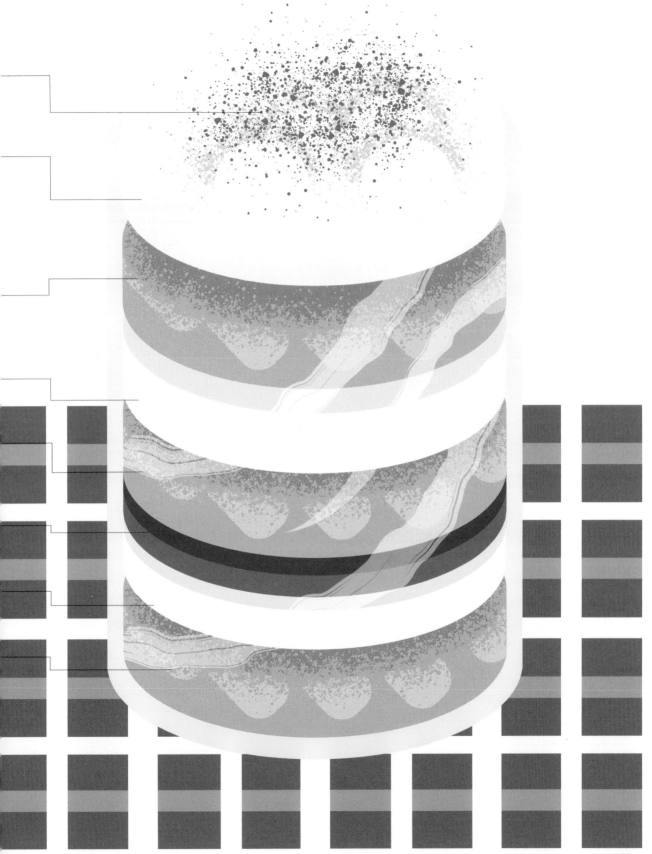

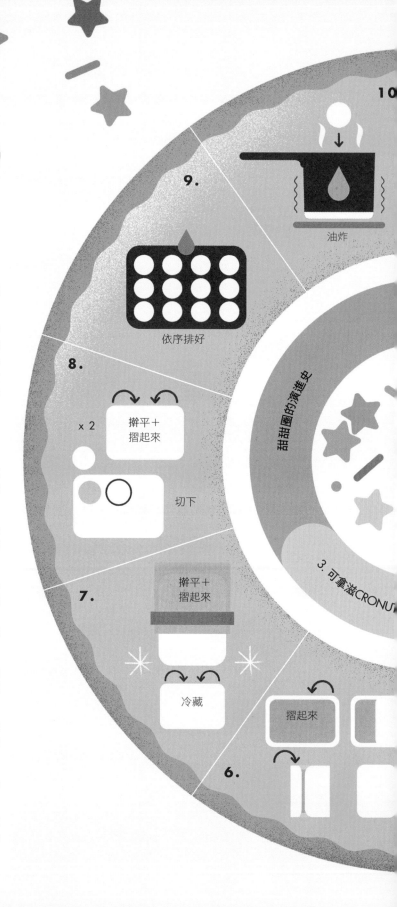

如何用偷懶法做出可拿滋（Cronut™）

紐約甜點名廚多明尼克‧安索（Dominique Ansel）終於公開由他發明並申請專利的可拿滋（可頌甜甜圈）作法——竟然得花上三天時間製作！下面教你如何只用一半時間就做出可拿滋。怎麼裝飾隨你高興，但一定要趁新鮮吃完。

1. 在60毫升的溫水中加入9公克速發酵母粉，攪到表面冒出泡泡後加入250毫升的溫牛奶。

2. 在另一個碗中放入650公克白麵粉、1茶匙精製鹽、65公克細砂糖，然後將60公克冰涼的無鹽奶油切成小塊，放進粉末中搓拌，直到摸起來手感像麵包粉一樣。打散1顆蛋、加入碗中，用刀子使之與奶油粉末混拌後，在中間做出一個井口。

3. 把液體材料倒入做好的井口，輕輕混合乾、濕性兩種材料，直到變成一個球形麵團。

4. 持續搓揉到麵團質地細緻順滑，將麵團放進抹油的大碗裡，用浴帽把碗罩住，放在溫暖的環境下發酵1小時或麵團變成2倍大。

5. 倒扣大碗，把麵團放在烘焙紙上，在麵團表面鋪上另一張烘焙紙，隔著烘焙紙將麵團擀成約1公分厚的長方形。冷藏45分鐘。

6. 用擀麵棍把250公克冰涼的無鹽奶油敲打成長方形，放在麵團上，大小約麵團的1/3。把麵團3等分，先從下往上折1/3，再從上往下折1/3，變成一個小包裹的樣子。把麵團周圍向內折封起來，然後旋轉90度。

7. 在麵團上鋪一張烘焙紙，輕輕地由內向外把麵團重新擀成長方形。用上述的同樣方式將麵團折疊起來，冷藏20分鐘。

8. 再重新擀平、摺疊兩次後，用一大一小的圓形切模將麵團切成一個個環狀。切麵團時要俐落地一次切到底，不要旋轉或扭曲。

9. 把環狀麵團放在抹油的淺盤上，蓋住麵團表面，在溫暖的地方放置一夜。

10. 在大鍋裡熱好175°C的油，依次把甜甜圈炸到兩面金黃。炸好的甜甜圈放在廚房紙巾上以吸除多餘的油，趁熱沾上不同口味的糖。

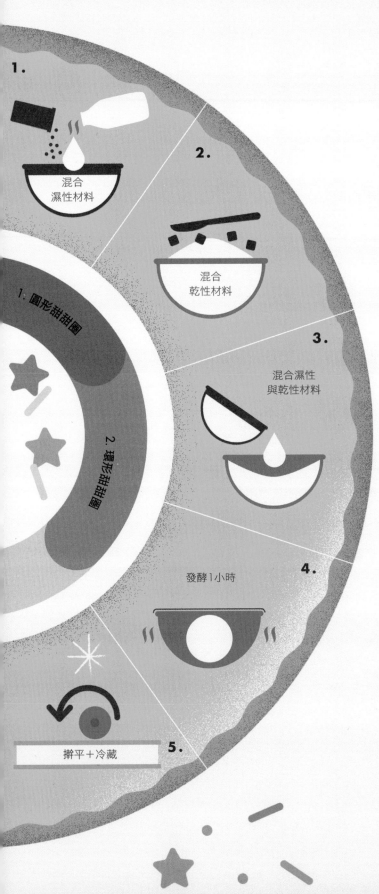

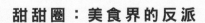

甜甜圈：美食界的反派

有些食物因為擁有正派良善的力量（富含維生素等這類好東西），被封為「超級」食物。相較之下，甜甜圈就是美食界的終極反派。它是食物王國裡墮落的黑武士，雖然邪惡至極，卻廣受人們歡迎。當然，甜甜圈富含奶油，又是油炸過的甜食，還沾了糖粉或包著果醬，這些特質都讓人更加墮入它的深淵。

雖然全球各地有許多種炸麵團甜點，從小球狀的義大利炸麵球（zeppole），到細細長長的西班牙吉拿棒（churro），但其中名氣最大、最受歡迎的，仍是圓形與環形的美式甜甜圈。

裝飾甜甜圈

填入糖餡

在圓形甜甜圈的表面刺出一個洞，在裡面填入水果果醬、糖煮水果、卡士達醬、巧克力甘納許，或是各種口味的奶油霜。

沾上糖粒

趁麵團尚未冷卻，用溫熱的甜甜圈沾上細砂糖（一般細砂糖或加味的細砂糖，例如豆蔻、肉桂、薰衣草、香草等），或是在表面灑上糖粉。

淋上糖霜

用糖粉加上牛奶或水，做成稠稠的糖霜後，澆在圓形或環形的甜甜圈上，靜置一段時間讓糖霜定形。

餅乾：怪物級的美味

或許在你的想像中，餅乾，這吃過必留下痕跡（碎屑）的甜蜜零食，應該是一種近代的產物，但事實上它已經存在300多年了，只是直到1930年，人類才發明出現代這種具標幟性的餅乾。

雖然故事的版本很多，毫無疑問的是，餅乾當中最經典的巧克力豆奶油餅乾，是在美國麻省惠特曼鎮（Whitman）一間名叫「托爾之家」（Toll House）的餐廳主人茹絲‧維克菲（Ruth Wakefield）所發明的。

有人說，維克菲在準備烤餅乾時，才發現家裡沒有平常用的烘焙用巧克力了，於是拆了一條雀巢的半糖巧克力塊、把它切碎，希望巧克力塊能在烘烤過程中融化，讓餅乾變成巧克力口味。結果巧克力塊沒有融化，反而變成原味餅乾中一顆顆美味的點綴。維克菲本人則說，她是特意在奶油堅果餅乾裡加上巧克力碎片一起烘烤，也因此創造出有名的「托爾之家餅乾」。無論如何，後來巧克力大廠雀巢花錢將這個餅乾的配方買下來，而且讓茹絲一輩子都有源源不絕的雀巢巧克力可以享用。

1.將100公克細砂糖、100公克淺色的黑糖（light Muscovado sugar）與125公克放在室溫下回軟的無鹽奶油混合打發。

2. 加進1顆中等大小的雞蛋與1個蛋黃。

3.在另一個碗裡，篩入175公克的麵粉、½茶匙的小蘇打粉與¼茶匙的鹽。

4.將乾性材料加入濕性材料，混合成麵團。

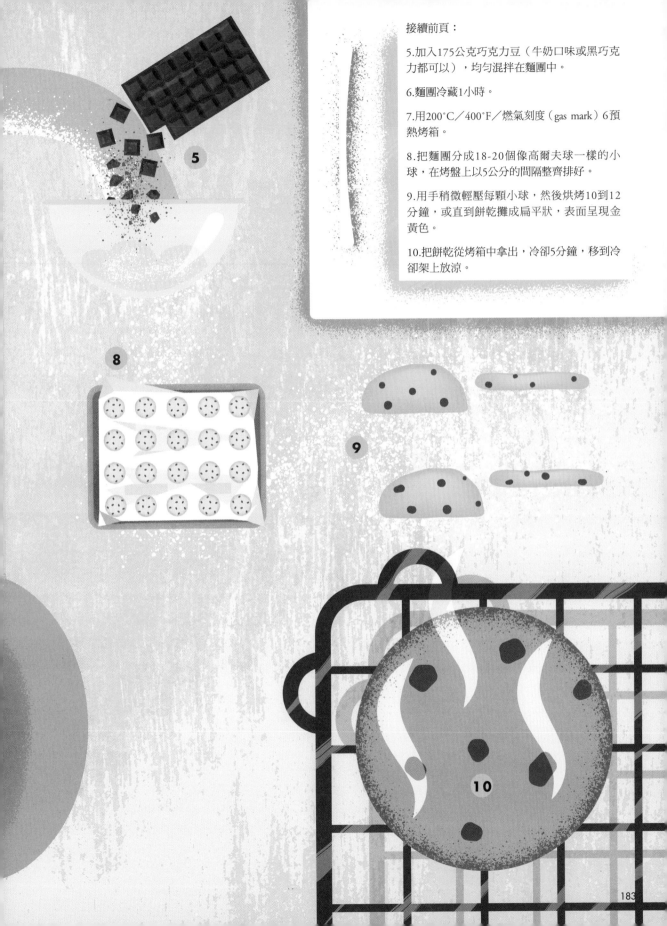

接續前頁：

5.加入175公克巧克力豆（牛奶口味或黑巧克力都可以），均勻混拌在麵團中。

6.麵團冷藏1小時。

7.用200˚C／400˚F／燃氣刻度（gas mark）6預熱烤箱。

8.把麵團分成18-20個像高爾夫球一樣的小球，在烤盤上以5公分的間隔整齊排好。

9.用手稍微輕壓每顆小球，然後烘烤10到12分鐘，或直到餅乾攤成扁平狀，表面呈現金黃色。

10.把餅乾從烤箱中拿出，冷卻5分鐘，移到冷卻架上放涼。

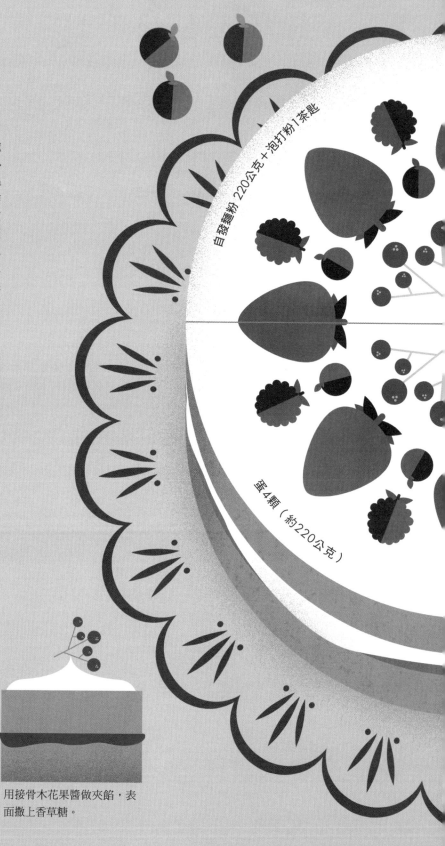

自發麵粉 220公克＋泡打粉1茶匙

蛋4顆（約220公克）

餐桌上的食物
——
維多利亞海綿蛋糕：
就是要放縱！

　　如果你這輩子打算只學一種蛋糕，這個經典英式下午茶點心——維多利亞海綿蛋糕（Victoria sponge），絕對是不二之選。它的作法簡單又容易變化，是所有喜愛烹飪的料理家必備的好本事。這款蛋糕是在19世紀中期因泡打粉的出現而發明的，因為深受維多利亞女王喜愛而得名。這是一款用海綿蛋糕夾著鮮奶油的蛋糕三明治，只需掌握幾個簡單的訣竅，就能做得有模有樣。

　　首先用180˚C預熱烤箱。因為蛋糕糊做起來很快，所以烤箱必須預先熱好！接著秤量材料。以兩個20公分的圓形烤盤來說，大概需要用到4顆雞蛋，以及等重的（約220公克）細砂糖、室溫下回軟的無鹽奶油與自發麵粉（self-raising flour）。另外融化一小塊奶油，用廚房紙巾沾取後輕輕塗在烤盤上，然後在烤盤底部鋪上一層烘焙紙。所有的材料都必須維持在室溫，如果低於室溫，麵糊就有可能結塊。

　　用手持的電動打蛋器或攪拌

換換口味：

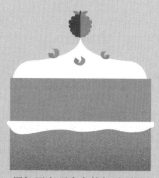

用加了白巧克力的奶油霜搭配黑莓，再撒上白巧克力碎片做裝飾。

用接骨木花果醬做夾餡，表面撒上香草糖。

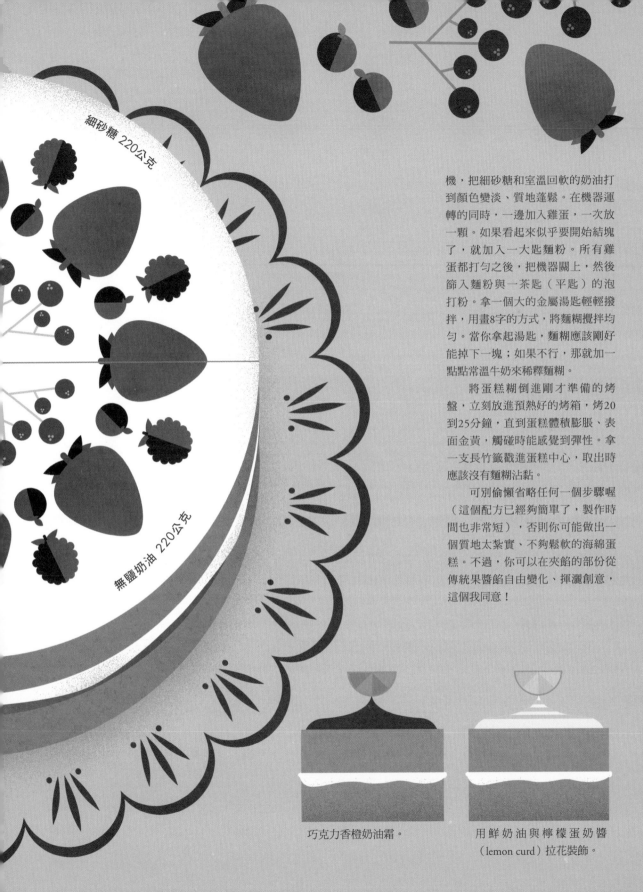

細砂糖 220公克

無鹽奶油 220公克

機，把細砂糖和室溫回軟的奶油打到顏色變淡、質地蓬鬆。在機器運轉的同時，一邊加入雞蛋，一次放一顆。如果看起來似乎要開始結塊了，就加入一大匙麵粉。所有雞蛋都打勻之後，把機器關上，然後篩入麵粉與一茶匙（平匙）的泡打粉。拿一個大的金屬湯匙輕輕撥拌，用畫8字的方式，將麵糊攪拌均勻。當你拿起湯匙，麵糊應該剛好能掉下一塊；如果不行，那就加一點點常溫牛奶來稀釋麵糊。

將蛋糕糊倒進剛才準備的烤盤，立刻放進預熱好的烤箱，烤20到25分鐘，直到蛋糕體積膨脹、表面金黃，觸碰時能感覺到彈性。拿一支長竹籤戳進蛋糕中心，取出時應該沒有麵糊沾黏。

可別偷懶省略任何一個步驟喔（這個配方已經夠簡單了，製作時間也非常短），否則你可能做出一個質地太紮實、不夠鬆軟的海綿蛋糕。不過，你可以在夾餡的部份從傳統果醬餡自由變化、揮灑創意，這個我同意！

巧克力香橙奶油霜。

用鮮奶油與檸檬蛋奶醬（lemon curd）拉花裝飾。

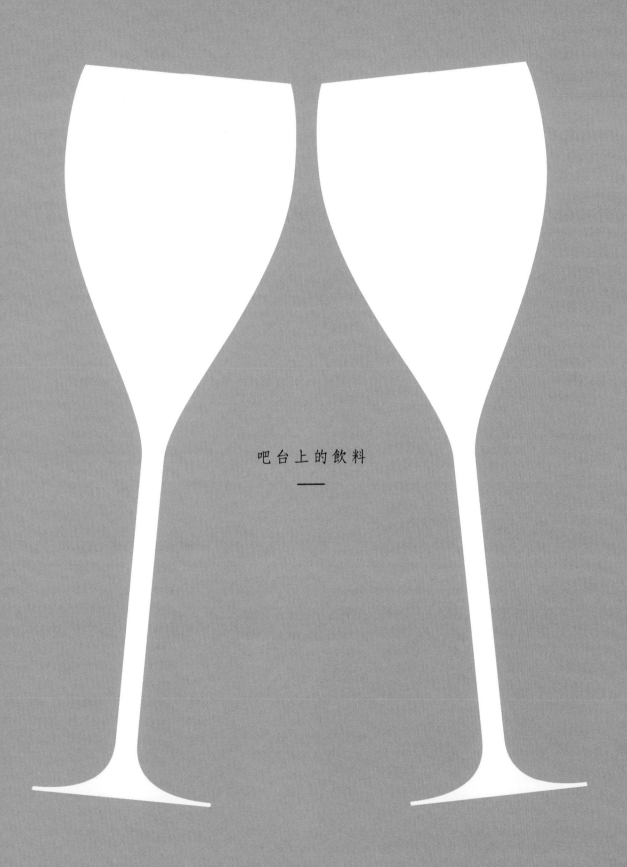

吧 台 上 的 飲 料

——

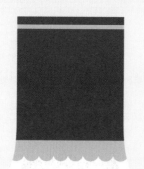

小黃瓜
接骨木花
檸檬香茅
蒲公英
檸檬
金雀花
鳳梨
蘋果
梨
萊姆
迷迭香
松針
野花
百香果
橙
芒果
薑
醋栗
大黃
玫瑰
草莓
玫瑰果
蔓越莓
血橙
紅醋栗
石榴
夏季水果
覆盆莓
李子
藍莓
黑加侖
黑莓
綜合莓果
冬季水果

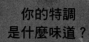

你的特調
是什麼味道？

將水果、香草和花朵類的
濃縮飲料調配在一起，
做成一杯可口的飲料吧！

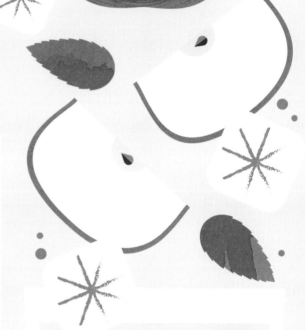

1/4

最完美的稀釋比例
是1份濃縮飲料兌4份水。

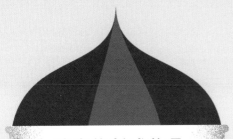

時尚的新式飲品
喜歡什麼口味，自己來！

濃縮飲料除了兌水之外，還有許多現代新創的喝法。愈來愈多咖啡館、業餘咖啡師喜歡在他們每天沖泡的咖啡中加上不同口味的濃縮糖漿。這些調味咖啡可以做成冰的、熱的或加上其他香料，如果再加上一球奶油霜，嘗起來就更像在吃甜點了。不妨試著把你最喜歡的濃縮飲料淋在香草冰淇淋上，或是澆在鮮奶油霜上享用。

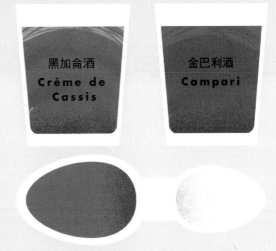

利口酒（Liqueur，又稱利嬌酒、香甜酒）
最初是養生用的濃縮酒精飲料：一天一匙酒，醫生遠離我！

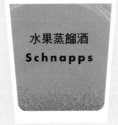

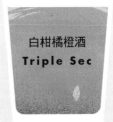

吧台上的飲料

——

濃縮飲料：讓水變好喝

提到濃縮飲料（cordial），現代人想到的大概都是夏天裡泡開來享用的各種香甜冰飲。不過，除了濃縮果汁之外，濃縮的香甜酒也算是cordial的一種。中世紀時期的濃縮酒飲，按照現代人的說法，就是所謂的利口酒。

濃縮酒飲因為含有高比例的酒精，在當時成為最受歡迎的一種藥物。那時的人們用濃縮酒飲來治療各種疑難雜症，尤其是心臟相關疾病，這說明了濃縮酒飲的名稱由來（‘cor’在拉丁文中是心臟的意思）。到了維多利亞時代，人們開始用各種意想不到的東西來製作濃縮酒，例如詭異的蛇油，或是危險的鴉片。同樣地，當時的人們製酒也是為了獲得健康、青春與永生。

至於現代人飲用的濃縮果汁飲料，則是從19世紀末勞契蘭‧羅斯（Lauchlin Rose）所發明的濃縮萊姆汁演變而來

的。當時，濃縮萊姆汁同樣也是一種健康飲料，由於萊姆含有高量的維生素C，因此為了預防壞血病，水手出海時總不忘帶上幾罐。這就是現代濃縮果汁的前身。

現代濃縮果汁的口味琳瑯滿目，包括檸檬、柳橙、黑加侖、蔓越莓，甚至還有熱帶的鳳梨與芒果。最近，匠人親製的手工濃縮飲料特別受到歡迎，有愈來愈多罕見的藥草、香料或花香口味出現在市場上。就像回到它最初的根源一樣，整個花園的材料都能為之所用。

濃縮飲料的銷售對象除了不喜歡喝水的兒童，成人也是一大主力。現在，濃縮飲料已經成為聚餐時負責開車的駕駛取代酒飲的熱門飲料，例如接骨木花就是一個竄紅的經典口味。

白茶

可嘗試：銀針茶，又稱白毫茶
一種不經發酵處理的茶葉或茶葉芽（通常只取嫩部），茶葉摘下後，僅任其自然在陽光下風乾。白茶富含抗氧化物，咖啡因含量不高，氣味細緻優雅，最好用熱而非滾燙的清水沖泡。

烏龍茶

可嘗試：武夷烏龍茶
烏龍茶的發酵程度介於綠茶與紅茶之間，大片的烏龍茶葉在採下後會經過萎凋（散發水份）與浪青（翻攪以破壞葉緣）的步驟，接著進行部份發酵（發酵時間的長短會因製茶者與產地而有不同），最後進行烘炒。烏龍茶的風味取決於氧化程度與烘烤方式，透過不同的處理方式，可能出現果香、花香，或是辛辣、炭燒等香氣。

花草茶

可嘗試：新鮮薄荷茶
對於不喜歡咖啡因的人來說，以香草、水果與香料為主體的花草茶，選擇可是多到令人眼花撩亂。只需加入滾水，就能沖出一杯無咖啡因的茶。從最簡單、也是摩洛哥人最愛的新鮮薄荷茶，到能舒緩身心的洋甘菊茶，或是別具養生效果的檸檬薑茶，都是花草茶的代表。

綠茶

可嘗試：龍井茶
綠茶使用的是未經發酵的茶葉。新鮮的茶葉在採摘之後，即以大鍋乾炒或蒸氣加熱的方式，殺滅會使茶葉發酵的酵素成份，接著便揉捻成形。全球大約有八成的綠茶都產自中國，此外，綠茶也是養生保健的不二選擇。如果不想沖出苦口的綠茶，就必須謹記「節制即是美」的原則，浸泡時間以1到2分鐘為宜，而且別用滾水。

紅茶

可嘗試：英國早餐茶
紅茶是發酵程度最高的一種。製作紅茶不僅必須讓茶葉完全發酵，還要經過烘烤，才會出現紅茶標幟性的深濃顏色、香氣和味道。沖泡紅茶時最好使用滾燙的水。另外，紅茶也是經典英式下午茶必備的經典飲品。

普洱茶

普洱茶是一種產自中國雲南省的陳化紅茶，氣味醇厚馥郁。普洱茶可以是用未經烘烤的生茶（綠茶），也可以是用烤製過的熟茶（紅茶）；可以散裝，也可以壓製成茶餅販售。

抹茶

抹茶是一種在種植過程中遮蔽光線，然後將茶葉磨成粉狀使用的茶。它原是日本茶道儀式中的主角，現在也有愈來愈多人會在料理中加入抹茶粉來增添香氣。抹茶因為有益健康而格外受歡迎（據說1杯抹茶的抗氧化物含量相當於10杯綠茶之多），因為飲用抹茶相當於攝入完整的葉片，而非只是喝下茶湯。

南非國寶茶（Rooibos）

嚴格來說，南非國寶茶不是茶，因為它不是由茶樹的葉片製成的。這種紅色的茶來自名叫rooibos的一種南非灌木。南非國寶茶的葉片在摘採後便加以切碎，然後撒上水進行發酵，最後在日光下自然曬乾。

加味茶

可嘗試：印度香料茶（Chai Tea）
綠茶或紅茶常會添加或搭配其他口味，從柑橘類水果（英式伯爵茶就是加了佛手柑的紅茶）、花香（綠茶通常會搭配香氣沁人的茉莉花瓣）到香料——印度香料茶就是用紅茶加上肉桂、豆蔻與胡椒等多種香料。茶也可以用木頭燻製，例如中國的立山小種茶（lapsang souchong）。

茶：神通廣大的飲料

晚上睡不著？沖杯茶吧。心情不好？燒壺水來泡茶吧。想暫時逃離工作？休息一下，喝杯茶吧。如果你喝的是綠茶，據說還有減重的效果。

如此神通廣大的「茶」，究竟是什麼東西呢？

真正的茶，不論是白茶、綠茶或紅茶，不論是產自中國、日本或印度，都是用茶樹（Camellia sinensis）這種常綠灌木的葉片製作而成。茶在人類史上最初出現在5千年前的中國，現在已是全球各國重要的消費品之一。就像葡萄酒一樣，茶樹生長的風土條件與製茶的方式，都會影響最後的成品風味。

請記住，最好的茶是散裝的葉片茶（便宜的茶包實際上只能算是茶葉的「碎屑」），而且最好選擇來自單一茶莊的茶，也就是茶農在自己的茶園製作出來的茶，而不是混合了多種不同茶源的茶。泡茶的時候，水的溫度和品質，也會影響茶的好壞（不同於大家習慣的方式，滾水其實並非永遠是最佳選擇），當然，茶葉浸泡的時間也會影響泡出來的成果。如果你是向專業的茶商購買茶品，他們會針對每一款茶提供最佳的建議沖泡方式。泡好茶後，你可以直接喝，或是加點牛奶（甚至像西藏人一樣加進奶油），也可以放點砂糖或其他能增加甜味的材料，趁熱喝或製成冰茶都可以。

再搭配一片蛋糕就更完美了。

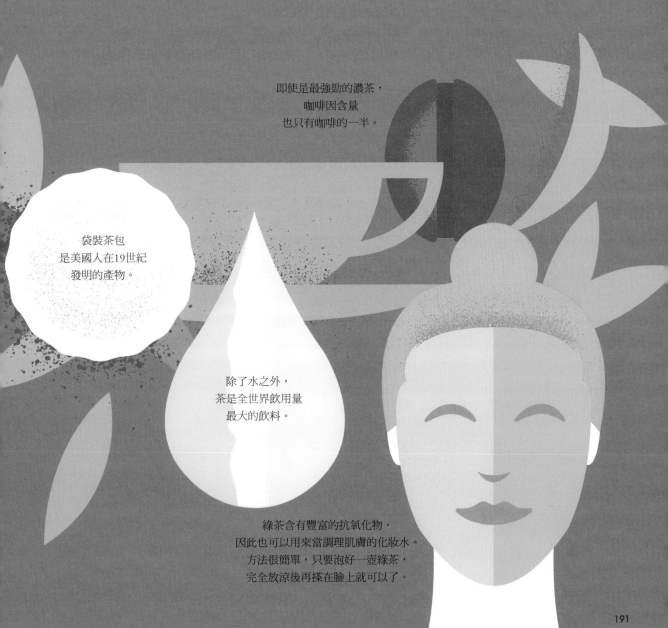

即使是最強勁的濃茶，
咖啡因含量
也只有咖啡的一半。

袋裝茶包
是美國人在19世紀
發明的產物。

除了水之外，
茶是全世界飲用量
最大的飲料。

綠茶含有豐富的抗氧化物，
因此也可以用來當調理肌膚的化妝水。
方法很簡單，只要泡好一壺綠茶，
完全放涼後再揉在臉上就可以了。

吧台上的飲料

咖啡：每日現磨的幸福

作為僅次於石油的全球第二大交易商品，以及全世界消耗量最大的飲品之一，咖啡的地位確實舉足輕重。它是美國情境喜劇不可缺少的經典元素、是通勤族每天早晨的精力來源，也是浪漫約會的完美句點。光是探究咖啡的學問，就能寫成一本書。

全世界有超過60個國家種植咖啡，大部份都位於赤道南、北1千英里之間的「咖啡帶」（bean belt）中。咖啡樹會結出長得像櫻桃一樣的深紅色果實，大小約1公分長，每個果實中有兩顆綠色的咖啡豆。光是做出一杯義式濃縮咖啡就需要42顆珍貴的咖啡豆——這表示，要應付全球人口每天喝下的20億杯咖啡，需要的咖啡豆數量可不是開玩笑的。

當世上最主要的兩種咖啡豆——阿拉比卡豆（Arabica，占全球咖啡豆產量的60%）與羅布斯塔豆（Robusta）——

被採收下來後，就會進行烘豆的程序。烘焙能為咖啡豆帶出濃厚的風味與香氣，是讓咖啡能夠令人魂牽夢縈的重要步驟。

咖啡豆從採摘下來的那一刻起，新鮮度就開始流失，經過烘焙後會流失得更快。因此，烘焙過的豆子放置一段時間熟成後（理想時間是大約一星期），就應該一點一點開始研磨使用。

接下來，就是各種魔法大顯身手的時候了。咖啡可以濾滴、冰釀，也可以用循環式過濾壺（percolator），或是用浸泡的方式萃取；在沖煮好的咖啡裡加水（最好使用91到96°C的過濾水）、牛奶或糖（但使用優質咖啡豆的咖啡師大概都會勸你別這麼做）、奶油（風靡美國的最新喝法）、雞蛋（不騙你！）、糖漿、香料，以及其他各式各樣的食材，專屬於你的咖啡王國於焉誕生。

麝香貓咖啡（貓屎咖啡）
KOPI LUWAK

－印尼－

3份由麝香貓
「處理過」的咖啡

越南冰奶咖啡
**CA PHE
SUA DA**

－越南－

3份咖啡
1份煉乳
1份冰塊

愛爾蘭咖啡
IRISH COFFEE

－愛爾蘭－

1份愛爾蘭威士忌
3份咖啡
1份輕度攪打過的鮮奶油
1份黃砂糖

米朗琪咖啡
CAFÉ MÉLANGE

－奧地利－

2份咖啡
1份打發的鮮奶油霜

阿法琪朵
AFFOGATO

－義大利－

2份香草冰淇淋
1份義式濃縮咖啡

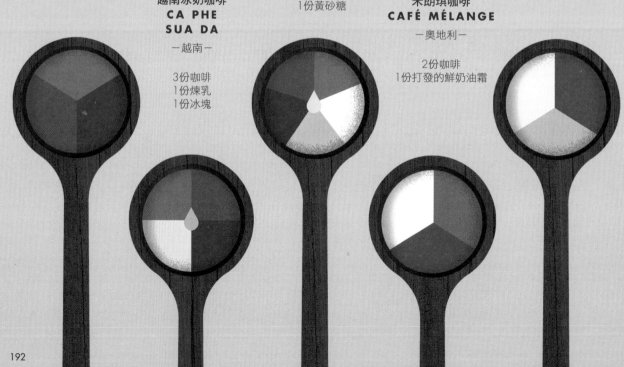

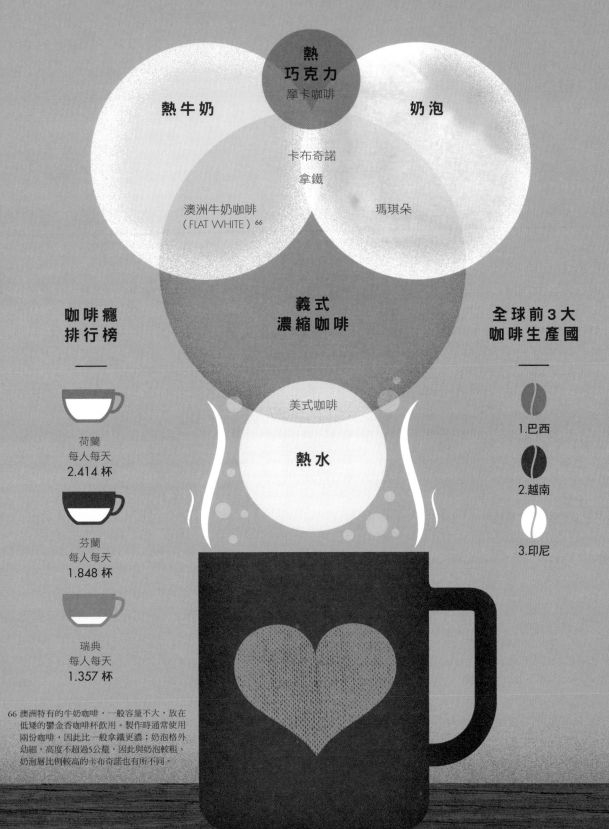

熱巧克力
摩卡咖啡

熱牛奶

奶泡

卡布奇諾

拿鐵

澳洲牛奶咖啡
（FLAT WHITE）66

瑪琪朵

義式
濃縮咖啡

美式咖啡

熱水

咖啡癮
排行榜

荷蘭
每人每天
2.414 杯

芬蘭
每人每天
1.848 杯

瑞典
每人每天
1.357 杯

全球前3大
咖啡生產國

1.巴西

2.越南

3.印尼

66 澳洲特有的牛奶咖啡，一般容量不大，放在
低矮的鬱金香咖啡杯飲用。製作時通常使用
兩份咖啡，因此比一般拿鐵更濃；奶泡格外
幼細，高度不超過5公釐，因此與奶泡較粗、
奶泡層比例較高的卡布奇諾也有所不同。

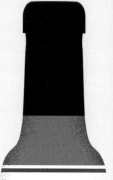

吧台上的飲料

苦精：
雞尾酒的好夥伴

　　就像一撮鹽或一匙糖可以使料理味道變得豐富鮮活一樣，調製雞尾酒時，只需要加入幾滴苦精（bitters），就能大大提升口味層次，使調酒從「味道不錯」變成更專業進階的味覺饗宴。那麼，這個神奇的成份究竟是什麼？

　　苦精是一種浸泡了藥草與香料的高強度烈酒，最初是以保健養生或幫助消化的目的而製作。烈酒原本就是對應身體疑難雜症常見的民間處方，它能幫助藥草釋放出香氣、味道與芳香油質（即精油），還可以作為防腐劑，並修飾掉藥草的苦味。

　　各式各樣的苦精中，安格仕苦精是名聲最響亮、歷久不衰，而且目前在世界各地雞尾酒吧都是必備的材料。這個名稱來自它的發源地：委內瑞拉的一個同名小鎮。它最初是德籍醫師西格特（Johann Gottlieb Benjamin Siegert）配製出來的一種藥酒，用來治療暈船與腸胃不適等症狀。透過水手的口耳相傳與船隻運輸，它不僅傳遍歐洲沿岸，1850年後更已在歐洲以外的地區廣泛流通。現在，安格仕苦精主要用來為食物、飲料增添香氣，甚至還有人用它來驅蚊。它的代表性標誌是那張比瓶身還高的標籤紙——加勒比海人閒散慵懶的結晶，而且黏得超牢固。你可能會很驚訝，安格仕苦精其實嘗起來不苦，只是用來增添芳香，使杯裡的其他材料更佳調和、結合，將味道彰顯出來。

安格仕
Angostura

在委內瑞拉外海的千里達島蒸餾製作，至今仍遵循1824年流傳下來的祕密配方。調酒的經典材料之一，調製曼哈頓與古典雞尾酒時最常用到。據說融合了超過40種材料的風味，包括丁香、八角、龍膽、豆蔻、肉豆蔻與肉桂等。

雷根
Regan's

知名的「6號柑橘苦精」（No.6）也出自這個品牌。沒那麼甜，而是一種更為辛辣的橙香，最適合用在馬丁尼茲（Martinez），以及任何以蘭姆酒或威士忌為基酒的雞尾酒中。

裴喬氏
Peychaud's

可以追溯到1838年的美國紐奧良，一款帶花香、氣味輕盈的苦精。材料包含龍膽與八角。素以調製賽澤瑞克雞尾酒（Sazerac）時的風味著稱。

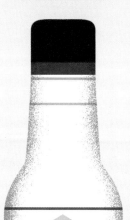
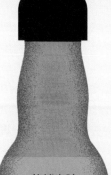
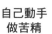

費氏兄弟
Fee Brothers

這個美國品牌下有各式不同風味的苦精，從阿茲提克巧克力、黑核桃，到用陳年琴酒橡木桶釀造的橙味苦精，以及葡萄柚和大黃等，口味一應俱全。

苦精真諦
The Bitter Truth

德國調酒師伯格與浩克（Stephan Berg and Alexander Hauck）創立的品牌。最令人讚賞的是製酒師精妙的材料搭配，例如橙、芹菜，或以墨西哥巧克力辣醬為靈感製作的巧克力苦精（Xocolatl Mole bitters）。

自己動手
做苦精

試著用高強度的中性烈酒（例如伏特加）浸泡「苦味材料」來做苦精吧！從辣椒到咖啡豆，或是較為罕見的艾草，都可以是你的實驗材料。將材料浸泡數星期，就可以濾出酒液使用。

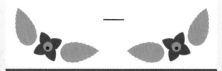

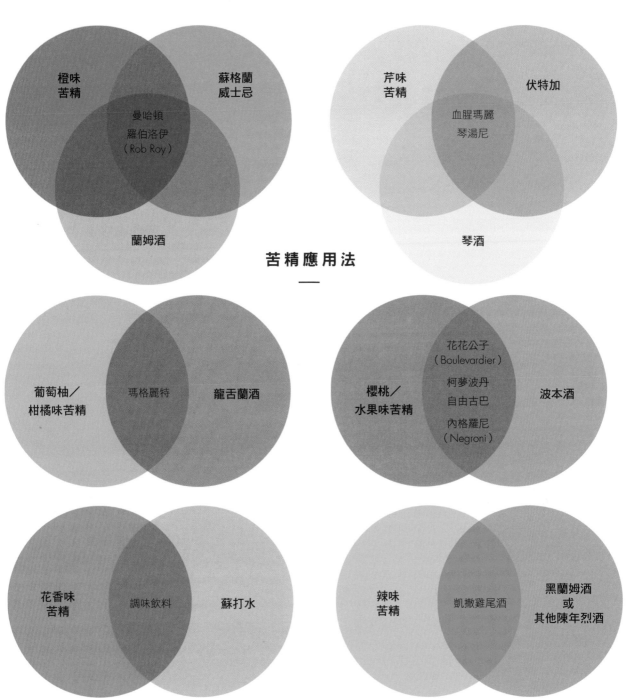

苦精應用法
—

瑞典苦酒
—

瑞典苦酒（Swedish Bitters）是幫助消化的苦精中最知名的一種，歷史可以追溯到文藝復興時期，據說是當時的醫者兼神祕學家帕拉賽爾斯（Paracelsus）調製的配方，18世紀時被瑞典醫學界重新發揚光大。

到了20世紀，奧地利的藥草學家瑪麗亞·崔本（Maria Treben）在書中提及瑞典苦酒，因此聲名大噪，不僅被認為能透過刺激胃酸達到幫助消化的作用，還被大肆宣揚具有治癒多種嚴重疾病的功能。瑞典苦酒的成份包括：歐白芷根、卡琳薊（carline thistle）、樟樹、花白臘樹、沒藥、番紅花、大黃根、番瀉葉、古方百草劑（Theriac Venetian）與鬱金根。

———

啤酒：苦澀的清爽

啤酒就是喝起來苦苦的、裝在玻璃品脫杯裡的那個東西，對吧？是沒錯，但啤酒主要還可以分成以下兩類：愛爾啤酒（ale）與拉格啤酒（lager），它們又在全球因各地不同的風格被釀製成多種不同風味的啤酒，供人們品味享用。

愛爾啤酒與拉格啤酒的主要差異，在於釀造過程中使用的酵母，以及發酵的溫度。一般認為歷史較悠久的愛爾啤酒，是用頂層發酵的酵母；在發酵過程中，酵母會移動到頂部，最後再沉澱下來。這種酵

母能釀製出風味更濃烈、更豐富的啤酒。愛爾啤酒的釀造溫度通常較高（介於18-24˚C之間），拉格啤酒則需要在更涼爽的環境發酵（大約在8-12˚C之間），用的是桶底發酵的酵母。這種酵母發酵的時間更長，釀製出來的啤酒口感更清爽，顏色也較清澈。不論哪一種啤酒，基本釀造材料都是水、穀物（通常是大麥）、酵母與啤酒花，但釀酒師可以自行加入喜歡的材料，從糖或蜂蜜，到小麥或黑麥、水果、香草類、香料，甚至是牡蠣。

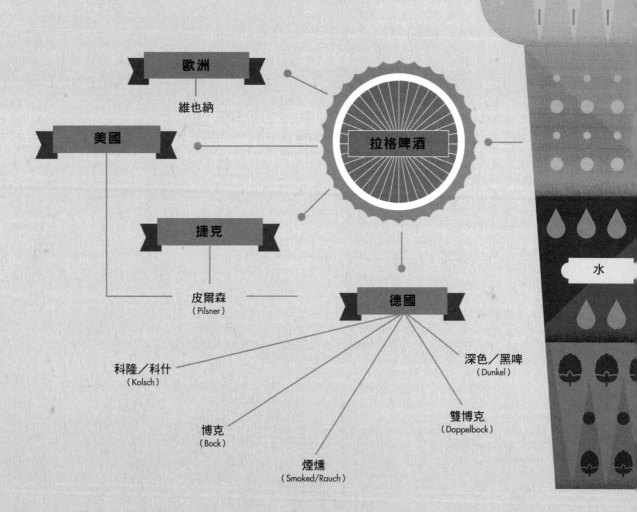

穀物

歐洲

維也納

美國

拉格啤酒

捷克

皮爾森
（Pilsner）

德國

水

科隆／科什
（Kolsch）

博克
（Bock）

煙燻
（Smoked/Rauch）

雙博克
（Doppelbock）

深色／黑啤
（Dunkel）

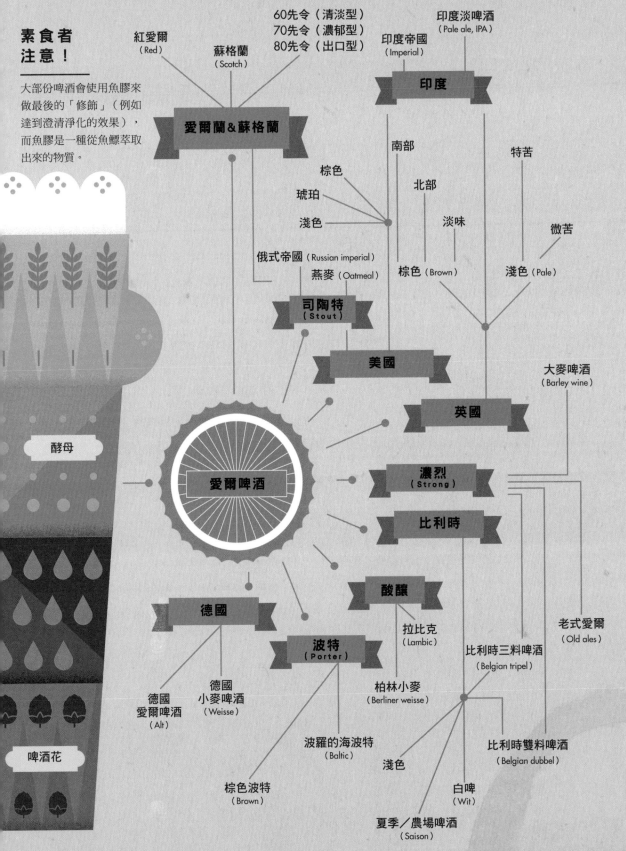

素食者注意！

大部份啤酒會使用魚膠來做最後的「修飾」（例如達到澄清淨化的效果），而魚膠是一種從魚鰾萃取出來的物質。

酵母

啤酒花

愛爾啤酒

愛爾蘭&蘇格蘭

紅愛爾（Red）

蘇格蘭（Scotch）
60先令（清淡型）
70先令（濃郁型）
80先令（出口型）

印度淡啤酒（Pale ale, IPA）

印度帝國（Imperial）

印度

南部
北部
淡味
棕色（Brown）

特苦
微苦
淺色（Pale）

棕色
琥珀
淺色

俄式帝國（Russian imperial）
燕麥（Oatmeal）

司陶特（Stout）

美國

英國

大麥啤酒（Barley wine）

濃烈（Strong）

比利時

老式愛爾（Old ales）

德國

波特（Porter）

酸釀

拉比克（Lambic）

比利時三料啤酒（Belgian tripel）

德國愛爾啤酒（Alt）

德國小麥啤酒（Weisse）

柏林小麥（Berliner weisse）

波羅的海波特（Baltic）

淺色

白啤（Wit）

比利時雙料啤酒（Belgian dubbel）

棕色波特（Brown）

夏季／農場啤酒（Saison）

蘋 果 酒 ： 獨 特 的 酸 甜

Cider是一種跟蘋果有關的飲料。在北美洲與加拿大的大部份地區，它指的是一種甜甜的蘋果汁（不經過發酵與過濾）。但在歐洲地區，它可是一種酒精性飲料，有甜型／不甜型、含氣泡／不含氣泡、清澈／混濁等不同的選擇，但不論哪種類型的蘋果酒，不變的是那獨特的酸甜蘋果風味。

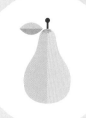

不只是飲料，也可以入菜

蘋果酒除了用來飲用，也很適合加在料理中。你可以在白肉料理（從雞肉片或豬肉，到雉雞肉與培根都可以）中，加入蘋果酒、芥末和鮮奶油，煮至濃稠作為醬料。蘋果酒也可以取代白酒做酒蒸淡菜，也可以在原本需要加入氣泡水或啤酒的炸物麵糊中，改用氣泡蘋果酒代替。

梨酒也好喝

梨酒（Perry）是類似蘋果酒的飲料，兩者製作過程類似，只不過使用的原料是梨子。市售蘋果酒也有許多添加其他口味或水果的種類可以選擇，但加味的蘋果酒大部份用的是品質較差的濃縮果汁。

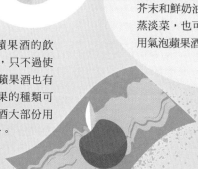

用蘋果酒當工資

18世紀的英國果園主人會用蘋果酒取代部份的工資發給工人，尤其在以蘋果酒傳統工藝聞名的英國西南部最為常見。

冰冰的更好喝

過去十年來，蘋果酒的飲用文化出現了轉變。蘋果酒一躍成為新的夏日熱門飲品，在主流大廠的行銷推廣下，氣泡蘋果酒加冰飲用成為市場上的新潮流。

| 甜 | 甜中帶苦 | 酸中帶苦 | 酸 |

酸 甜 度 的 調 配

大部份蘋果酒釀造師會用多種不同的蘋果，來調配出最完美均衡的甜度、酸度、丹寧（影響口感的關鍵）與果汁比例。

能製酒的酒蘋果大約有上百種之多，但目前被商業大廠使用的只有其中十來種，例如達比涅（Dabinett）或米其林（Michelin）。如果你想試試它們的味道，還是趁早打消念頭吧！這些酒蘋果又硬又酸，最好還是留著釀酒用。

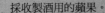
採收製酒用的蘋果。

進行分類與清洗。

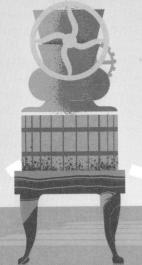
將蘋果
「壓碎」或研磨，
榨出果汁。

剩下的果渣
可以做堆肥，
或用來做動物飼料。

額外加入糖份，
或比照香檳的製作方式，
就可以做出帶氣泡的
蘋果酒。

蘋果汁靜置發酵，
時間長達幾星期，
或甚至好幾個月。

把已釀出酒精的
蘋果「酒」，
進行澄清與過濾，
接著準備殺菌、裝瓶。

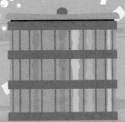
將果酒液「榨」到其他容器中，
例如運用虹吸法，以濾除多餘渣滓
（沉澱物與發酵殘留的酵母），
接著就可以靜置熟成或裝瓶。

倒一杯蘋果酒，
好好享用吧！

**1 杯香檳 =
1 百萬個氣泡**

**香檳外觀應該鮮明清澈
因年份呈現出不同顏色**

倒香檳時，杯子
最好傾斜45度
並維持在
7-10°C
的冰涼
溫度

注意觀察香檳
在杯中歡騰
冒出的
「氣泡慕斯」

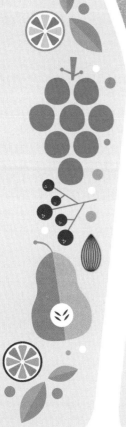

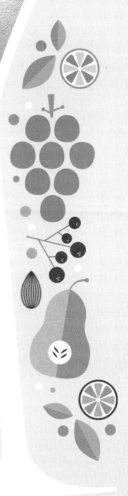

吧 台 上 的 飲 料

———

香檳：歡慶的氣泡

沒有任何飲料比香檳更適合用來慶祝了。香
檳源自法國北部、從巴黎東行60英里就能抵達的
法國香檳區（Champagne）。香檳指的就是來自該
地的氣泡酒飲，這裡是319個酒莊與超過15,000位
自釀酒農（wine grower）的家鄉所在。

傳統的香檳是以製作白、紅葡萄酒的葡萄種
類來混合釀製，也就是黑皮諾（Pinot Noir）、皮諾
莫尼耶（Pinot Meunier）與夏多內（Chardonnay）
這三個品種。葡萄經過正常發酵程序後，會釀成
無氣泡的靜態酒，而香檳的氣泡就如同其他氣泡
酒一樣，需要透過額外加糖與酵母的二次發酵程
序才會產生。1936年起，香檳就以其優雅的氣泡
聲而聞名，香檳區也因為獨特的風土條件（地處
北緯地區，氣候涼爽且有豐富的白堊土壤）被認
定為香檳的法定產區（AOC）。

世界各地也有許多在地的氣泡酒，包括西班
牙的卡瓦（cava）、義大利的普錫科（Prosecco），
以及德國的賽克特（Deutscher Sekt）等。當然，你
也可以在英國、巴西、澳洲與南非等地找到品質
優異的氣泡酒。據說全世界每隔2秒就有一瓶香檳
被開瓶享用。

品嘗、嗅聞杯中的香檳──
你能找出這些味道嗎？

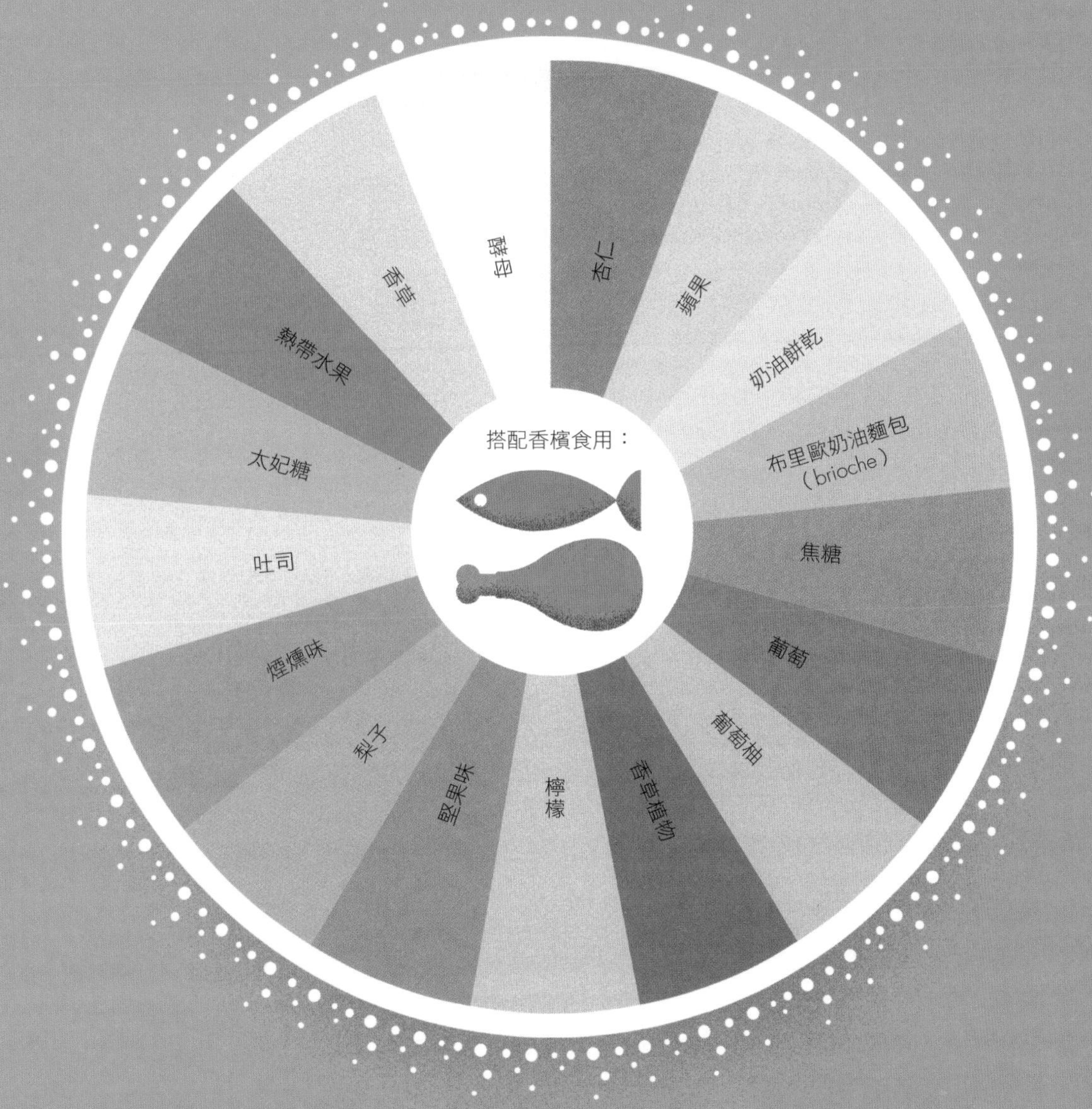

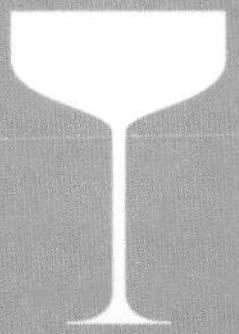

香草

杏仁

蘋果

熱帶水果

奶油餅乾

太妃糖

布里歐奶油麵包
（brioche）

搭配香檳食用：

吐司

焦糖

煙燻味

葡萄

栗子

葡萄柚

堅果味

檸檬

香草植物

碟型杯

最適合搭配這個道聽塗說的故
事。據說此杯型是依照法國瑪麗
皇后（Marie Antoinette）的左胸形
狀設計出來的。

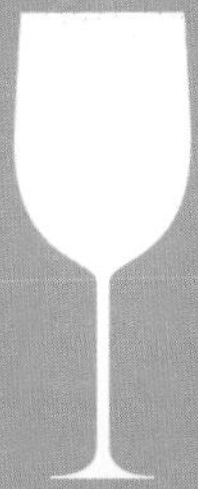

標準杯

最適合宴會使用

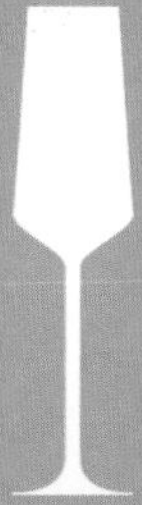

笛型杯

氣泡效果最佳

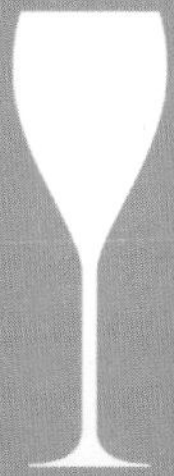

鬱金香杯

氣泡最持久，
並能留住香氣。

吧台上的飲料

—

葡萄酒：風土佳釀

　　大概沒有別的酒能像葡萄酒這樣，與我們的飲食如此密切相關。人類飲用葡萄酒的歷史已有數千年之久，它對我們的重要性卻只是有增無減。為你的餐食選對一款適合搭配的葡萄酒，能更加提升料理的風味。

　　不過，葡萄酒的世界不僅家族龐大，還看似相當複雜。葡萄酒的專業術語是如此多，酒品的選擇更是令人眼花撩亂，再加上內心總認為應該要符合某種有品味的「對錯標準」，更讓人不知從何著手。就讓我們一起來了解關於葡萄酒的基本知識吧，不過別忘了：規則並非鐵律，永遠可以有例外！

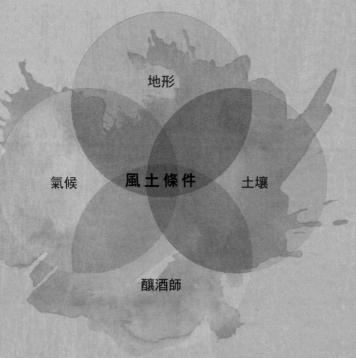

適當的葡萄酒溫度

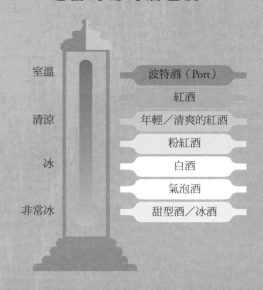

室溫　　波特酒（Port）
　　　　紅酒
清涼　　年輕／清爽的紅酒
　　　　粉紅酒
冰　　　白酒
　　　　氣泡酒
非常冰　甜型酒／冰酒

非專業人士
該怎麼品嘗（並且享受）葡萄酒

1. 把酒杯放在桌上，旋轉杯中的葡萄酒，然後仔細嗅聞飄散出來的香氣。葡萄酒的香氣可以有上千種之多，其中最為常見的類別包括花朵類、草本類、香料類與其他植物類的香氣。釀酒的木桶也常為葡萄酒帶來香草、巧克力或咖啡的氣味。此外，像法國蘇玳區（Sauternes）產的貴腐甜白酒，就因為葡萄上沾染的貴腐菌而可能出現像蜂蜜一樣的氣味。可別略過嗅聞的步驟，因為香氣是成就葡萄酒風味的重要元素之一。

2. 接下來，專業的品酒人士會用啜吮的方式，將葡萄酒吸入口腔後部，讓它充份地散布在整個口腔中。不過，如果你只是在自家品酒，簡單啜飲一口就可以了。仔細品味葡萄酒的前、中、後味（包括口感與香氣），感覺它是甜型或乾型（不甜）；感受它的酸度、單寧的澀度、強度、酒精含量的高低，以及餘韻存留的時間長短。一款好葡萄酒能帶來均衡協調卻複雜豐富的感受。如果你的目標在於為餐食搭配適當的就餐酒，培養品味葡萄酒的能力將助你一臂之力（例如酸度突出的葡萄酒就特別適合搭配油脂豐富的餐食）。

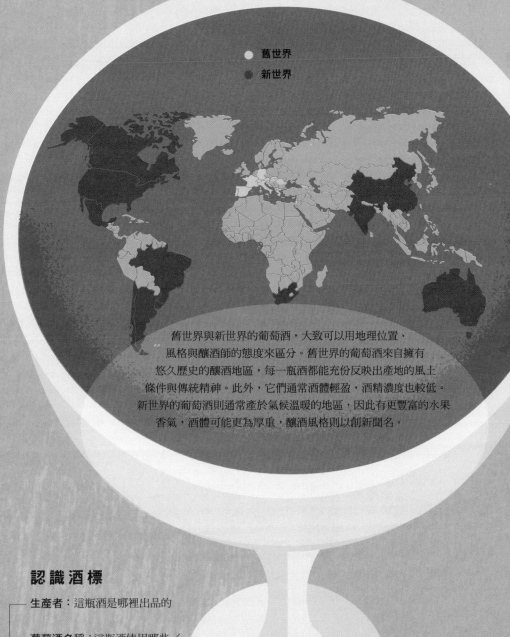

○ 舊世界

● 新世界

舊世界與新世界的葡萄酒，大致可以用地理位置、
風格與釀酒師的態度來區分。舊世界的葡萄酒來自擁有
悠久歷史的釀酒地區，每一瓶酒都能充份反映出產地的風土
條件與傳統精神。此外，它們通常酒體輕盈，酒精濃度也較低。
新世界的葡萄酒則通常產於氣候溫暖的地區，因此有更豐富的水果
香氣，酒體可能更為厚重，釀酒風格則以創新聞名。

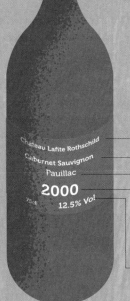

Château Lafite Rothschild
Cabernet Sauvignon
Pauillac
2000
75cl   12.5% Vol

認識酒標

生產者：這瓶酒是哪裡出品的

葡萄酒名稱：這瓶酒使用哪些／
哪一種葡萄

產地：釀製這瓶酒的葡萄是在
什麼地區採收的

釀造年份：這瓶酒是哪一年問
世的

酒精濃度（ABV）：酒精含量

吧台上的飲料

雞尾酒：戲劇性的感官享受

　　正如美味佳餚一定要有甜酸、鹹苦相得益彰的均衡味道，要做出一杯好喝的雞尾酒，各種成份的比例也需要仔細計量。最傳統的雞尾酒只需要將酒、糖、水（來自冰塊）與苦精均勻混合就能完成，現代的雞尾酒作法則仍持續推陳出新。雞尾酒的精妙之處在於戲劇性的效果和感官的愉悅享受，不論是自己在家調製，或是由他人代勞都不例外。右圖是幾種全球最受歡迎的雞尾酒所使用的經典材料，但就像任何酒譜一樣，你當然可以根據個人風格來微調和變化，例如可以把血腥瑪麗裡的檸檬與塔巴斯科辣椒醬換成萊姆和現磨山葵，或是用各種不同的果泥來研發貝里尼的新口味（我個人較喜歡用荔枝或覆盆莓），甚至也可以把威士忌酸酒的基酒換成其他酒品，例如杏仁甜酒（amaretto）的效果就很棒。

67 雞尾酒視飲用時機可分為餐前開胃酒、餐後消化酒或睡前酒等。「全日酒」（all day drink）意指任何時候都適合飲用。
68 酒精含量高、整體份量較少、不含冰塊，而且不宜久置的「短飲」（short drink）雞尾酒。
69 酒性較溫和、整體份量較多、含冰塊，可以悠閒享用的「長飲」（long drink）雞尾酒。
70 巴西蔗糖酒。

你會需要：調酒用雪克杯（搖搖杯）、
攪拌棒、長柄匙與大量的冰塊
———

常用的
杯型：

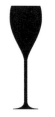

威士忌杯

高球杯

馬丁尼杯

笛型香檳杯

碟型杯

柯林杯
（Collins）

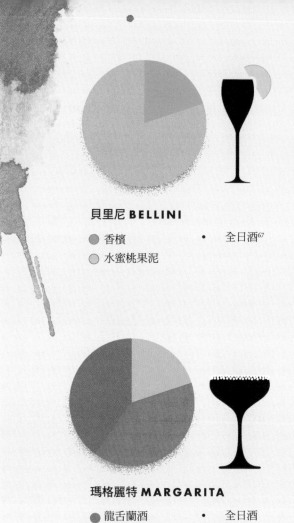

貝里尼 BELLINI

- 香檳
- 水蜜桃果泥

- 全日酒67

瑪格麗特 MARGARITA

- 龍舌蘭酒
- 君度橙酒
- 萊姆汁

- 全日酒
- 短飲68
- 高濃度

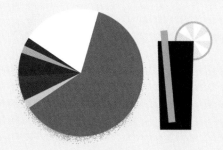

血腥瑪麗 BLOODY MARY

- 芹菜鹽
- 胡椒
- 伏特加
- 伍斯特烤肉醬
- 檸檬汁
- 番茄汁
- 塔巴斯科辣椒醬

- 餐前開胃酒
- 長飲69

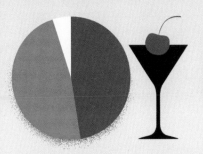
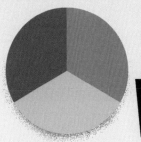

曼哈頓 MANHATTAN

- 🔴 波本威士忌　・ 餐前開胃酒
- ⚪ 苦精　・ 短飲
- 🔴 甜型苦艾酒　・ 高濃度

內格羅尼 NEGRONI

- 🔘 琴酒　・ 餐前開胃酒
- 🔴 金巴利酒　・ 短飲
- 🔴 甜型苦艾酒　・ 高濃度

小鄉巴佬 CAIPIRINHA

- 🔴 卡夏莎酒（cachaça）70　・ 餐前開胃酒
- ⚪ 糖　・ 短飲
- 🔘 萊姆（切片）　・ 高濃度

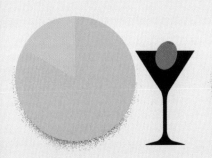
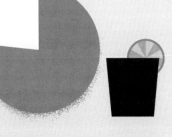
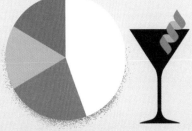

馬丁尼 MARTINI

- 🔘 琴酒　・ 餐前開胃酒
- 🔘 乾型苦艾酒　・ 高濃度

古典雞尾酒 OLD FASHIONED

- 🔴 波本威士忌　・ 餐後消化酒
- ⚪ 苦精　・ 短飲
- ⚪ 方糖　・ 高濃度

柯夢波丹 COSMOPOLITAN

- 🔘 萊姆汁　・ 全日酒
- 🔴 君度橙酒　・ 長飲
- ⚪ 柑橘味伏特加
- 🔴 蔓越莓汁

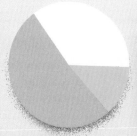
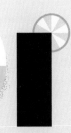

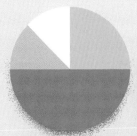
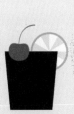
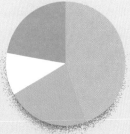
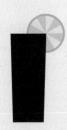

湯姆柯林斯 TOM COLLINS

- 🔘 琴酒　・ 全日酒
- 🔘 檸檬汁　・ 長飲
- ⚪ 苦精
- ⚪ 糖漿

威士忌酸酒 WHISKY SOUR

- 🔴 威士忌　・ 全日酒
- 🔘 蛋白　・ 短飲
- ⚪ 糖漿
- 🔘 檸檬汁

莫吉托 MOJITO

- 🔘 萊姆汁　・ 全日酒
- 🔘 白蘭姆酒　・ 長飲
- ⚪ 糖漿
- 🔴 薄荷葉

吧台上的飲料
―
琴酒：重生與新意

　　便宜、易製的琴酒在過去並不受重視，一直到最近五年，琴酒的價值才真正被重新發揚光大。

　　琴酒是一種帶有獨特氣味的烈酒。一開始，它就像伏特加一樣，只是一種從穀物蒸餾出來的中性酒。接著它會與天然植物一起進行二次蒸餾，芳香的植材會在這個階段釋放出獨特的口味與香氣。現在我們飲用的琴酒是從同樣以杜松子調味但口感較甜的荷蘭琴酒（genever）演變而來的。據說琴酒是在17世紀時，由出外征戰的軍人傳回英國本土，而後在出身荷蘭的英國國王威廉三世（William of Orange）的推廣下逐漸成為一種廣為流傳的飲料。

　　市售的琴酒主要分為兩種。調味琴酒（compound gin）是把天然萃取物或植物精華直接加入中性酒製成的，通常生產成本較低，品質也相對較差；蒸餾琴酒（distilled gin）則正如其名，是與植材一起蒸餾出來的酒品。倫敦琴酒（London Dry）是蒸餾琴酒的代表之一，但這當然不代表只有在倫敦才能做出這種琴酒。現在還有一種新的蒸餾琴酒，叫做新西部琴酒（New Western Dry）。這種琴酒降低了杜松子的比重，更加強調其他植材的氣味。

　　雖然琴酒瓶上列出的成份就像熬製百草湯要準備的材料一樣多，但是植材的種類多寡與琴酒的品質沒有直接的關係。就像欣賞藝術品一樣，你只需去尋找最適合自己的那一種就可以了。

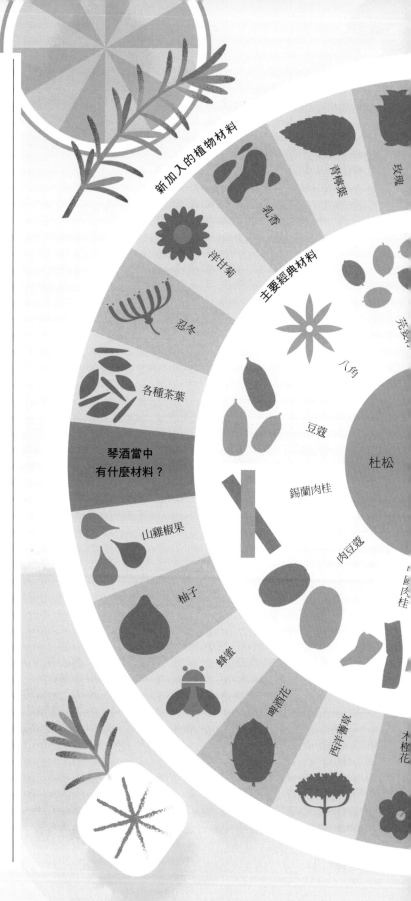

新加入的植物材料

主要經典材料

琴酒當中有什麼材料？

玫瑰
青檸葉
乳香
洋甘菊
忍冬
各種茶葉
八角
豆蔻
杜松
錫蘭肉桂
肉豆蔻
山雞椒果
柚子
蜂蜜
啤酒花
西番蓮
木槿花

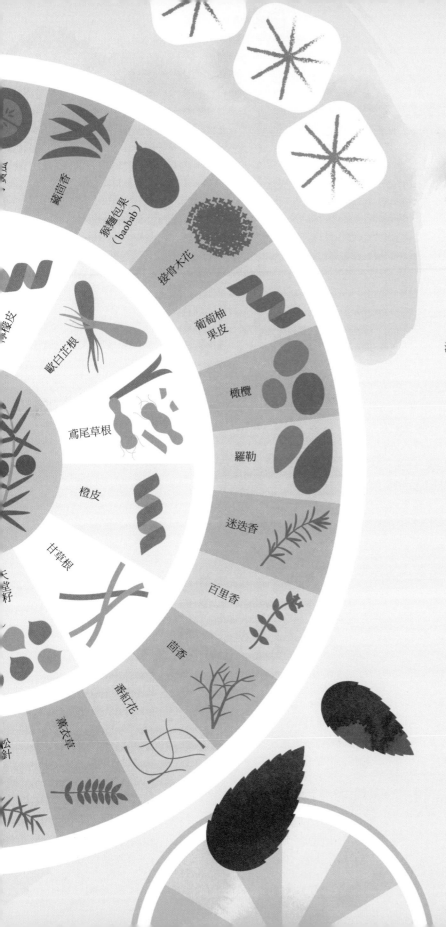

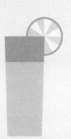

拉莫斯琴費茲
RAMOS GIN FIZZ

琴酒 2 份
檸檬汁 1 份
萊姆汁 ½ 份
糖漿 ½ 份
橙花純露 ⅛ 份
蛋白 1 份
濃鮮奶油（double cream）1 份
裝飾：檸檬片
杯具：高球杯

黑莓雞尾酒
BRAMBLE

琴酒 2 份
黑莓利口酒 ½ 份
檸檬汁 1 份
糖漿 ½ 份
裝飾：黑莓果粒
杯具：威士忌杯

飛行
AVIATION

琴酒 2 份
紫羅蘭利口酒 ½ 份
（crème de violette）
櫻桃利口酒 ⅓ 份
檸檬汁 1 份
裝飾：無
杯具：碟型杯

吧台上的飲料

—

威士忌：琥珀色瓊漿

在酒的世界裡，韻味細緻的高級名酒本來就容易受人矚目，但威士忌酒的品質與風味層次會因為不同酒廠的釀造、混配與裝瓶技術而可能產生極大的差異。這使得它不僅值得細細品味，研究起來還相當有意思。

說到造就美酒的關鍵元素，對於喜歡這琥珀色瓊漿的人來說，答案通常不盡相同。從釀造用的水質和水的口感，到存放酒液的橡木桶，釀造威士忌的每一個過程，都對成品的品質、巧思和口味有著舉足輕重的影響。

其中最無所爭議的是，各家出品的單一麥芽威士忌都不外乎使用以下三種主要材料：水、大麥麥芽與酵母。接下來，才會因產地的不同，而出現像使用泥炭或不同橡木桶等細微的釀造差異。

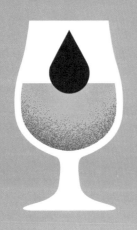

品嘗威士忌小撇步

1.雖然有一種短而寬口的平底酒杯就叫做威士忌杯，但它不是品嘗威士忌酒的最佳選擇。最好用杯腹大小適中的鬱金香杯來飲用。

2.威士忌加冰塊或許是一種不假思索的飲用習慣，但冰塊可能會抑制酒液的香氣與風味，使細緻的韻味更難被品嘗和捕捉。

3.建議不加冰塊飲用，而是加入少量的水，使酒的香氣和風味更加散發出來。至於水的用量，基本上只要幾滴就好，連調酒時攪的量（splash）都不到。

從麥芽到酒杯

1.發芽
MALTING

將大麥穀粒浸在水中，靜待麥穀發芽。發芽能使大麥中的澱粉轉變為能發酵成酒精的糖。傳統作法是將穀粒直接鋪在地面上等待發芽。

2.糖化
MASHING

將磨碎的麥芽與熱水混合成麥芽漿。分別以溫度不同的三道水流萃取出糖液，也就是所謂的「麥汁」（wort）。

3.發酵
FERMENTATION

麥汁加入酵母，靜置發酵。發酵過程中，糖份將會將轉化為酒精。

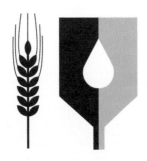

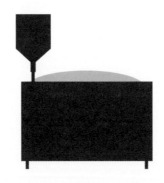

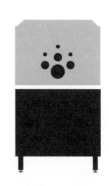

蘇格蘭威士忌

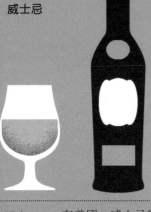

歷史上，蘇格蘭是生產單一麥芽威士忌（single malt）界的重量級產地。當地人會說，是蘇格蘭山區裡純淨的天然山泉造就了這樣的成果。不過，當地的礦產也為蘇格蘭的土地注入獨特的風格。泉水流滲在天然泥塘與沼澤濕地所形成的泥炭，被蒸餾廠用來改變麥芽的風味，從而造就了獨樹一格的蘇格蘭威士忌。也因為如此，只有100%在蘇格蘭生產的威士忌，才能被稱為蘇格蘭威士忌。

波本威士忌

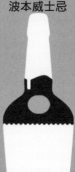

波本威士忌是初期移民美國的農人在極度貧困的絕望下釀製出來的酒品，撐過了美國史上的禁酒運動、政府禁酒時期，成為現在世界知名的高級酒品之一。不同於蘇格蘭威士忌，波本的原料有51%是玉米，在全新但經過燒烤炭化的橡木桶中熟成，產地為美國。

裸麥威士忌

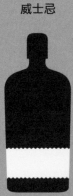

在美國，威士忌的原料必須有51%以上為裸麥，才能算是裸麥威士忌。但是加拿大沒有這種規定，因此即便原料中的玉米與裸麥比例高達9:1，在加拿大仍可以標示為裸麥威士忌。裸麥威士忌與波本威士忌都是在全新的橡木桶中熟成，並適用同樣的酒精濃度規則。

日本威士忌

日本酒廠的作品也開始在威士忌界大放異彩：2015年的《威士忌聖經》中，一款2013年版的山崎單一麥芽雪莉桶一舉奪下全球最佳威士忌的殊榮。日本的威士忌釀造史已有90餘年，出品了多種不同的麥芽與調和威士忌，現在以創新的實驗精神聞名於世。

田納西威士忌

田納西威士忌其實是一種產於美國田納西州的純波本威士忌，但是以傑克丹尼爾（Jack Daniel）這間酒廠為例，便宣稱其威士忌會經過一道獨家的木炭過濾程序，因此與波本威士忌仍有不同。

4.蒸餾
DISTILLATION

將發酵液加熱至沸點，由於酒精的揮發溫度較低，因此會比水份更快被釋放出來，經過冷凝蒐集得到酒液。接著再重複蒸餾幾次，最終蒐集的酒液，酒精濃度約在70%左右。

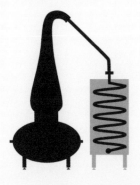

5.熟成
MATURATION

威士忌因為多了在橡木桶中熟成的程序，因此能有圓潤的口感與獨特的色澤。例如蘇格蘭威士忌，就需要熟成至少3年。傳統上還會換用舊的雪莉酒桶或葡萄酒桶來「過桶」（finish），為酒液增添不同風味。

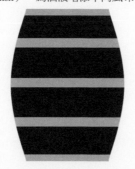

6.調和與裝瓶
BLENDING & BOTTLING

所謂單一麥芽威士忌是指來自單一蒸餾廠的大麥威士忌，但它仍可能調和來自不同木桶的酒液，以達到最終理想的風味與色澤。最後，將酒液的酒精濃度稀釋到40%到46%之間，就可以進行裝瓶。

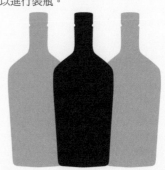

伏特加：烈火冰液

伏特加最好是從冷凍庫取出後飲用，入喉後卻讓你的喉嚨有如火在燒一樣。不過，以前的伏特加可沒有這麼烈。

伏特加發源於西元8到9世紀的歐洲東部地區，是一種用穀物（通常使用小麥或黑麥，也可能用馬鈴薯這類蔬菜）發酵製成的高濃度酒液。波蘭與俄國都宣稱伏特加是自己的發明，但它真實的起源其實已不可考。

可以確定的是，早期的伏特加酒精濃度大約只有14%（與葡萄酒差不多），和現代高達40%的伏特加酒相比，酒精含量相對較低。這是因為過去只用發酵的方式製作，沒有經過蒸餾的程序。16世紀，波蘭人利用早期發展的蒸餾技術，提高了伏特加的酒精濃度，18世紀開始以工業規模進行蒸餾；又過了100年後，透過更新的蒸餾技術，才製造出現在這種顏色透明澄清、廣受喜愛的伏特加酒。

俄國的伏特加發展歷程與波蘭類似，但當地流傳著一個傳說：據說伏特加的配方是由一位莫斯科的修道士調製出來的，稱為「麵包酒」、「灼燒酒」（burning wine）。

現在全球許多國家都有生產伏特加，其中以瑞典、芬蘭、愛沙尼亞與立陶宛的品質最為優良，因此也有人稱呼這些國家的所在區域為「伏特加帶」（Vodka Belt）。

71 指經過反覆精餾程序所得到的酒液，特色是質地精純、酒精濃度高，而且不另加調味。

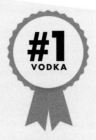

伏特加是全世界銷量最高的烈酒

Vodka這個字來自俄文的「voda」，可以簡單翻譯為「幾乎沒有水」的意思。

伏特加最好冰鎮享用。因為含有高濃度酒精，就算放在冷凍庫裡保存也不會結冰。

電影007系列裡，龐德的個人特調伏特加馬丁尼，以及經典的「用搖的，不要攪拌」喝法，賦予伏特加一種優雅世故的地位。

伏特加，沒有味道的酒？

作為許多雞尾酒的基酒，伏特加素以能提高酒精濃度卻不影響整體風味而聞名──柯夢波丹、莫斯科騾子（Moscow Mule）是這類的代表性雞尾酒。但因為如此，許多人忘了伏特加也能單獨飲用。同樣是顏色透明、不經陳釀的烈酒，當麥芽烈酒（malt spirit）或所謂「白狗」（white dog，未經熟成的威士忌新酒）在市場上愈來愈受歡迎，看起來像「中性酒」[71]（neutral）的伏特加就更值得從酒櫃拿出來好好品味一番了。它雖然透明無色，卻嘗得到不同風味，從柑橘類、熟蘋果到煙燻味、胡椒都有。入喉後那股「純淨」、滑順的灼熱感也是伏特加的特色。

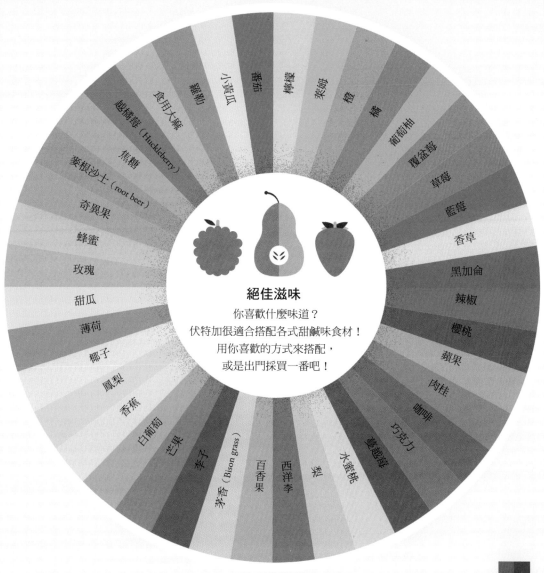

絕佳滋味

你喜歡什麼味道？
伏特加很適合搭配各式甜鹹味食材！
用你喜歡的方式來搭配，
或是出門採買一番吧！

輪盤上的味道（由頂端順時針方向）：蕃茄、檸檬、萊姆、橙橘、葡萄柚、覆盆莓、草莓、藍莓、香草、黑加侖、辣椒、櫻桃、蘋果、肉桂、咖啡、巧克力、蔓越莓、水蜜桃、梨、西洋李、百香果、茅香（Bison grass）、李子、芒果、白葡萄、香蕉、鳳梨、椰子、薄荷、甜瓜、玫瑰、蜂蜜、奇異果、麥根沙士（root beer）、焦糖、越橘莓（Huckleberry）、食用大麻、羅勒、血曼小

急救用品

伏特加過去其實是一種醫療品，可以將它擦拭在發燒者的胸口。此外，就像所有的烈酒一樣，用來殺菌消毒的效果也很好。

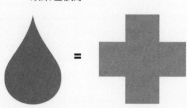

乾杯！

雖然沒有強烈氣味的伏特加酒現在已是酒客們渴望感受醉意時一飲而盡的選擇，但事實上，伏特加還是適合一點一點地啜飲品嘗。真的想用它來跟人碰杯時，別對俄國朋友說「nostrovia！」，它其實是感謝對方招待的意思。你可以說「zazdarovye」，意思是：「祝大家身體健康！」

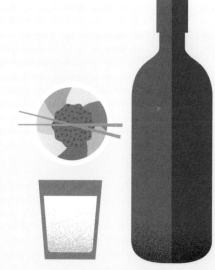

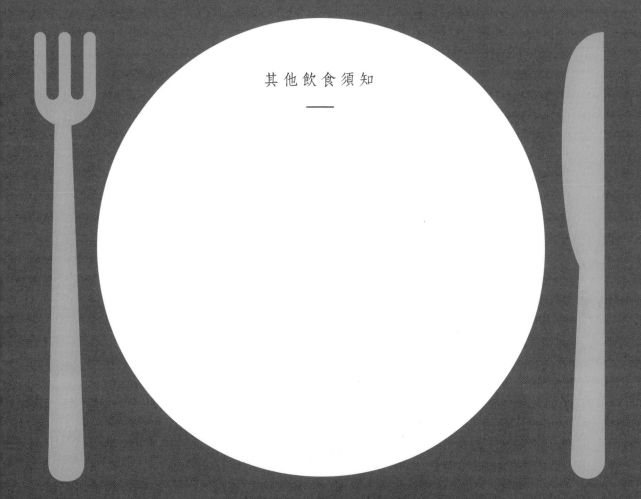

其他飲食須知
——

其他飲食須知

—

單位換算表：
廚房裡的終極小抄

食材的測量單位有那麼多種，很容易就令人頭昏眼花。不過，有了這份小抄，就再也不會弄錯了！

你只需要注意在做每一道菜的時候，使用統一的食材測量單位；另外，烘焙點心時，務必要用電子秤精確地測量材料，以確保萬無一失。烤箱溫度計也是一項值得的投資，能讓你確認烤箱內部的溫度是否與控制面板的刻度一致。

烤箱溫度

攝氏 （˚C）	攝氏（˚C） （旋風烤箱）	華氏 （˚F）	燃氣刻度 （gas mark）
140˚C	120˚C	275 ˚F	1
150˚C	130˚C	300 ˚F	2
170˚C	150˚C	325 ˚F	3
180˚C	160˚C	350 ˚F	4
190˚C	170˚C	375 ˚F	5
200˚C	180˚C	400 ˚F	6
220˚C	200˚C	425 ˚F	7
230˚C	210˚C	450 ˚F	8
240˚C	220˚C	475 ˚F	9

英制（盎司）	公制（公克）
½ oz	15g
1 oz	30g
2 oz	55g
3 oz	85g
4 oz	115g
5 oz	140g
6 oz	170g
7 oz	200g
8 oz	225g
9 oz	250g
10 oz	285g
11 oz	315g
12 oz	340g

重量

必備工具[72]

電子秤
烤箱溫度計
美式量杯
英式量杯
捲尺

72 英式量杯與美式量杯的容量不同：英式的一杯是250ml，美式則是236ml。因此，根據食譜不同，也要注意使用的量杯種類。

1CUP

½

¼

液體容量

英制 （液體盎司）	美制 （匙[73]／杯／品脫）	公制 （毫升／升）
-	½ 茶匙	2.5ml
-	1 茶匙	5ml
-	1 大匙	15ml
1 fl oz	-	30ml
2 fl oz	¼ 杯	55ml
4 fl oz	½ 杯	115ml
8 fl oz	1 杯	225ml
16 fl oz	1 品脫	470ml
20 fl oz	2½ 杯	570ml
32 fl oz	1夸特（2品脫）	910ml
35 fl oz	-	1 L

73 茶匙：teaspoon，縮寫為tsp。
大匙：tablespoon，縮寫為tbsp。

英制 （英寸）	公制 （公分）
1 in.	2.5 cm
2 in.	5 cm
3 in.	7.5 cm
4 in.	10 cm
5 in.	12.5 cm
6 in.	15 cm
7 in.	17.5 cm
8 in.	20 cm
9 in.	23 cm
10 in.	25.5 cm

長度

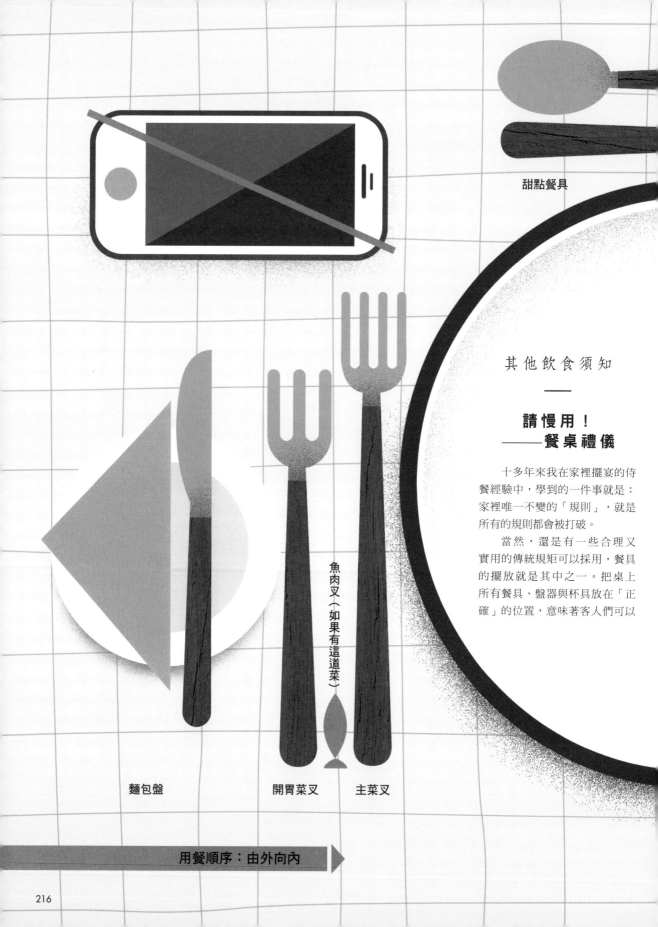

甜點餐具

其他飲食須知
———
請慢用！
——**餐桌禮儀**

　　十多年來我在家裡擺宴的侍餐經驗中，學到的一件事就是：家裡唯一不變的「規則」，就是所有的規則都會被打破。

　　當然，還是有一些合理又實用的傳統規矩可以採用，餐具的擺放就是其中之一。把桌上所有餐具、盤器與杯具放在「正確」的位置，意味著客人們可以

魚肉叉（如果有這道菜）

麵包盤　　　　　　開胃菜叉　　　主菜叉

用餐順序：由外向內　▶

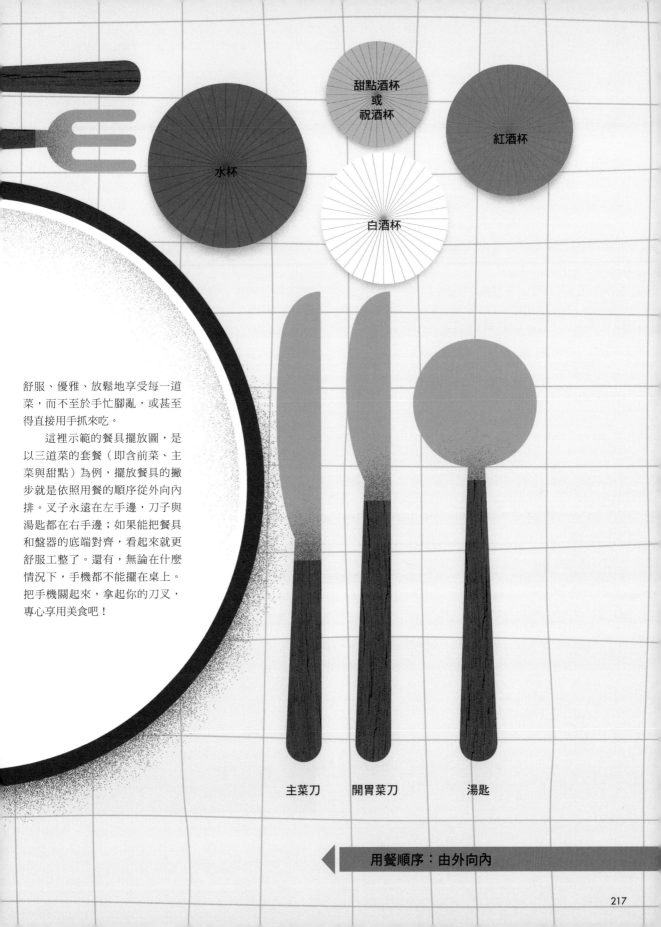

甜點酒杯
或
祝酒杯

水杯

紅酒杯

白酒杯

舒服、優雅、放鬆地享受每一道菜，而不至於手忙腳亂，或甚至得直接用手抓來吃。

這裡示範的餐具擺放圖，是以三道菜的套餐（即含前菜、主菜與甜點）為例，擺放餐具的撇步就是依照用餐的順序從外向內排。叉子永遠在左手邊，刀子與湯匙都在右手邊；如果能把餐具和盤器的底端對齊，看起來就更舒服工整了。還有，無論在什麼情況下，手機都不能擺在桌上。把手機關起來，拿起你的刀叉，專心享用美食吧！

主菜刀　　開胃菜刀　　　　湯匙

用餐順序：由外向內

吃對當季食材

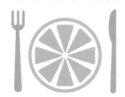

當季食材不僅較新鮮、耗費的運輸里程較低，也含有更飽滿的養份，吃起來更是可口美味。當季盛產的水蜜桃特別多汁，蘆筍更清甜，蘋果也格外香脆。

而且，通常當季食材的價格也會更划算，選擇在地栽培的優良作物更是如此。所以，就從現在開始，盡可能善用當季的食材吧！降低你的食物里程，按照季節來買菜！

水果類

- A 蘋果
- 杏桃
- B 黑加侖
- 藍莓
- 黑莓
- 香蕉
- 血橙
- C 克萊蒙紅橘
- 櫻桃
- 蔓越莓
- D 棗子
- E 接骨木果
- F 無花果
- G 葡萄
- 醋栗
- K 奇異果
- L 檸檬
- M 瓜果
- N 油桃
- O 橙
- P 梨
- 百香果
- 水蜜桃
- 李子
- 鳳梨
- 柿子
- 石榴
- Q 榅桲
- R 大黃
- 紅醋栗
- 覆盆莓
- S 草莓
- 蜜柑
- T 橘子

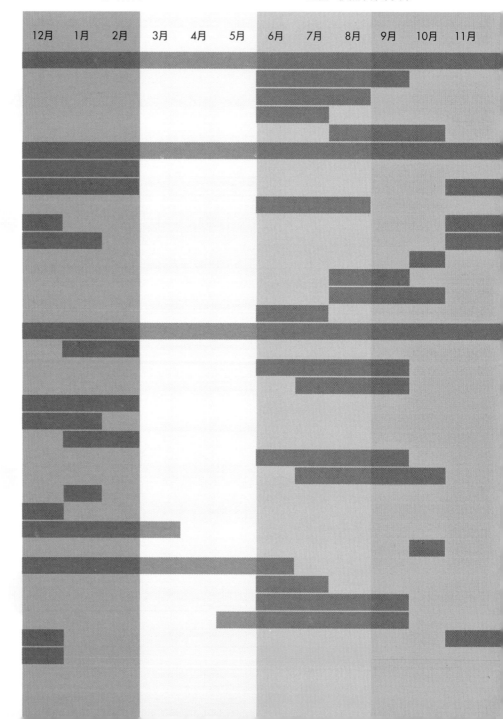

	12月	1月	2月	3月	4月	5月	6月	7月	8月	9月	10月	11月

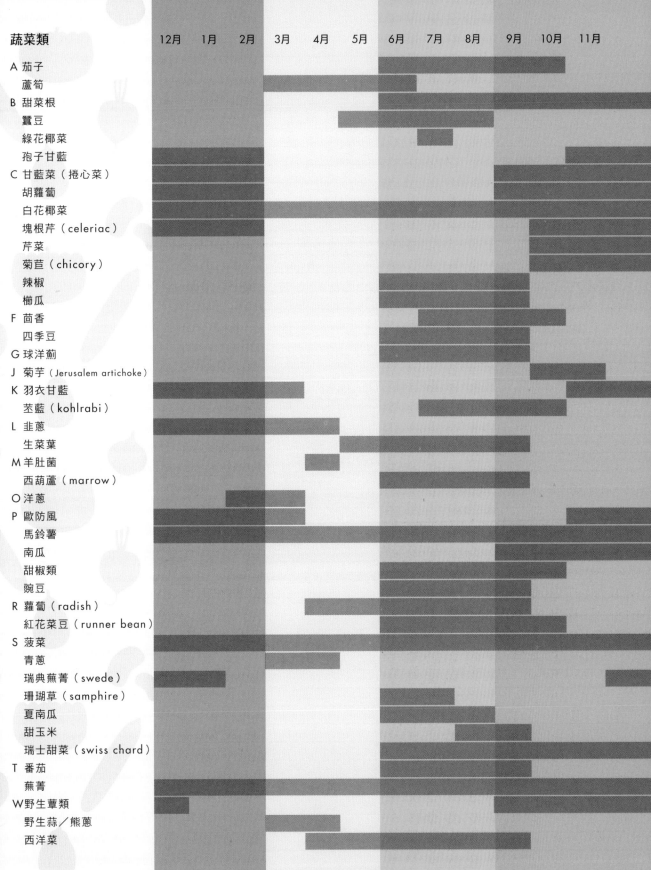

其他飲食須知

認識刀具

要做出完美的一餐，你需要準備的可不只是購物籃裡面的食材。

從你用來烹煮的鍋具到裝盛上菜的盤子，挑選正確的工具，就像食材一樣至關重要。當然，刀子的重要性更是不在話下。根據我個人的觀點，家中真正必備的刀子只有四種：主廚刀、水果刀、麵包刀與切魚刀。不過，如果你有多餘的空間和充足的預算，備齊以下十種刀具能讓你在廚房中更得心應手。購買刀具的時候千萬要親自跑一趟，別在網路下單，因為刀的手感就和它的鑄造品質一樣重要。

主廚刀 CHEF'S KNIFE

可別被它的大小嚇到。主廚刀雖然大，用途卻很廣
（它將成為你手中最全能的一把刀子），
無論是切末、拍扁、切塊、切片、剁碎、劃痕、切絲都能快速完成。

切魚刀 FILLETING KNIFE

切魚刀細長彎曲且有彈性，特別適合用來為魚去骨、取下魚排，
當然也可用來刮除魚鱗、切去魚皮。

去骨刀 BONING KNIFE

去骨刀的長度比切魚刀略短，是一種窄型刀，
刀刃具有一定程度的彈性，有助深入所有角落和縫隙。
是為肉塊剔骨、切片的必備刀具。

番茄刀 TOMATO KNIFE

這把刀有說不完的用途，而且隨便怎麼用都不會錯，
不論切番茄或切柳橙都相當好用。

水果刀 PARING KNIFE

就像每個家庭都需要有一把大刀一樣，
當然也需要準備一把小刀來應付廚房裡的細活，
例如用來削皮或修飾外型。

磨刀棒 SHARPENING STEEL

鈍刀是相當危險的。準備一把專門用來磨刀的磨刀棒，
不僅能讓你心愛的刀具保持鋒利，也能幫助你更隨心所欲掌控它。
磨刀棒的材質有硬鋼、表面覆上金剛石（鑽石）塗層的鋼，或是陶瓷。
使用時，把磨刀棒的頂端朝下頂在木製砧板上，
然後把你要磨利的刀具向著與身體相反的方向一次次徹底地摩拭。

麵包刀 BREAD KNIFE

對於愛吃麵包的人來說是必備刀具。
麵包刀的刀刃為鋸齒狀，能幫助你切出均勻平整的麵包片。

切肉刀 CARVING KNIFE

刀身窄，長度正好適用來分切烤肉或烤雞，尤其是處理關節部位。

日式三德刀 SANTOKU

「三德」的意思是「三種美德」。
這是一把又寬又直、刀緣飾有紋路的鋼刀，重量比主廚刀輕。
可用來切片、切塊、切末，處理肉類、魚類或蔬菜都很適合。

剁刀 CLEAVER

一種寬大厚實的刀子，最適合用來剁骨。
除此之外，用來切碎大把香草，或剁肉、剁魚也都很好用。

削皮刀 PEELING KNIFE

一種短小彎曲的硬刀，最適合用來為蔬菜去皮，
或是把它們一邊轉、一邊削成有弧度的小桶形（barrel shape）。

就像色盲一樣，
世界上也有少部份的人
是無法辨識出某些味道的味盲者，
例如苦味。

你是否想過煎牛排發出的嘶嘶聲，或是
大熱天裡冰塊和玻璃杯碰撞的聲音，
聽起來有多麼美味？我們所聽到的每
個聲響，都會變成訊息傳到大腦，作為
味覺感受的補充資訊。

五感味覺體驗

　　有些人只為營養而吃，每天仔細確認蛋白質、碳
水化合物與一天五種類蔬果是否都有均衡攝取，而像我
們這種為了享受美食而吃的人，就會知道，食物的味道是
一種觸發多種感官的體驗。食物能撩撥記憶，能讓我們出現
各種表情，甚至啟發更多靈感。

　　味覺在人類生存演化的過程中，負責幫助我們偵測有毒或
不宜食用的物質，讓我們能自然地對身體真正需要的食物產生
渴望，從含糖的碳水化合物，到富含各種必需礦物質的鹽都是如
此。人類的基本味覺感受，最早是由希臘哲學家亞里斯多德區分出
來的，當時辨別出來的味覺是甜味與苦味，現在大家也普遍認知到
另外三種味覺：鹹味、酸味，以及（近代才發現的）鮮味。

　　大約在上個世紀，人們開始認為人類的舌頭有特定的區域能偵
測這些味道。因此，根據20世紀一位德國科學家的研究，可以畫出
一張所謂的「味覺地圖」（tongue map）：舌尖感覺甜味，舌頭兩側
感覺酸與鹹味，舌頭後端負責苦味。但後人已經證實這樣的說法
是錯誤的。無論哪一種味道，都能被我們的味蕾偵測，而且在其
他感官的幫助下，大腦最後會對究竟吃到何種味道做出判斷。

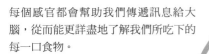

每個感官都會幫助我們傳遞訊息給大腦，從而能更詳盡地了解我們所吃下的每一口食物。

賣相好一定能替味道加分。
擺盤很重要！

一般認為，我們對味道的感覺有80%取決於食物的氣味。下次當你準備享用一塊氣味濃重的起司片時，試著把鼻子捏住，看看吃起來有沒有什麼不同。

雖然我們大部份的味蕾分布在舌頭，但其實我們是用整個口腔在感受味覺。

舌頭發出的訊號

整個舌頭前前後後散布著大約8千個味蕾，每一個都帶有許多味覺接收器，上面覆蓋著纖細的味毛，能在我們品嘗每一口食物時，將訊號傳遞到大腦。

甜味：我們最渴望的味道，來自糖份。
鹹味：最簡單的味道，來自氯化鈉（鹽）。
酸味：酸酸的味道，例如柑橘類水果。

苦味：大部份的人天生就討厭苦味（但會隨著年紀而改變），這是所有味道中最複雜的一種，啤酒、咖啡、通寧水、可可豆中都有苦味。
鮮味（umami）：1908年由日本化學家池田菊苗博士首創的新字。這是一種可口的鹹香味，存在於許多發酵食品（例如起司、醃肉），以及海藻、蕈類與番茄中。

延伸閱讀

Balinska, Maria. *The Bagel: The Surprising History of a Modest Bread* (New Haven and London: Yale University Press, 2008).

Bertinet, Richard. *Patisserie Maison* (London: Ebury Publishing, 2014).

Blythman, Joanna. *What to Eat* (London: Fourth Estate, 2012).

Bretherton, Caroline. *Step-by-Step Baking* (London: Dorling Kindersley, 2011).

Chandler, Jenny. *Pulse* (London: Pavilion Books, 2013).

Cloake, Felicity. *Perfect* (London: Fig Tree, 2011).

Cloake, Felicity. *Perfect Too* (London: Fig Tree, 2014).

Cross, Robert. *Classic 1000 Cocktail Recipes* (Berkshire: Foulsham, 2011).

Davidson, Alan. *The Oxford Companion to Food* (Oxford: Oxford University Press, 2014).

Edwards, Sarah Jane. *Chocolate Unwrapped* (London: Pavilion Books, 2010).

Gomi, Yuki. *Sushi at Home* (London: Penguin, 2013).

Grigson, Sophie. *The Soup Book* (London: Dorling Kindersley, 2009).

Harrar, Vanessa and Spence, Charles. 'The taste of cutlery: how the taste of food is affected by the weight, size, shape, and colour of the cutlery used to eat it', *Flavour* 2:21, *(2013)*.

Holland, Mina. *The Edible Atlas* (Edinburgh: Canongate Books, 2014).

Joannides, Dino. *Semplice* (London: Preface Publishing, 2014).

Kimber, Edd. *The Boy Who Bakes* (London: Kyle Books, 2011).

Kinnaird, Dr Tim. *Perfecting Patisserie* (London: Apple Press, 2013).

Liger-Belair, Gerard. 'How Many Bubbles in Your Glass of Bubbly' *The Journal of Physical Chemistry* 118, *(2014)*.

Manning, Anneka. *Mastering The Art of Baking* (Sydney: Murdoch Books, 2012).

Mathiot, Ginette. *I Know How to Cook* (London: Phaidon Press, 2009).

McCandless, David. *Information is Beautiful* (London: HarperCollins UK, 2012).

McCandless, David. *Knowledge is Beautiful* (London: HarperCollins UK, 2014).

McGee, Harold. *McGee on Food & Cooking: An Encyclopedia of Kitchen Science, History and Culture* (London: Hodder & Stoughton, 2004).

Melrose and Morgan. *Good Food for your Table: A Grocer's Guide* (London: Saltyard Books, 2014).

Presilla, Maricel E. *The Food of Latin America: Gran Cocina Latina* (New York: W.W. Norton & Company, 2012).

Roden, Claudia. *Book of Jewish Food* (London: Penguin, 1999).

Roden, Claudia. *Tamarind & Saffron* (London: Penguin, 2000).

Ramen, Ivan. *Love, Obsession and Recipes* (Bath: Absolute Press, 2014).

Segnit, Niki. *Flavour Thesaurus* (London: Bloomsbury Publishing, 2010).

Sitwell, William. *A History of Food in 100 Recipes* (London: HarperCollins UK, 2012).

Stein, Rick. *Fish & Shellfish* (London: Ebury Publishing, 2014).

Spaull, Susan and Burrell, Fiona. *Leiths Baking Bible* (London: Bloomsbury Publishing, 2012).

Spaull, Susan and Bruce-Gardyne, Lucinda. *Leiths Technique Bible* (London: Bloomsbury Publishing, 2012).

Stephenson, Tristan. *The Curious Bartender* (London: Ryland Peters & Small, 2013).

Wright, John. *The River Cottage Mushroom Handbook* (London: Bloomsbury Publishing, 2007).

網站

www.aboutoliveoil.org/consumption.html
www.aeb.org/farmers-and-marketers/industry-overview
www.agmrc.org/commodities__products/nuts/almond-profile/
www.agribenchmark.org/agri-benchmark/did-you-know/einzelansicht/artikel//tomatoes-are.html
www.atlanticsalmontrust.org
www.avocadocentral.com/about-hass-avocados/hass-mother-tree
www.bbcgoodfood.com
www.boell.de/sites/default/files/meat_atlas2014_kommentierbar.pdf
www.visual.ly/global-annual-ice-cream-consumption-top-five-countries-worldwide
www.britishcoffeeassociation.org/about_coffee/coffee_facts/
www.britishturkey.co.uk/facts-and-figures/christmas-stats-and-traditions.html
www.businessinsider.com/scoville-scale-for-spicy-food-2013-11?IR=T
www.cantontea.co.com
www.charmingitaly.com/different-types-of-pasta/
www.cipotato.org/potato/native-varieties/
www.cfaitc.org/factsheets/pdf/Avocados.pdf
www.chinahistoryforum.com/topic/2991-dim-sum-a-little-bit-of-heart-beginners-guide/
www.dairymoos.com/how-much-milk-do-cows-give/
www.deliaonline.com/home/conversion-tables.html
www.deliaonline.com/how-to-cook/preserves/ten-steps-to-jam-making.html
www.deliciousavocados.co.uk/nourishing/
www.eattheseasons.co.uk
www.egginfo.co.uk/industry-data
www.fao.org
www.fao.org/agriculture/dairy-gateway/milk-and-milk-products/en/#.VUCYb7PF-PU
www.fao.org/ag/againfo/themes/images/meat/backgr_sources_data.jpg
www.fao.org/docrep/018/i3253e/i3253e.pdf
www.fishonline.org
www.foodpreservation.about.com/od/Preserves/a/High-And-Low-Pectin-Fruit.htm
www.foodtimeline.org/foodcandy.html#jellyjam
www.geniusofdrinking.com/drinking-101/vodka/trivia.html
www.huffingtonpost.co.uk/2011/12/06/our-christmas-dinner-takes-10-months-to-grow_n_1131850.html
www.ifr.ac.uk/science-society/spotlight/apples/
www.instantnoodles.org/report/index.html
www.jewishquarterly.org/issuearchive/articledadf.html?articleid=210
www.kitchenproject.com/history/sourdough.htm
kobikitchen.wordpress.com/2013/05/05/types-of-ramen/
www.livestrong.com/article/350652-percentage-of-water-in-fruits-vegetables/
www.lovepotatoes.co.uk
www.luckypeach.com/a-guide-to-the-regional-ramen-of-japan/
www.madehow.com/Volume-2/Tofu.html
www.msc.org/cook-eat-enjoy/fish-to-eat
www.nationalchickencouncil.org
www.nordicfoodlab.org
www.nourishedkitchen.com/how-to-make-a-sourdough-starter/
www.nutracheck.co.uk/media/docs/Christmas_day_the_naughty_way.pdf
www.nytimes.com/2003/12/31/dining/was-life-better-when-bagels-were-smaller.html
www.philadelphia.co.uk/Brand/History
www.saltassociation.co.uk/education/salt-health/salt-function-cells/
www.seriouseats.com/2013/09/the-serious-eats-guide-to-ramen-styles.html
www.soya.be/what-is-tofu.php
www.soyatech.com/soy_facts.htm
www.soyconnection.com/soy_foods/nutritional_composition.php
www.statista.com/statistics/279556/global-top-asparagus-producing-countries/
www.statista.com/statistics/268227/top-coffee-producers-worldwide/
www.telegraph.co.uk/men/the-filter/qi/8258009/QI-Quite-interesting-facts-about-the-cold.html
www.theguardian.com/science/blog/2013/oct/03/science-magic-jam-making
www.saffron.org/what.html
www.theguardian.com/science/blog/2010/aug/23/science-art-whisky-making
www.tea.co.uk
www.tea-info.co.uk
www.theatlantic.com/business/archive/2014/01/here-are-the-countries-that-drink-the-most-coffee-the-us-isnt-in-the-top-10/283100/
www.thewhiskyexchange.com
www.vegsoc.org
www.vodkafacts.net
www.vinepair.com
www.washingtonpost.com/blogs/wonkblog/wp/2014/08/06/the-rise-of-the-american-almond-craze-in-one-nutty-chart/
www.whisky.com
www.en.wikipedia.org/wiki/List_of_countries_by_apple_production
www.ricepedia.org/rice-as-a-crop/rice-productivity
www.en.wikipedia.org/wiki/Rice#cite_note-1
www.en.wikipedia.org/wiki/Tomato
www.winefolly.com
www.world-foodhistory.com/2011/07/history-of-pancakes.html
www.winemag.com
www.wineware.co.uk
www2.ca.uky.edu/enri/pubs/enri129.pdf

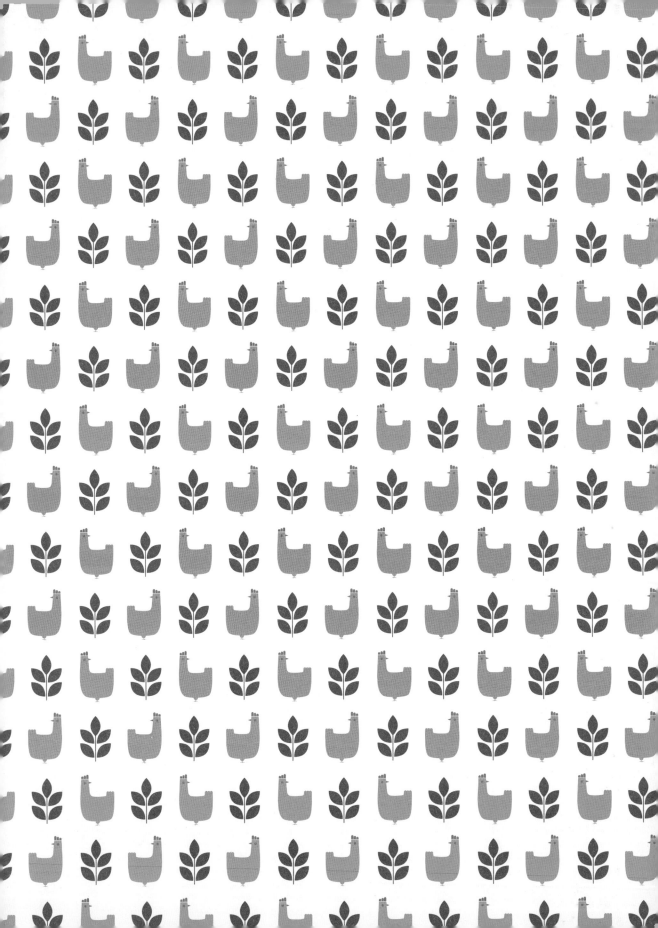